P. Brückner-Bozetti
A. Deister | I. Hauth | M. Kölch
U. Cuntz (Hrsg.)

Personalbemessung in der Psychiatrie und Psychosomatik

Medizinisch Wissenschaftliche Verlagsgesellschaft

P. Brückner-Bozetti
A. Deister | I. Hauth | M. Kölch
U. Cuntz (Hrsg.)

Personalbemessung in der Psychiatrie und Psychosomatik

Das Plattform-Modell

mit Beiträgen von
M. Borrmann-Hassenbach | P. Brückner-Bozetti | U. Cuntz | A. Deister
A. Fraunhofer | H.-C. Friederich | C. Hampel | I. Hauth | A. Hochlehnert | M. Klein
M. Kölch | M. Löhr | M. Noeker | A. Richert | N. Sauer | D. Sauter | B. Wilms

 Medizinisch Wissenschaftliche Verlagsgesellschaft

Die Herausgeber

Dr. rer. pol. Peter Brückner-Bozetti
BAB Institut
Forum für Gesundheitswirtschaft
Dr.Brückner-Bozetti & Partner
Scharnhorststraße 76
28211 Bremen

Prof. Dr. med. Arno Deister
Zentrum für Psychosoziale Medizin
Klinikum Itzehoe
Robert-Koch-Str. 2
25524 Itzehoe

Dr. med. Iris Hauth
Zentrum für Neurologie, Psychiatrie,
Psychotherapie und Psychosomatik
Alexianer St. Joseph-Krankenhaus
Berlin-Weißensee
Gartenstraße 1
13088 Berlin

Univ.-Prof. Dr. med. Michael Kölch
Klinik für Psychiatrie, Neurologie,
Psychosomatik und Psychotherapie
im Kindes- und Jugendalter
Universitätsmedizin Rostock
Gehlsheimer Straße 20
18147 Rostock

**Prof. Dr. med. habil. Dipl. Psych.
Ulrich Cuntz**
Schön Klinik Roseneck
Am Roseneck 6
83209 Prien

Medizinisch Wissenschaftliche Verlagsgesellschaft mbH & Co. KG
Unterbaumstraße 4
10117 Berlin
www.mwv-berlin.de

ISBN 978-3-95466-625-6

Bibliografische Information der Deutschen Nationalbibliothek
Die Deutsche Nationalbibliothek verzeichnet diese Publikation in der Deutschen Nationalbibliografie;
detaillierte bibliografische Informationen sind im Internet über http://dnb.d-nb.de abrufbar.

© MWV Medizinisch Wissenschaftliche Verlagsgesellschaft Berlin, 2022

Dieses Werk ist einschließlich aller seiner Teile urheberrechtlich geschützt. Die dadurch begründeten Rechte, insbesondere die der Übersetzung, des Nachdrucks, des Vortrags, der Entnahme von Abbildungen und Tabellen, der Funksendung, der Mikroverfilmung oder der Vervielfältigung auf anderen Wegen und der Speicherung in Datenverarbeitungsanlagen, bleiben, auch bei nur auszugsweiser Verwertung, vorbehalten.

Die Wiedergabe von Gebrauchsnamen, Handelsnamen, Warenbezeichnungen usw. in diesem Werk berechtigt auch ohne besondere Kennzeichnung nicht zu der Annahme, dass solche Namen im Sinne der Warenzeichen- und Markenschutz-Gesetzgebung als frei zu betrachten wären und daher von jedermann benutzt werden dürften. Im vorliegenden Werk wird zur allgemeinen Bezeichnung von Personen nur die männliche Form verwendet, gemeint sind immer alle Geschlechter, sofern nicht gesondert angegeben. Sofern Beitragende in ihren Texten gendergerechte Formulierungen wünschen, übernehmen wir diese in den entsprechenden Beiträgen oder Werken.

Die Verfasser haben große Mühe darauf verwandt, die fachlichen Inhalte auf den Stand der Wissenschaft bei Drucklegung zu bringen. Dennoch sind Irrtümer oder Druckfehler nie auszuschließen. Daher kann der Verlag für Angaben zum diagnostischen oder therapeutischen Vorgehen (zum Beispiel Dosierungsanweisungen oder Applikationsformen) keine Gewähr übernehmen. Derartige Angaben müssen vom Leser im Einzelfall anhand der Produktinformation der jeweiligen Hersteller und anderer Literaturstellen auf ihre Richtigkeit überprüft werden. Eventuelle Errata zum Download finden Sie jederzeit aktuell auf der Verlags-Website.

Produkt-/Projektmanagement: Charlyn Maaß, Berlin
Lektorat: Monika Laut-Zimmermann, Berlin
Layout & Satz: zweiband.media, Agentur für Mediengestaltung und -produktion GmbH, Berlin
Druck: druckhaus köthen GmbH & Co. KG, Köthen
Coverbild: © NDABCREATIVITY

Zuschriften und Kritik an:
MWV Medizinisch Wissenschaftliche Verlagsgesellschaft mbH & Co. KG, Unterbaumstr. 4, 10117 Berlin, lektorat@mwv-berlin.de

Die Autorinnen und Autoren

Dr. med. Margitta Borrmann-Hassenbach
Kliniken des Bezirks Oberbayern –
Kommunalunternehmen
Prinzregentenstraße 18
80538 München

Dr. rer. pol. Peter Brückner-Bozetti
BAB Institut
Forum für Gesundheitswirtschaft
Dr.Brückner-Bozetti & Partner
Scharnhorststraße 76
28211 Bremen

Prof. Dr. med. habil. Dipl. Psych. Ulrich Cuntz
Schön Klinik Roseneck
Am Roseneck 6
83209 Prien

Prof. Dr. med. Arno Deister
Zentrum für Psychosoziale Medizin
Klinikum Itzehoe
Robert-Koch-Straße 2
25524 Itzehoe

Prof. Dr. rer. cur. Andreas Fraunhofer, M.A.
Kbo-Isar-Amper-Klinikum
Region München
Vockstraße 72
85540 Haar

Prof. Dr. med. Hans-Christoph Friederich
Universitätsklinikum Heidelberg
Zentrum für Psychosoziale Medizin –
Allgemeine Klinische Medizin (AKM)
Voßstraße 9/2
69115 Heidelberg

Christian Hampel M.Sc.
Kbo-Isar-Amper-Klinikum
Taufkirchen (Vils)
Bräuhausstraße 5
84416 Taufkirchen (Vils)

Dr. med. Iris Hauth
Zentrum für Neurologie, Psychiatrie, Psychotherapie
und Psychosomatik
Alexianer St. Joseph-Krankenhaus Berlin-Weißensee
Gartenstraße 1
13088 Berlin

Dr. med. Achim Hochlehnert, M.Sc.
Universitätsklinikum Heidelberg
Klinik für Allgemeine Innere Medizin und
Psychosomatik
Im Neuenheimer Feld 410
69120 Heidelberg

Dr. Marianne Klein
Klinikum Schloß Winnenden
Zentrum für Psychiatrie Winnenden
Schloßstraße 50
71364 Winnenden

Univ.-Prof. Dr. med. Michael Kölch
Klinik für Psychiatrie, Neurologie, Psychosomatik
und Psychotherapie
im Kindes- und Jugendalter
Universitätsmedizin Rostock
Gehlsheimer Straße 20
18147 Rostock

Prof. Dr. rer. medic. Michael Löhr
LWL-Klinikum Gütersloh
Buxelstraße 50
33334 Gütersloh

Prof. Dr. Meinolf Noeker
Landesrat für Krankenhäuser und Gesundheitswesen
Landschaftsverband Westfalen-Lippe (LWL)
Freiherr-vom-Stein-Platz 1
48147 Münster

Annette Richert
Alexianer Krankenhaus Hedwigshöhe
Klinik für Psychiatrie, Psychotherapie und
Psychosomatik
Höhensteig 1
12526 Berlin

Dr. med. Nina Sauer
Klinik für Psychosomatische Medizin
Diakovere Henriettenstift
Schwemannstrasse 19
30559 Hannover

Dorothea Sauter, M.Sc.
Klinik für Psychiatrie und Psychotherapie der
Universität Ulm
ZfP Südwürttemberg Weissenau,
Weingartshofer Straße 2
88214 Ravensburg

Dr. med. Bettina Wilms
Klinik für Psychiatrie, Psychotherapie und
Psychosomatik
Carl-von-Basedow Klinikum Saalekreis gGmbH
Vor dem Nebraer Tor 11
06268 Querfurt

Inhalt

1 Personalbemessung in Psychiatrie und Psychosomatik als Katalysator für eine gute psychiatrische und psychosomatische Versorgung. Das Plattform-Modell — 1
Peter Brückner-Bozetti

2 Personalbemessung in der psychiatrischen und psychosomatischen Versorgung. Personenorientiert – bedarfsorientiert – leitlinienbasiert — 9
Arno Deister, Iris Hauth, Michael Kölch und Michael Löhr

    2.1 Die aktuelle Situation — 9
    2.2 Die Psychiatrie-Personalverordnung — 10
    2.3 Anforderungen an ein zukunftsfähiges System der Personalbemessung — 11
    2.4 Die gesetzlichen Grundlagen — 13
    2.5 Der G-BA-Prozess — 14
    2.6 Die Plattform — 15
    2.7 Das Plattform-Modell — 16
    2.8 Zur Zukunft der Personalbemessung — 18

3 Personalausstattung in stationären psychiatrischen Einrichtungen. Konzeptionelle Grundlagen des Plattform-Modells — 23
Iris Hauth, Peter Brückner-Bozetti, Arno Deister, Michael Kölch, Michael Löhr und Ulrich Cuntz

    3.1 Personalbemessung in der stationären Psychiatrie – Die Ursprünge — 23
    3.2 Heutige Anforderungen an die Personalausstattung — 24
    3.3 Methodik zur Entwicklung des Modells (Konzeptentwicklung) — 25
    3.4 Das Plattform-Modell – ein zukunftsorientiertes Modell der Personalausstattung — 25
    3.5 Tätigkeitsprofile — 30
    3.6 Ermittlung der Personalausstattung — 31
    3.7 Diskussion — 33
    3.8 Implikationen für den weiteren Prozess — 34

4	Individuell und bedarfsgerecht – leitlinienorientierte Personalbemessung in der Psychiatrie. Die Ergebnisse einer Machbarkeitsstudie – eine problemorientierte Aufbereitung	37

Peter Brückner-Bozetti, Iris Hauth, Arno Deister, Marianne Klein und Dorothea Sauter

	4.1	Die Zielsetzung der Machbarkeitsstudie	38
	4.2	Die Methodik	39
	4.3	Die Ergebnisse der Machbarkeitsstudie	52
	4.4	Möglichkeiten und Grenzen des Plattform-Modells – Implikationen für die Weiterentwicklung des Modells	75

5	Behandlungs-Cluster und Personalbemessung in der psychosomatischen Medizin und Psychotherapie. Ergebnisse einer Machbarkeitsstudie zum Plattform-Modell	79

Ulrich Cuntz, Peter Brückner-Bozetti, Hans Christoph Friedrich, Achim Hochlehnert und Nina Sauer

	5.1	Das Behandlungs-Cluster-Modell (PSM-PT)	81
	5.2	Methode	83
	5.3	Diskussion	89
	5.4	Limitationen	90

6	Bedarfs-Cluster und Fallbeschreibungen als Grundlage der Personalbemessung in der psychiatrischen Versorgung	93

Bettina Wilms, Peter Brückner-Bozetti, Annette Richert, Marianne Klein und Arno Deister

	6.1	Vom Bedarf der Patienten und Patientinnen aus gedacht ...	93
	6.2	Unterschiedliche Dimensionen des Patientenbedarfs	94
	6.3	Die Grundidee der Bedarfs-Cluster	94
	6.4	Vom Bedarfs-Cluster in die Alltagspraxis und zurück – die Beschreibung des Patientenbedarfs	96
	6.5	Die Validierung der Fallvignetten	96
	6.6	Fallbeschreibungen konkret in der Erwachsenenpsychiatrie und -psychotherapie	104
	6.7	Fallbeschreibungen konkret in der Kinder- und Jugendpsychiatrie und -psychotherapie	107
	6.8	Fazit für den Behandlungsalltag	109
	6.9	Kurzfassung für Einsteiger	109

Inhalt

7 Die Aktualisierung der Tätigkeitsprofile – Aufgaben und Personalbemessung in der Psychiatrie ... 111
Peter Brückner-Bozetti, Iris Hauth, Arno Deister, Dorothea Sauter und Marianne Klein

7.1 Die Rolle von Tätigkeiten und Personalbemessung ... 111
7.2 Die Zielsetzungen der Aktualisierung der Tätigkeitsprofile ... 112
7.3 Die Methodik zur Entwicklung der Tätigkeitsprofile ... 113
7.4 Die Tätigkeitsprofile – orientiert am Bedarf-, Leitlinien- und Expertenkonsens ... 113
7.5 Die neuen Tätigkeitsprofile und ihre Relevanz für die Personalbemessung ... 121

8 Die Abbildung der Pflege im Plattform-Modell ... 125
Dorothea Sauter, Michael Löhr und Peter Brückner-Bozetti

8.1 Einleitung ... 125
8.2 Die Aufgaben der Pflege im psychiatrischen/psychosomatischen Krankenhaus ... 126
8.3 Die Abbildung therapiebezogener Aufgaben ... 127
8.4 Die Abbildung von Präsenz und Begleitung ... 128
8.5 Die Abbildung des Managements von Funktionsbeeinträchtigungen ... 129
8.6 Die Abbildung des milieu- und stationsbezogenen Handelns ... 129
8.7 Professionelle psychiatrische Pflege heute und Morgen ... 130
8.8 Diskussion ... 131
8.9 Fazit ... 132

9 Bedarfsgerechte Personalbedarfsbemessung mithilfe eines Skill-Grade-Mix am Beispiel der Pflege ... 133
Andreas Fraunhofer, Christian Hampel und Margitta Borrmann-Hassenbach

9.1 Hintergrund ... 133
9.2 Methodik der Entwicklung ... 135
9.3 Entwicklung des Skill-Grade-Mix ... 138
9.4 Skill-Grade-Mix als Basis einer Fachkarriereplanung ... 141
9.5 Limitationen und Ausblick ... 145

10 Personalbemessung in PPP-RL und Plattform-Modell: Kritische Folgenabschätzung und Empfehlungen zur Weiterentwicklung und Konsensfindung _____ 151
Meinolf Noeker

    10.1 Personalbemessung: Übergreifende Aspekte von PPP-RL und Plattform-Modell _____ 151

    10.2 Weiterentwicklung des Plattform-Modells: Ein Vorschlag auf dem Weg zur Konsensfindung _____ 155

    10.3 PPP-RL: Risiken, Nebenwirkungen, Lösungsperspektiven _____ 157

    10.4 Empfehlungen zur Eingrenzung schädlicher Folgewirkungen _____ 162

Anhang _____ 165

Fallvignetten _____ 167

    Fallvignetten Erwachsenenpsychiatrie _____ 167

    Fallvignetten Kinder- und Jugendpsychiatrie _____ 177

Tätigkeitsprofile _____ 192

    Tätigkeitsprofile Erwachsenenpsychiatrie _____ 192

    Tätigkeitsprofile Kinder- und Jugendpsychiatrie _____ 228

Ergebnisse der Stichtagserhebung – Psych-PV-Mapping _____ 265

Ergebnisse der Expertenschätzung – Minutenwerte _____ 270

    Erwachsenenpsychiatrie _____ 270

    Kinder- und Jugendpsychiatrie _____ 294

    PSM-PT (Psychosomatik und Psychotherapie) _____ 318

Die Autorinnen und Autoren _____ 330

1 Personalbemessung in Psychiatrie und Psychosomatik als Katalysator für eine gute psychiatrische und psychosomatische Versorgung. Das Plattform-Modell

Peter Brückner-Bozetti

Personalbemessung in Psychiatrie und Psychosomatik ist aus verschiedensten Perspektiven und Interessenlagen relevant: die Patienten, Nutzer, Klienten wollen eine gute psychiatrische und psychosoziale Versorgung, Management und Führungskrafte haben quantitative und qualitative Anforderungen an das Personal und die Zusammensetzung der therapeutischen Teams, die verschiedenen therapeutischen Professionen wollen hinreichende Zeit für die (Beziehungs-)Arbeit mit ihren Patienten, die betrieblichen Interessenvertretungen (Betriebsrat, Personalrat, Mitarbeitenden-Vertretungen) haben die Aufgabe, auf Arbeitsbelastungen und -bedingungen zu achten – um nur einige Aspekte zu nennen.

> Der Diskurs zur Personalbemessung hat in der psychiatrischen und psychosomatischen Versorgungslandschaft gestalterische, normative und methodische Aspekte.

Der Gestaltungsaspekt: Ein wichtiger Bestandteil der Psychiatrie-Reform der 70er-Jahre des letzten Jahrhunderts (u.a. Psychiatrie-Enquete 1975) war, dass Anfang der 90er-Jahre mit der Psychiatrie-Personalverordnung (PsychPV) verbindliche Vorgaben für die Personalausstattung in psychiatrischen Einrichtungen geschaffen worden sind. Diese basierten auf empirischen Daten psychiatrischer Einrichtungen aus den 80er-Jahren. Methodische Grundlagen waren anerkannte betriebswirtschaftliche Methoden der Personalbemessung bzw. der Ermittlung des Personalbedarfs (Personal-Soll). Zu Beginn dieses Jahrhunderts wurde die Psych-PV-Praxis zunehmend kritisch betrachtet: Die in der PsychPV definierten Tätigkeiten, sowie die dafür vorgegebenen Zeitbedarfe entsprachen nicht mehr den aktuellen Behandlungsstandards und den medizinischen Leitlinien. Aus unterschiedlichen Gründen, teils ökonomisch motiviert, teils durch die Krankenkassen unterfinanziert, wurden die Vorgaben der PsychPV nicht mehr zu 100% umgesetzt. Mit Einführung des Pauschalierten Entgeltsystems Psychiatrie Psychosomatik (PEPP) trat die PsychPV zum 01.01.2020 außer Kraft. Zur Qualitätssicherung in den Einrichtungen der Psychiatrie und Psychosomatik erhielt der Gemeinsame Bundesausschuss (G-BA) 2016 den Auftrag, eine Richtlinie zu entwickeln, in der die Mindestvorgaben für die Ausstattung der stationären Einrichtungen mit dem für die Behandlung erforderliche therapeutischen Personal definiert werden sollte. Für die Psychosomatik galt die PsychPV nicht; ersatzweise wurden hierzu im Jahr 1993 sowie im Jahr 2015 Personalanhaltszahlen für die Psychosomatik publiziert, die aber nicht verbindlich waren.

Der normative Aspekt: Die Personalbemessung in psychiatrischen und psychosomatischen Einrichtungen war und ist eine wichtige Voraussetzung für eine angemessene Qualität der Behandlung. Die Hypothese lautet: Qualität der Behandlung ist nicht nur, aber auch das Ergebnis von hinreichender personeller Ausstattung. Daher war die PsychPV ein konsequentes Ergebnis der Psychiatrie-Reform. Im Kontext mit der Entwicklung von evidenzbasierten medizinischen Leitlinien für psychiatrische Erkrankungen wurde im letzten Jahrzehnt nicht nur von Fachgesellschaften, sondern auch von Arbeitnehmervertretungen eine Weiterentwicklung der PsychPV eingefordert. Bedeutsam sind vor diesem Hintergrund auch Ansätze sektorenübergreifender psychiatrischer Versorgung und die Zusammenarbeit in gemeindepsychiatrischen Zusammenhängen. Der Auftrag an den G-BA wurde von den Fachgesellschaften so verstanden, dass die Entwicklung von Mindestvorgaben für die personelle Ausstattung in psychiatrischen und psychosomatischen Einrichtungen sich ebenfalls an Leitlinien und da, wo es diese (noch) nicht gibt, am Expertenkonsens für eine qualitativ hochwertige Behandlung orientieren sollte. Damit wird ein wichtiger Parameter für die Personalbedarfsplanung angesprochen: Der Personalbedarf ergibt sich nicht aus dem Personal-Ist, sondern aus neu entwickelten Anforderungen an die (Behandlungs-)Tätigkeiten und den Arbeits- und Leistungsprozess. Das ist ein Postulat der betriebswirtschaftlichen Personalwirtschaft und -planung, das nicht nur für psychiatrische und psychosomatische Leistungen bedeutsam ist.

Damit wird der dritte Aspekt thematisiert: Die Methodik der Personalbemessung. Die Methoden der betriebswirtschaftlichen Personalbemessung sind historisch ein Produkt der Entwicklung industrieller Produktionsprozesse. Fließbandarbeit, Fordismus, zunehmende Arbeitsteilung und Massenproduktion führten zu wissenschaftlichen Ansätzen der Produktions- und Leistungssteuerung. Dies wird häufig mit dem Begriff des Taylorismus als Methode der wissenschaftlichen Betriebsführung verbunden. Das hatte auch Konsequenzen für die Personalplanung. Viele der derzeit noch relevanten Personalplanungsmethoden wurden bereits in den 20er- und 30er-Jahren des letzten Jahrhunderts entwickelt und basieren auf der REFA-Methodenlehre der Organisation. In den 70er- und 80er-Jahren des letzten Jahrhunderts wurden vor dem Hintergrund von Projekten zur Humanisierung der Arbeitswelt (HdA) zunehmend auch emanzipatorische, arbeitsgestalterische und partizipative Elemente der Arbeitsorganisation und Prozessgestaltung von der Personalwirtschaft und den Arbeitswissenschaften aufgegriffen. Dieses Verständnis findet sich auch im Personalplanungsansatz der PsychPV wieder. Es gab eben zur Zeit der Psych-PV-Entstehung

1 Personalbemessung in Psychiatrie und Psychosomatik als Katalysator für eine gute psychiatrische und psychosomatische Versorgung. Das Plattform-Modell

nicht nur eine Reform der Psychiatrie, sondern auch betriebs- und arbeitswissenschaftliche Diskurse, die neben der Effizienz von Arbeitsprozessen eine humanistische Gestaltung der Arbeit und der Arbeitsbedingungen zum Ziel hatte.

Dies ist besonders deswegen relevant, weil mit der Entwicklung von intelligenten Software-Systemen in den letzten Jahrzehnten zunehmend die Controller das Regiment in Industrie- und Dienstleistungsunternehmen und mit der Einführung des DRG- und PEPP-Systems auch in Gesundheitsorganisationen übernommen haben. Mithilfe statistischer Methoden wurden auf der Basis von Personal-Ist-Zahlen und Benchmarking-Vergleichen Personalplanungstools entwickelt, die sich nicht an guter Arbeit oder Behandlungsqualität orientieren, sondern an Effizienz und Wirtschaftlichkeit. Die Auswirkungen einer an Ist-Personalkosten orientierten Personalplanung war insbesondere bei den Personalplanungsvorgaben für die Pflege in somatischen Akutkrankenhäusern zu beobachten: Mit der Einführung des DRG-Systems und der darauf basierenden Kostenkalkulation wurde Pflegepersonal abgebaut sowie Pflegeschulen geschlossen. Mittlerweile ist die Pflege als Berufsgruppe aus dem DRG-System ausgegliedert worden und das ganze Finanzierungssystem (Fallpauschalen, DRG) wird von Experten in Frage gestellt. Diese verweisen auf patienten- und personalorientierte Finanzierungssysteme, u.a. auf Capitation-Modelle.

> Der Auftrag an den G-BA zur Entwicklung von Mindestpersonalvorgaben, die Anpassung der Personalbemessung an Leitlinien oder Expertenkonsens sowie der methodische Ansatz der Personalbemessung im Spannungsfeld von (Behandlungs- und Arbeits-)Qualität und Effizienz sind Hintergründe für die Initiierung der Plattform „Personal".

Die Plattform „Personal" entstand aus einer Arbeitsgruppe der DGPPN, die Ende 2017 um bis zu 20 Fachverbände und -gesellschaften erweitert wurde. Die unmittelbare Aufgabe der Plattform war es, inhaltliche Anforderungen an eine leitlinienorientierte Personalbemessung zu begründen. Es ging um ein Personalbemessungssystem, das zum einen die aktuellen qualitativen Anforderungen an die Behandlung von Menschen mit psychischen Erkrankungen berücksichtigt und zum anderen um eine Methodik der Personalbedarfsermittlung, die unabhängig von Diagnose und strukturellen Setting der Behandlung (stationär, teilstationär, stationsäquivalent, usw.) eine Ableitung des Personalbedarfs erlaubt. Die Diagnose als Kriterium für den Behandlungsaufwand wurde von Experten schon im Kontext mit der Diskussion des PEPP-Systems als für die psychiatrische Versorgung ungeeignet problematisiert. Die Notwendigkeit integrativer und sektorenübergreifender Versorgung und damit der „Wanderung" des Patienten zwischen verschiedenen Versorgungssektoren sollte möglichst durch ein System gewährleistet werden, das in diesen unterschiedlichen Welten genutzt werden kann. Das bedeutete u.a., dass die klassische Berücksichtigung von Settings (vollstationär, teilstationär, ambulant, zuhause) bzw. die Bildung von Patientengruppen, die an Diagnosen orientiert sind, (Allgemeinpsychiatrie, Abhängigkeitserkrankungen, Gerontopsychiatrische Patienten) abzulösen ist und durch eine davon unabhängige Zuordnung der verschiedenen Patientengruppen zu ersetzen ist. Darüber hinaus sollte ein System entwickelt werden, dass eine ständige Überprüfung und Weiterentwicklung der Personalbedarfsermittlung erlaubt.

1 Personalbemessung in Psychiatrie und Psychosomatik als Katalysator für eine gute psychiatrische und psychosomatische Versorgung. Das Plattform-Modell

Die Fachverbände und -gesellschaften delegierten Experten der unterschiedlichen therapeutischen Professionen und des Managements in die Plattform „Personal", die in monatlich moderierten und wissenschaftsmethodisch begleiteten Workshops von Anfang 2018 bis Ende 2019 sowohl ein neues Konzept (das sogenannte *Plattform-Modell*) der Personalbemessung für die Psychiatrie und Psychosomatik entwickelte, als auch von März bis Dezember 2019 die Machbarkeit des Modells testete. Für die Durchführung der Machbarkeitsstudie wurde eine angemessene Projektstruktur eingerichtet. Die inhaltliche Begründung des Konzeptes und die Darlegung der Ergebnisse der Machbarkeitsstudie bilden den Gegenstand dieser Publikation. Die beteiligten Experten haben auch zu den einzelnen inhaltlichen Schwerpunkten dieses Bandes beigetragen.

Arno Deister et al. stellen in ihrem Beitrag die Grundlagen der Personalbemessung in der psychiatrischen und psychosomatischen Versorgung dar. Ihr Credo ist: Die Personalbemessung hat sich an den Personen, dem Bedarf sowie Leitlinien zu orientieren. Ihr Beitrag begründet, historisch abgeleitet, die Anforderungen an ein zukunftsfähiges System der Personalbemessung in Psychiatrie und Psychosomatik: Zeit für Beziehung, multiprofessioneller Behandlungsansatz, Sicherstellung der Teilhabe der Patienten an der Gesellschaft, Vermeidung von Zwang, störungsadäquate Psychotherapie, partizipative Entscheidungsfindung, Möglichkeit der Setting-übergreifenden Qualität sowie die Verbesserung der Attraktivität in der Psychiatrie. Der Beitrag hat programmatischen Charakter und verweist auch auf die Zukunft der Personalbemessung. Darüber hinaus werden die gesetzlichen Grundlagen, der GB-A-Prozess und auch die teilnehmenden Fachgesellschaften vorgestellt.

Im zweiten Kapitel werden von **Hauth et al.** die konzeptionellen Grundlagen des Plattform-Modells dargelegt. Die Ursprünge der Personalbemessung in der stationären psychiatrischen Versorgung und die heutigen Anforderungen an eine qualitativ hochwertige Behandlung werden aufbauend auf den programmatischen Darlegungen referiert. Die Grundlage des Modells in der psychiatrischen Versorgung sind Bedarfs-Cluster, die drei Dimensionen umfassen: den psychiatrisch-psychotherapeutischen, somatischen und psychosozialen Bedarf der Patienten. Dabei werden ein regelhafter und ein erhöhter Bedarf differenziert. Diese 6-Felder-Matrix hat insgesamt 8 Bedarfs-Cluster zur Folge. Die unterschiedlichen Behandlungsaufwände leiten sich dann aus den Bedarfen des Individuums, strukturellen Anforderungen des Settings und aus der Versorgungsverpflichtung der Institution (u.a. Notfallversorgung, Versorgungsstrukturen) ab. Tätigkeits- und Qualifikationsprofile sind eine weitere Voraussetzung für die Ermittlung des quantitativen und qualitativen Personalbedarfs. Auf den Punkt gebracht: Die Ermittlung des Personalbedarfs geht vom Patienten sowie Leitlinien, Expertenkonsens oder Behandlungskonzepten aus. Daraus leiten sich die notwendigen therapeutischen und strukturellen Tätigkeiten sowie die erforderlichen Professionen für eine multiprofessionelle Behandlung des Patienten ab.

Die Ergebnisse der empirischen Überprüfung des Konzeptes sind Gegenstand des Beitrags von **Brückner-Bozetti et al.** Die Zielsetzung der Machbarkeitsstudie war u.a. zu prüfen, ob die vorgegebenen Cluster geeignet sind, das Spektrum der Systemkonstellationen in der Psychiatrie und in der Psychosomatik widerzuspiegeln. Weiterhin sollten die Auswirkungen des Plattform-Modells auf die Personalbemessung in Psychiatrie, Psychosomatik sowie Psychotherapie aufgezeigt werden. Ergebnisse der Machbarkeitsstudie waren: die Formulierung und Validierung von paradigmatischen Fallvignetten für die einzelnen Bedarfs-Cluster als Grundlage der Clusterzuordnung von Patienten, die Überarbeitung von Tätigkeitsprofilen, die Ermittlung der Verteilung der Bedarfs-Cluster im klinischen Alltag sowie der Abgleich der Bedarfs-Cluster mit den Psych-PV-Kategorien. Letzteres war eine wichtige Voraussetzung für den Vergleich der Personalbedarfe nach Plattform-Modell und PsychPV. Darüber hinaus wurde die Relevanz neuer leitlinienorientierter Tätigkeiten bestätigt (u.a. Psychotherapie, partizipative Entscheidungsfindung, besondere Belastungen der Pflege). Die Ergebnisse der Zeitschätzungen in Expertenworkshops verdeutlichen, in welchen Professionen erhöhte Personalbedarfe im besonderen Maß erforderlich sind: Pflege, psychologische Psychotherapeuten, Fach- bzw. Spezialtherapeuten. Die Autoren kommen zu dem Ergebnis, dass sich das Plattform-Modell vom Ansatz her als geeignetes Instrument zur Ermittlung des Personalbedarfs in der Psychiatrie erweist. Es werden aber auch eine Reihe von Limitationen des Modells erkennbar, die für die Weiterentwicklung des Modells genutzt werden sollten. Die Autoren postulieren, dass es ein Ziel sein sollte, einen gemeinsamen Nenner der Akteure in der psychiatrischen und psychosomatischen Versorgung bei der zukünftigen Gestaltung der Personalbemessung anzustreben.

Während der Vorbereitung der Machbarkeitsstudie wurde in den Diskussionsprozessen der Experten deutlich, dass für die Psychosomatik abweichend von den Bedarfs-Clustern in der Psychiatrie und Kinder- und Jugendpsychiatrie eine andere Strukturierung des Behandlungs- und damit auch Personalbedarfs benötigt wird. Während die Verläufe psychiatrischer Erkrankungen wenig planbar und damit der Behandlungsbedarf regelmäßig aktualisiert werden muss, werden die Patienten in der psychosomatischen Medizin überwiegend nach differenzieller Indikationsstellung elektiv in spezifische Behandlungsprogramme aufgenommen. Daher erfolgte für die Psychosomatik während der Machbarkeitsstudie eine Modifikation: Statt nach Bedarfs-Clustern werden Patienten Behandlungs-Clustern zugeordnet. Der Personalbedarf in der Psychosomatik orientiert sich an den therapeutischen Leistungen (Zeitaufwand für Einzel- und Gruppentherapien pro Patienten für einzelne Berufsgruppen) sowie an etablierten Behandlungsprogrammen für spezifische Störungen. Kernleistung der Psychosomatik sind Komplexbehandlungen mit normalen (Behandlungs-Cluster 1) bzw. erhöhtem somatischen Aufwand (Behandlungs-Cluster 2) sowie intensivierte Komplexbehandlung mit erhöhtem psychotherapeutischen (Behandlungs-Cluster 3) bzw. erhöhtem psychotherapeutischen und somatischen Aufwand (Behandlungs-Cluster 4). Dies wird im Beitrag von **Cuntz et al.** begründet. Darüber hinaus wurden analog zu den psychiatrischen Bereichen die Tätigkeitskataloge modifiziert sowie der Zeitaufwand für die Tätigkeiten differenziert und nach Professionen für die vier Behandlungs-Cluster geschätzt. Im Ergebnis wird auch für die Psychosomatik das gewählte Vorgehen zur Schätzung von Behandlungsaufwänden und Personalbedarf in der Machbarkeitsstudie bestätigt.

Zur Unterscheidung der Bedarfs-Cluster wurde mit Fallbeschreibungen für die einzelnen Cluster gearbeitet. Die Darstellung des Bedarfs der Patienten sollte anhand sich ähnlicher Anforderungskonstellationen – orientiert am biopsychosozialen Modell psychischer Störungen – erfolgen. Für alle 8 Bedarfs-Cluster wurden zwischen 3 bis 6 Fallvignetten durch eine Expertengruppe entwickelt und in Interviews mit einer zweiten Expertengruppe validiert. Dabei ging es darum, für klinische Experten anhand realtypischer Beschreibungen von Patientengruppen eine Zuordnung von Patienten zu regelhaftem oder erhöhtem Aufwand in den Dimensionen psychiatrisch-psychotherapeutisch, somatisch und psychosozial zu ermöglichen. Die Begründung der Anwen-

1 Personalbemessung in Psychiatrie und Psychosomatik als Katalysator für eine gute psychiatrische und psychosomatische Versorgung. Das Plattform-Modell

dung von Fallbeschreibungen, ihre Darlegung, Validierung und Überarbeitung sind Gegenstand des Kapitels zu Bedarfs-Clustern und Fallbeschreibungen von **Wilms et al**.

Eine möglichst genaue Erfassung und präzise Beschreibung von Tätigkeiten sind wesentliche Voraussetzung für die Ermittlung des Personalbedarfs. Dies umfasst sowohl den quantitativen als auch den qualitativen Bedarf. Die alten Tätigkeitsprofile der PsychPV erfassen teilweise nicht mehr den aktuellen Behandlungsbedarf psychiatrischer und psychosomatischer Versorgung. Vor diesem Hintergrund ist eine Anpassung und Weiterentwicklung an veränderte Anforderungen, eine Vereinheitlichung der Tätigkeitsstruktur entlang am Behandlungsprozess und die damit verbundene Berücksichtigung von Nahtstellen zwischen den beteiligten Professionen in multidisziplinären Behandlungsteams erforderlich. Das Ergebnis dieser Arbeit wird im zweiten Beitrag von **Brückner-Bozetti et al.** vorgestellt. Die Tätigkeiten werden dabei differenziert zwischen unmittelbar- und mittelbar-patientenbezogenen sowie strukturellen Aufgaben, die sich durch das Setting (u.a. Station, Tagesklinik) ergeben. Neben den Fallbeschreibungen waren die aktualisierten Tätigkeitsprofile eine wesentliche Voraussetzung für eine den aktuellen Anforderungen angemessene Schätzung des Behandlungsaufwandes.

Die Abbildung der Pflege im Plattform-Modell ist Gegenstand des Beitrags von **Sauter et al**. Die Pflege ist die personenstärkste Gruppe in stationären Einrichtungen der Psychiatrie und Psychosomatik mit sehr heterogenen Aufgabenfeldern. Dies erfordert sehr komplexe Anforderungen an ihre Personalbemessung. Die Entwicklung der Aufgaben der Pflege wird ebenso dargestellt wie die Abbildung therapiebezogener Aufgaben, die Rolle von Präsenz und Begleitung der Patienten sowie die Bedeutung von milieu- und stationsbezogenen Handlungen. Insbesondere das Management von Funktionsbeeinträchtigungen ist einer besonderen Untersuchung bei der Weiterentwicklung der Personalbemessung zu unterziehen. Diese Argumentation wird durch Ergebnisse der Machbarkeitsstudie der Plattform unterstützt.

Eine besondere Relevanz hat für die Fortschreibung der Personalbemessung in Psychiatrie und Psychosomatik die Bildung von Qualifikations-Clustern orientiert am deutschen bzw. europäischen Qualifikationsrahmen. Berufsbilder und Tätigkeitsprofile haben sich in den letzten Jahrzehnten laufend und immer schneller verändert. Insbesondere in multiprofessionellen Zusammenhängen sind Tätigkeiten und Aufgaben zunehmend nicht nur einer Berufsgruppe oder Profession zuzuordnen. Vertretungen und Übernahme von Tätigkeiten durch andere Professionen sind zunehmend Praxis im klinischen Alltag. Deswegen bedarf es eines strukturierten und von betrieblichen Interessenvertretungen auch begleiteten Prozesses, welche therapeutischen Aufgaben von verschiedenen Professionen innerhalb einer Kompetenzstufe wahrgenommen werden können. Hierzu beschreiben **Fraunhofer et al.** die Ergebnisse eines konkreten Projektes zu einer bedarfsgerechten Personalbemessung am Beispiel der Pflege. Die Ergebnisse dieses Projektes sollten Orientierung sein für ein analoges Vorgehen bei anderen Berufsgruppen.

> Zusammenfassend sind die Ausgangspunkte der Personalbemessung nach dem Plattform-Modell: die Anforderungen an die Qualität der Behandlung, an den Bedarf des Patienten, an leitliniengerechte Behandlungsinhalte sowie an attraktive Arbeitsbedingungen. Die Norm, der Anspruch, das Soll ist dabei der Orientierungsmaßstab.

1 Personalbemessung in Psychiatrie und Psychosomatik als Katalysator für eine gute psychiatrische und psychosomatische Versorgung. Das Plattform-Modell

Es gibt aber im Diskurs der beteiligten Akteure auch kritische Stimmen: Das Plattform-Modell sei ausschließlich stationär orientiert (brauchen wir so viel stationäre Versorgung?). Ein weiterer Hinweis ist, dass es aktuell und auf absehbare Zeit kaum möglich sein wird, hinreichend qualifiziertes Personal zu gewinnen, auszubilden und zu binden. Außerdem werden folgende Fragen gestellt: Wie soll das finanziert werden? Ist die Menge des Personals ein hinreichender Indikator für die Qualität der Behandlung? Gleichzeitig unterstützen Arbeitnehmervertretungen, dass nachzuweisen sei, ob das Personalbudget tatsächlich für das vereinbarte Personal verwandt wird. Die PPP-RL bringt Transparenz in die Personalbesetzung bis auf die Stationen. Bei Nichteinhaltung der Mindestbesetzung drohen erhebliche Sanktionen bis hin zur Nichtfinanzierung der erbrachten Leistungen. Dies wiederum kann zur Gefährdung der Versorgung führen. Und: Mit dem Plattform-Modell käme es zu einer besseren Personalausstattung, aber auch zu einer deutlichen Erhöhung der Mindestvorgaben. Das sei nicht realistisch, problematisieren selbst grundsätzliche Unterstützer des Modells.

Bei aller Nachvollziehbarkeit einer qualitätsorientierten Personalbemessung wird daher die Normsetzung des Plattform-Modells kritisch diskutiert. Im Beitrag von **Noeker** wird vor diesem Hintergrund abschließend eine kritische Folgenabschätzung des Plattform-Modells vorgenommen und es werden erforderliche Schritte zu einer politischen Konsensbildung aufgezeigt. Geprägt ist dieser Beitrag davon, dass es einen Interessenausgleich zwischen einer am Bedarf des Patienten, an den ökonomischen Möglichkeiten und Aufgaben des Managements, den Finanzierungsmöglichkeiten der Kostenträger sowie den Interessen der Beschäftigten in der psychiatrischen und psychosozialen Versorgung geben sollte. Die klassische Gegenüberstellung und Begründung oft berechtigter und nachvollziehbarer Positionen allein hilft da nicht weiter. Erforderlich ist der Dialog der Stakeholder, mit dem Ziel einen gemeinsamen Nenner und eine gemeinsame Strategie für mehr Personal zu entwickeln. Möglicherweise trägt die Debatte um die Personalbemessung dann auch dazu bei, dass die derzeitige psychiatrische Versorgungslandschaft neu gedacht wird. War die Psychiatrie-Enquete Impulsgeber für die PsychPV ist möglicherweise der Diskurs über ein neues Personalbemessungssystem Katalysator für eine neue psychiatrische Versorgungslandschaft: nicht stationär vs. ambulant, nicht Misstrauen und Kontrolle sind die Ausgangspunkte einer solchen neuen psychiatrischen Versorgung, sondern integrativ, multidisziplinär, stationär und ambulant. Modellprojekte als Regelversorgung, Anpassung der Personalbemessung an solche integrativen Versorgungskonzepte wären dann eine Perspektive. Das Plattform-Modell schafft hierzu eine gute Grundlage, weil es Personalbemessung unabhängig von Diagnose und Setting erlaubt.

2 Personalbemessung in der psychiatrischen und psychosomatischen Versorgung. Personenorientiert – bedarfsorientiert – leitlinienbasiert

Arno Deister, Iris Hauth, Michael Kölch und Michael Löhr

2.1 Die aktuelle Situation

Die Frage der Personalbemessung für Krankenhäuser für Psychiatrie, Psychotherapie, Psychosomatik sowie Kinder- und Jugendpsychiatrie hat eine zentrale gesundheitspolitische Bedeutung, sowohl für die Zukunft der betroffenen Fachgebiete als auch für die Diskussion über personelle Ressourcen im Gesundheitswesen insgesamt. Die oft ausgeprägten Veränderungen und Belastungen, denen das Gesundheitswesen in Deutschland ausgesetzt ist, machen ein eindeutiges und verbindliches Modell für die Bemessung der personellen Ressourcen in den verschiedenen Berufsgruppen und Behandlungssettings unverzichtbar. Dabei wird in der gesundheitspolitischen Diskussion deutlich, dass zum einen belastbare empirische Daten als Grundlage für ein System der Personalbemessung in diesen Bereichen national und international nicht existieren. Gleichzeitig zeigt sich, dass es über Kriterien für normative und an der Qualität ausgerichtete Vorgaben zwischen den beteiligten Verbänden und Institutionen der Leistungserbringer und denen der Kostenträger keine einheitlichen Vorstellungen gibt.

Bestehende Systeme der Finanzierung im medizinischen System und damit auch der Bemessung von Personal richten sich primär an traditionellen Versorgungsstrukturen der jeweiligen Fachgebiete aus und sind geprägt durch das hochgradig fragmentierte und in verschiedene Berufsgruppen getrennte Versorgungssystem in Deutschland. Auch analog zum DRG-System in der somatischen Medizin gab es mit den pauschalierenden Entgelten im psychiatrischen und psychosomatischen Bereich (PEPP-System) Bestrebungen, Einzelleistungen zu vergüten bzw. Leistungen zu bepreisen. Dies führt aber in vielerlei Hinsicht zu Problemen.

2 Personalbemessung in der psychiatrischen und psychosomatischen Versorgung. Personenorientiert – bedarfsorientiert – leitlinienbasiert

Insbesondere in den psychiatrisch-psychosomatischen Fächern ist eine Form der Personalbemessung unerlässlich, die sich konsequent an den Bedürfnissen und Bedarfen der Menschen mit einer psychischen Erkrankung und deren Angehörigen ausrichtet. Die 1991 in Kraft getretene Psychiatrie-Personalverordnung (PsychPV; Kunze et al. 2010) hat erstmalig in Deutschland eine Orientierung am Bedarf der Patienten umgesetzt und damit Maßstäbe für die Zukunft gesetzt. In den letzten 30 Jahren hat sich auch dadurch die psychiatrische Versorgung in Deutschland grundlegend verbessert. Allerdings war die PsychPV aus strukturellen Gründen und fehlenden Überarbeitungsrhythmen nicht dazu geeignet, die fachlichen und gesellschaftlichen Veränderungen, denen Psychiatrie, Kinder- und Jugendpsychiatrie und Psychosomatik ausgesetzt waren und weiterhin ausgesetzt sind, adäquat abzubilden. Sie wurde schließlich zum Ende des Jahres 2019 außer Kraft gesetzt.

Für die psychosomatische Medizin und Psychotherapie galten die Bestimmungen der PsychPV nicht. Hier wurde im Wesentlichen nach Anhaltszahlen aus dem Jahr 1993 gearbeitet (Heuft et al. 1993).

Bereits 2012 begann mit dem Psychiatrie-Entgeltgesetz und der Erweiterung des § 17d des Krankenhausfinanzierungsgesetzes (KHG) ein politischer Prozess, der ein neues System der Personalbemessung ermöglichen sollte. Mit dem § 136a SGB V erhielt der Gemeinsame Bundesausschuss 2016 den Auftrag, eine Richtlinie zur Personalbemessung für die Krankenhausbehandlung in den Fächern Psychiatrie und Psychotherapie, psychosomatische Medizin und Psychotherapie sowie Kinder- und Jugendpsychiatrie zu entwickeln. Diese trat mit Beginn des Jahres 2020 in Kraft. Dabei wurden einige Prinzipien der PsychPV übernommen, jedoch die erforderlichen Veränderungen vermieden und gleichzeitig neue Strukturen (z.B. strenge Bezüge auf Stationseinheiten, die innovative Organisationsformen behindern) geschaffen, die geeignet scheinen, die weitere Entwicklung der psychiatrisch-psychosomatischen Versorgung zu beeinträchtigen.

Zum Beginn des Jahres 2021 ist eine weitere Version der Richtlinie in Kraft getreten. Diese beschreibt insbesondere Regelungen zu sog. „Durchsetzungsmaßnahmen". Die Maßnahmen drohen durch umfassende Sanktionsmechanismen die psychiatrische und psychosomatische Versorgung in der Gemeinde ganz grundsätzlich zu gefährden.

Mit dem Plattform-Modell legen die psychiatrischen, psychosomatischen sowie kinder- und jugendpsychiatrischen wissenschaftlichen Fachgesellschaften und Verbände jetzt ein konkretes Modell vor, mit dem eine an den Bedürfnissen der Patientinnen und Patienten orientierte Personalbemessung möglich ist (Hauth et al. 2019; Deister et al. 2020).

2.2 Die Psychiatrie-Personalverordnung

Die PsychPV war zu ihrem Beginn ein revolutionärer Ansatz. Die personellen Ressourcen für die damals wichtigen Berufsgruppen errechneten sich u.a. aus der Art der Erkrankung der Patienten, dem jeweiligen Behandlungsbedarf und der Menge der behandelten Patienten. Der errechnete Personalbedarf wurde anfänglich – politisch gewollt – weitgehend umgesetzt und durch die Kostenträger finanziert. Im weiteren Verlauf wurde die Verbindlichkeit der Vorgaben für die Krankenhausbudgets jedoch massiv eingeschränkt – und schließlich de facto außer Kraft gesetzt. Die Folge war eine massive und zunehmende Unterfinanzierung der erforderlichen Versorgung und eine unbalancierte Reduktion von Berufsgruppen innerhalb der PsychPV (Löhr et al. 2015). Hinzu kam, dass relevante Veränderungen in der Zusammensetzung der Berufsgruppen (insbesondere der psychologisch ausgebildeten Psychotherapeuten), der stark verkürzten durchschnittlichen fallbezogenen Verweildauer, der verbesserten fachlichen Möglichkeiten (insbesondere im Bereich der Psychotherapie) und auch der gesellschaftlichen Anforderungen (insbesondere bzgl. der Autonomie und Partizipation der Patienten) nicht zu einer Anpassung der Finanzierung an den Versorgungsbedarf führen konnten. Der Grund dafür ist, dass die PsychPV – außer bzgl. der Zahl der behandelten Menschen – keinerlei Anpassungsmechanismen an veränderte Rahmenbedingungen vorgesehen hat. Ebenfalls problematisch war der Bezug allein auf die voll- und teilstationäre Behandlung im Krankenhaus sowie die fehlende Gültigkeit für die psychosomatische Medizin. Zwar wurden die tatsächlichen Kostensteigerungen in diesem Zeitraum teilweise (jedoch nicht vollständig) ausgeglichen. Zu einer relevanten Steigerung der Krankenhausbudgets, die durch die fachlichen und gesellschaftlichen Veränderungen zwingend erforderlich war, konnte es somit in den vergangenen 30 Jahren nur dann kommen, wenn es zu einer Zunahme der Zahl der Behandlungsfälle kam. Der auch dadurch wirksam gewordene Fehlanreiz bzgl. des Behandlungssettings ist evident. Der Ausbau der vollstationären Behandlung – oft zu Lasten anderer und für den Patienten geeigneterer Behandlungsformen – war die einzige Möglichkeit, einigermaßen ausreichend Personal finanzieren zu können.

Ein neues System der Personalbemessung ist deshalb erforderlich, um die Versorgung von Menschen, die an einer psychischen Erkrankung leiden, fachlich auf dem aktuellen Stand zu halten und die unverzichtbaren menschenrechtlichen Anforderungen sicherzustellen. Darüber hinaus ist ein neues System der Personalbemessung auch notwendig, um die Strukturen der Versorgung weiterzuentwickeln und damit zukunftsfähig zu machen.

2.3 Anforderungen an ein zukunftsfähiges System der Personalbemessung

Ein zukunftsfähiges System der Personalbemessung in den psychiatrisch-psychosomatischen Fächern muss komplexe Anforderungen erfüllen, die sich aus der Entwicklung dieser Fächer in den letzten Jahren ergeben. Es muss in der Lage sein, die vorhandenen Besonderheiten dieser Fächer sicherzustellen. Ebenso muss die erforderliche fachliche Weiterentwicklung der Fächer unterstützt werden. Dies gilt insbesondere auch für die veränderten Anforderungen und Erwartungen, die durch die betroffenen Menschen, aber auch durch die Gesellschaft vorgegeben werden. Ein zukunftsfähiges System der Personalbemessung und der Finanzierung psychiatrischer Leistungen muss ebenfalls geeignet sein, zukünftige Entwicklungen adäquat abzubilden. Dazu gehört in erster Linie auch die Ermöglichung eines setting-übergreifenden, präventiven, therapeutischen und rehabilitativen Ansatzes.

Es muss kritisch konstatiert werden, dass es bisher keinen fachlichen und politischen Konsens über Qualitätskriterien für die Behandlung in den psychiatrischen Fächern gibt. Unzweifelhaft ergeben sich jedoch aus den geltenden Richtlinien der Fächer einige Qualitätsaspekte, die bei der Entwicklung eines Personalbemessungssystems berücksichtigt werden müssen (vgl. u. a. Deister 2019; Gühne et al. 2020).

Dazu gehören insbesondere:

- **Zeit für Beziehung**: Die therapeutisch gestaltete Beziehung ist die wesentliche Grundlage sämtlichen therapeutischen Handelns in den psychiatrisch-psychosomatischen Fachgebieten. Sie setzt zwingend umfassend qualifizierte und engagierte Mitarbeiterinnen und Mitarbeiter voraus, denen dafür die notwendigen zeitlichen Ressourcen zur Verfügung gestellt werden müssen.
- **multiprofessioneller Behandlungsansatz**: Die enge und vertrauensvolle Zusammenarbeit der verschiedenen Berufsgruppen – Ärzte, Psychologen, Pfleger, Spezialtherapeuten – in multiprofessionellen Behandlungsteams ist in der Psychiatrie und Psychosomatik unverzichtbar. Nur in der Kombination der jeweiligen Kompetenzen können die Qualitätsanforderungen umgesetzt werden.
- **Sicherstellung der Teilhabe der Patienten an der Gesellschaft**: Psychische Erkrankungen gehen regelhaft mit Einschränkungen der betroffenen Menschen und deren Angehörigen am gesellschaftlichen Leben einher. Stigmatisierung und noch immer vorhandene Diskriminierung belasten den Krankheitsverlauf in vielen Fällen massiv. Psychosoziale Maßnahmen müssen ein relevanter Bestandteil eines umfassenden therapeutischen Konzeptes sein.
- **Vermeidung von Zwang**: Zwangsmaßnahmen gegenüber Patienten – insbesondere Unterbringungen und Fixierungen – dürfen nur dann angewendet werden, wenn alle anderen Möglichkeiten ausgeschöpft sind. Es ist wissenschaftlich gut belegt, dass durch intensiven Einsatz kompetenter Mitarbeiterinnen und Mitarbeiter ein größerer Anteil von Zwangsmaßnahmen vermieden werden könnte.
- **störungsadäquate Psychotherapie**: Die Psychotherapeutische Behandlung durch ärztliche und psychologische Psychotherapeuten, aber auch durch Bereiche der Pflege und der Spezialtherapeuten, stellt heute für alle relevanten psychischen Krankheitsbilder eine der wesentlichen Säulen der Therapie dar – oft sogar die wichtigste Therapieform. In den letzten Jahrzehnten sind für zahlreiche Syndrome gezielte psychotherapeutische Konzepte entwickelt worden.
- **partizipative Entscheidungsfindung**: Im Rahmen der therapeutischen Beziehung sind partizipativ von Betroffenen und Professionellen getroffene Entscheidungen in allen Bereichen Ausdruck der Autonomie der Patienten. Partizipation von Patienten benötigt auf therapeutischer Seite eine professionelle Ausbildung und Haltung.
- **Möglichkeit der setting-übergreifenden Qualität**: Durch gleichartige Qualitätskriterien sowie setting-übergreifende Kriterien für die Personalbemessung können vollstationäre, teilstationäre und ambulante Behandlung sowie die Behandlung Zuhause miteinander verknüpft werden.
- **Verbesserung der Attraktivität der Tätigkeit in der Psychiatrie**: Ausreichende Zeit für Beziehungen zwischen Patienten, Therapeuten, Pflege und Spezialtherapeuten machen die Tätigkeit in diesen Bereichen attraktiver und sind bei bestehendem Fachkräftemangel eine unverzichtbare Rahmenbedingung für eine zukunftsfähige Psychiatrie und Psychosomatik.

2.4 Die gesetzlichen Grundlagen

Der durch das Psychiatrie-Entgeltgesetz (2012) geänderte § 17d des Krankenhausfinanzierungsgesetzes (KHG) schreibt die Entwicklung eines „durchgängigen, leistungsorientierten und pauschalierenden Vergütungssystems auf der Grundlage von tagesbezogenen Entgelten" vor. Dabei sei „zu prüfen, ob für bestimmte Leistungsbereiche andere Abrechnungseinheiten eingeführt werden können". Ebenso sei zu prüfen, inwieweit auch die im Krankenhaus ambulant zu erbringenden Leistungen der psychiatrischen Institutsambulanzen nach § 118 SGB V einbezogen werden können. Das Vergütungssystem habe den unterschiedlichen Aufwand der Behandlung bestimmter, medizinisch unterscheidbarer Patientengruppen abzubilden. Dabei müsse „unter Berücksichtigung des Einsatzzwecks des Vergütungssystems als Budgetsystem sein Differenzierungsgrad praktikabel und der Dokumentationsaufwand auf das notwendige Maß begrenzt sein". Bezüglich der Personalbemessung wurde festgelegt, dass bis zum 1. Januar 2020 für die Kalkulation „eine umfassende Umsetzung der Vorgaben der Psychiatrie-Personalverordnung zur Zahl der Personalstellen erfolgen" solle. Für die Dauer einer Übergangsfrist sollten die bisherigen Vorgaben der Psychiatrie-Personalverordnung zur Personalausstattung weitergelten (§ 17d Abs. 1 KHG).

Das 2016 beschlossene (und zu Beginn des Jahres 2017 in Kraft getretene) *Gesetz zur Weiterentwicklung der Versorgung und Vergütung für psychiatrische und psychosomatische Leistungen* (PsychVVG) erweiterte den Paragrafen 136a SGB V. Dadurch wurde festgelegt, dass der Gemeinsame Bundesausschuss in seinen Richtlinien geeignete Maßnahmen zur Sicherung der Qualität in der psychiatrischen und psychosomatischen Versorgung festlegen solle. Dazu

> „bestimmt er insbesondere verbindliche Mindestvorgaben für die Ausstattung der stationären Einrichtungen mit dem für die Behandlung erforderlichen therapeutischen Personal sowie Indikatoren zur Beurteilung der Struktur-, Prozess- und Ergebnisqualität für die einrichtungs- und sektorenübergreifende Qualitätssicherung in der psychiatrischen und psychosomatischen Versorgung. Die Mindestvorgaben zur Personalausstattung nach Satz 2 sollen möglichst evidenzbasiert sein und zu einer leitliniengerechten Behandlung beitragen. Der Gemeinsame Bundesausschuss bestimmt zu den Mindestvorgaben zur Personalausstattung nach Satz 2 notwendige Ausnahmetatbestände und Übergangsregelungen. (...) Bei Festlegungen nach den Sätzen 1 und 2 für die kinder- und jugendpsychiatrische Versorgung hat er die Besonderheiten zu berücksichtigen, die sich insbesondere aus den altersabhängigen Anforderungen an die Versorgung von Kindern und Jugendlichen ergeben. Der Gemeinsame Bundesausschuss hat die verbindlichen Mindestvorgaben und Indikatoren nach Satz 2 erstmals bis spätestens zum 30. September 2019 mit Wirkung zum 1. Januar 2020 zu beschließen."

Darüber hinaus wurde vorgegeben, dass der Gemeinsame Bundesausschuss bis spätestens zum 31. Dezember 2022 in einer Richtlinie nach Absatz 2 Satz 1 ein einrichtungsübergreifendes sektorspezifisches Qualitätssicherungsverfahren für die ambulante psychotherapeutische Versorgung beschließen soll. Er habe dabei insbesondere geeignete Indikatoren zur Beurteilung der Struktur-, Prozess- und Ergebnisqualität sowie Mindestvorgaben für eine einheitliche und standardisierte Dokumentation, die insbesondere eine Beurteilung des Therapieverlaufs ermöglicht, festzulegen. Der

Gemeinsame Bundesausschuss beschließe bis zum 31. Dezember 2022 zusätzlich Regelungen, die eine interdisziplinäre Zusammenarbeit in der ambulanten psychotherapeutischen Versorgung unterstützen (§ 136a Abs. 2a SGB V).

2.5 Der G-BA-Prozess

Der Gemeinsame Bundesausschuss (G-BA) hat zur Umsetzung der Vorgaben des § 136a Abs. 2 SGB V eine Arbeitsgruppe des Unterausschusses Qualitätssicherung eingesetzt. Der G-BA ist das oberste gesundheitspolitische Gremium der Selbstverwaltung im Gesundheitswesen. Stimmberechtigte Mitglieder („Bänke") in dieser Gruppe, die seit 2017 regelmäßig tagt, sind der Spitzenverband der Gesetzlichen Krankenversicherung (GKV-SV) sowie die Deutsche Krankenhausgesellschaft (DKG). Weiteres antragsberechtigtes Mitglied ist die Patienten-Vertretung beim G-BA. Als Beteiligte, die weder antrags- noch stimmberechtigt sind, nehmen weiterhin teil die Bundesärztekammer, die Bundespsychotherapeutenkammer, der Deutsche Pflegerat sowie die Vertretung der Bundesländer. Das Ziel der Arbeitsgruppe war die Verabschiedung des Entwurfs der Erstfassung einer *Richtlinie Personalbemessung in der Psychiatrie und Psychosomatik* (RL PPP), die – nach Prüfung durch das Bundesministerium für Gesundheit – spätestens am 1.1.2020 in Kraft treten sollte.

Die AG legte zu Beginn fest, auf der Basis welcher Informationen bzw. Erkenntnisse die Richtlinie entwickelt werden sollte („vier Säulen"). Dies waren:

- eine eigene umfassende wissenschaftliche Studie zur Frage des bestehenden Versorgungssystems
- die Analyse der einschlägigen Leitlinien der Fachgesellschaften bzgl. Qualitätsstandards
- die Befragung von Experten zu wesentlichen Diagnosen und Fragestellungen
- die bestehenden Regeln der PsychPV

Im Verlauf erwies sich die in Auftrag gegebene wissenschaftliche Studie (*Studie zum IST-Zustand der Personalausstattung in der Psychiatrie und Psychosomatik* = PPP-Studie) als methodisch angreifbar und konnte deshalb in den weiteren Entscheidungsprozess nicht mit einbezogen werden. Auch wurden die Ergebnisse dieser Studie einer wissenschaftlichen und gesundheitspolitischen Diskussion nicht zugänglich gemacht. Die Analyse der bestehenden Leitlinien konnte – da dies in Leitlinien grundsätzlich nicht vorgesehen ist und auch diagnosenbezogene Leitlinien nicht ohne weiteres auf multimorbide Patienten übertragen werden können – keine ausreichend belastbaren Hinweise für die konkrete Personalbemessung geben. Die insgesamt acht durchgeführten umfangreichen Befragungen von Experten aus den maßgeblichen Bereichen der Psychiatrie, Psychosomatik und der Kinder- und Jugendpsychiatrie gaben zwar zahlreiche Hinweise auf die notwendigen Veränderungen, konnten aber nach der Meinung der Mehrheit der Arbeitsgruppe trotzdem keine tragfähigen Kriterien für die Personalbemessung hervorbringen. Letztlich fokussierte sich die weitere Diskussion in der Arbeitsgruppe auf eine Weiterentwicklung der PsychPV – unter Verzicht auf grundlegende Veränderungen (G-BA 2019).

Eine der am meisten diskutierten – und umstrittenen – Fragen bei der Entwicklung eines neuen Systems der Personalbemessung war die Frage, wie eine gesetzlich vorgegebene „Untergrenze" bei der Personalbemessung zu interpretieren und umzusetzen sei. Die letztlich durch das Plenum des G-BA verabschiedete Version geht davon aus, dass mit einer „Untergrenze" lediglich diejenige untere Grenze der Personalbemessung zu verstehen sei, bei deren Unterschreitung eine Gefährdung der Patientensicherheit auftreten würde. Der im Gesetzestext des § 136a Abs. 2 SGB V geforderte evidenzbasierte Beitrag zu einer leitliniengerechten Versorgung (im Sinne einer Sicherung der erforderlichen Behandlungsqualität) wurde dagegen nicht umgesetzt, ja noch nicht einmal diskutiert. Damit wurde einer der wesentlichen politischen Aufträge verfehlt.

Als zukünftige Untergrenze wurden auf die bisherigen Kategorien der PsychPV (mit nur geringen Anpassungen) bezogene Minutenwerte vorgegeben, die im Durchschnitt zu einer Erhöhung der Personalbemessung um etwa 5% gegenüber einer vollständigen Erfüllung der PsychPV führen werden. Für die ersten Jahre der Umsetzung wurde die „Untergrenze" auf zunächst (2020/2021) 85%, später (2022/2023) auf 90% abgesenkt. Ab dem 1.1.2024 muss die Richtlinie in allen Berufsgruppen zu 100% erfüllt sein. Dabei ist zu berücksichtigen, dass die so definierte „Untergrenze" auf die Budgetverhandlungen vor Ort nur eher geringe Auswirkungen haben wird, da es sich dabei nur um *einen* der in den Verhandlungen zu berücksichtigenden Faktoren handelt. Die Frage, zu welchen Folgen für die Krankenhäuser eine Unterschreitung der so definierten Untergrenze führen soll, wurde in der Erstfassung ausgeklammert und im Verlauf des Jahres 2020 diskutiert. Demnach ist das Jahr 2021 sanktionsfrei, ab dem Jahr 2022 kommt es zu einer Rückzahlung, die das 1,2-fache (2022) bzw. 1,7-fache (ab 2023) der Kosten für die nicht besetzten Stellen bzw. die nicht erbrachte Leistung beträgt. Durch die Tatsache, dass bei der Feststellung der Unterschreitung das therapeutische Personal, bei der Berechnung des Sanktionsbetrags aber das gesamte Budget für jeweils ein Quartal zugrunde gelegt wird, ist die tatsächliche Reduktion des Budgets noch deutlich höher (G-BA 2019).

Die Richtlinie des G-BA ist gesundheitspolitisch höchst umstritten. Von Seiten der kritisch dazu eingestellten Verbände und Fachgesellschaften (u.a. DKG, BÄK, DGPPN, DGPM, DGKJP) wurde bemängelt, dass qualitative Aspekte zu wenig berücksichtigt wurden, dass innovative Versorgungsprojekte eher behindert und dass die fachliche Weiterentwicklung nicht unterstützt wird. Zusätzlich werde ein immenser Dokumentationsaufwand generiert. Eine zukunftsfähige Psychiatrie und Psychosomatik sei auf der Basis der PPP-RL nur schwer vorstellbar, die Versorgung werde dagegen fachliche und qualitative Rückschritte erleiden müssen.

2.6 Die Plattform

Die wissenschaftlichen Fachgesellschaften der Psychiatrie, Kinder- und Jugendpsychiatrie und Psychosomatik haben 2017 unter der Koordination der DGPPN eine gemeinsame Plattform gebildet mit dem Ziel, ein System der Personalbemessung zu konzipieren und zu evaluieren, das eng am setting-übergreifenden Bedarf der Patientinnen und Patienten orientiert ist. Der Plattform gehören folgende Fachgesellschaften und Verbände an:

- Arbeitskreis der Chefärztinnen und Chefärzte der Kliniken für Psychiatrie und Psychotherapie an Allgemeinkrankenhäusern in Deutschland (ackpa)

- Bundesarbeitsgemeinschaft der leitenden Klinikärzte für Kinder- und Jugendpsychiatrie, Psychosomatik und Psychotherapie e.V. (BAG KJPP)
- Bundesarbeitsgemeinschaft künstlerische Therapien (BAG KT)
- Bundesarbeitsgemeinschaft der Träger psychiatrischer Krankenhäuser (BAG Psychiatrie)
- Verband leitender Ärztinnen und Ärzte der Kliniken für Psychiatrie und Psychotherapie e.V. (BDK)
- Bundesfachvereinigung leitender Krankenpflegepersonen der Psychiatrie e.V. (BFLK)
- Bundesärztekammer (BÄK)
- Deutscher Arbeitskreis für konzentrative Bewegungstherapie e.V. (DAKBT)
- Deutsche Fachgesellschaft psychiatrische Pflege (DFPP)
- Deutsche Gesellschaft für Ergotherapiewissenschaft (DGEW)
- Deutsche Gesellschaft für Gerontopsychiatrie und -psychotherapie e.V. (DGGPP)
- Deutsche Gesellschaft für Kinder- und Jugendpsychiatrie, Psychosomatik und Psychotherapie (DGKJP)
- Deutsche Gesellschaft für psychosomatische Medizin und Ärztliche Psychotherapie e.V. (DGPM)
- Deutsche Gesellschaft für Psychiatrie und Psychotherapie, Psychosomatik und Nervenheilkunde e.V. (DGPPN)
- Deutsche musiktherapeutische Gesellschaft (DMtG)
- Deutscher Verband der Ergotherapeuten e.V. (DVE)
- Deutsche Vereinigung für Soziale Arbeit im Gesundheitswesen e.V. (DVSG)
- Lehrstuhlinhaber für Psychiatrie und Psychotherapie e.V. (LIPPs)
- Verband der Krankenhausdirektoren Deutschlands e.V. (VKD)
- Wissenschaftliche Gesellschaft für künstlerische Therapie (WFKT)

2.7 Das Plattform-Modell

Diese Plattform hat in den letzten drei Jahren ein Strukturmodell entwickelt, welches sich zu einer patientenbedarfsgerechten Festlegung des Personalbedarfs in Kliniken für Psychiatrie und Psychotherapie, Psychosomatik und Psychotherapie sowie für Kinder- und Jugendpsychiatrie eignet (Hauth et al. 2019; Deister et al. 2020; Kölch et al. 2020). Dieses Modell beschreibt (in Anlehnung an das grundsätzliche Prinzip der PsychPV) ein System, welches erlaubt, für jede einzelne Behandlungseinrichtung den behandlungsbezogenen Personalaufwand zu berechnen. Zugrunde gelegt wird dabei der konkrete, auf den jeweiligen Patienten bezogene Personalbedarf, der geeignet ist, die erforderliche Qualität der Versorgung sicherzustellen. Der Maßstab für die Qualität der Leistungserbringung sind dabei die einschlägigen Leitlinien, die Notwendigkeit einer situationsadäquaten psychiatrischen und psychotherapeutischen Versorgung, der erforderliche Schutz des Patienten und die Sicherstellung des psychosozialen Funktionsniveaus. Wesentliche Vorarbeiten zur Personalbemessung wurden von der Gruppe um Peter Brückner-Bozetti und Michael Löhr geleistet (Braun et al. 2017; Senkal et al. 2019; Klode et al. 2018; Löhr u. Sauter 2020).

2.7 Das Plattform-Modell

Prinzipien der Personalbemessung im Plattform-Modell

Das Plattform-Modell basiert auf fünf wesentlichen Prinzipien (Deister 2019):

- **Patientenorientierung:** Die Orientierung an den Bedürfnissen und dem Bedarf der erkrankten Menschen ist die wesentliche Dimension der Personalbemessung. Insbesondere in der psychiatrisch-psychotherapeutischen Versorgung ist es unverzichtbar, auch die höchst subjektiven Bedürfnisse von betroffenen Menschen (in der KJP auch der Sorgeberechtigten) zu einem bedeutsamen Maßstab des Ressourceneinsatzes zu machen. Dabei wird unter den Bedürfnissen eines Patienten der von der subjektiven Wahrnehmung und den individuellen Präferenzen geprägte Wunsch nach Maßnahmen, die seine durch die psychische Erkrankung bedingten Zustand verbessern oder verändern sollen, verstanden. Die subjektiven Bedürfnisse können sowohl interindividuell als auch in unterschiedlichen Krankheitsphasen sehr unterschiedlich sein, selbst bei gleichem Krankheits- oder Beschwerdebild. Als individuell entstehender Bedarf tritt die durch eine psychische Erkrankung und die damit verbundenen Bedürfnisse ausgelöste Erfordernis der Erbringung fachlicher präventiver, diagnostischer, therapeutischer und rehabilitativer Maßnahmen hinzu. Bedürfnisse und Bedarf stehen somit in enger und nicht aufzulösender Wechselbeziehung zueinander.
- **Bedarfsgerechtigkeit:** Die Ermittlung des Versorgungsbedarfs für Menschen mit psychischen Erkrankungen ist mit einer Vielzahl von konzeptuellen und methodischen Problemen behaftet. Die Bedarfsklärung muss dem Prinzip der Partizipation folgen, die Bedarfsdeckung muss sich an der Lebensweltperspektive der Betroffenen und deren Angehörigen orientieren. Geachtet werden muss dabei gleichzeitig auch darauf, dass keine künstlichen Bedarfe entstehen, die dem Versorgungssystem an anderer Stelle dringend notwendige Ressourcen entziehen würden. Die vollständige und fachlich adäquate Berücksichtigung aller Bedarfsbereiche, Bedarfssektoren und Bedarfsperspektiven bei psychischen Erkrankungen setzt zwingend eine mehrdimensionale koordinierte Vorgehensweise bei der Bedarfsermittlung voraus.
- **Leistungsgerechtigkeit:** Ein zukunftsfähiges Personalbemessungssystem muss gerecht in Bezug auf die notwendigerweise zu erbringenden und auch in Bezug auf die konkret erbrachten Leistungen sein. Ohne ein für alle Beteiligte transparentes und nachprüfbares System der Leistungserbringung, das im Extremfall auch Sanktionen bei Nicht-Erfüllung vorsieht, kann eine zukunftsfähige und gerechte Struktur der Personalbemessung nicht erfolgen. Nicht nur aus ökonomischen, sondern insbesondere auch aus fachlichen Erwägungen heraus, dürfen die eingesetzten personellen und finanziellen Ressourcen nicht zu Fehlanreizen führen – etwa mit der Folge einer gezielten Verschiebung der vereinbarten Budgetmittel in andere Bereiche oder gar einer Vernachlässigung der am schwersten erkrankten Menschen. Dazu wird es fest vereinbarte Regeln für die Leistungserbringung, für Nachweise und Kontrollen und eventuell auch für Sanktionen brauchen.
- **Leitlinienorientierung:** Im psychiatrischen Fachgebiet gibt es aktuelle wissenschaftliche Leitlinien des höchsten methodischen Levels (Nationale Versorgungsleitlinien und S3-Leitlinien) zu den wesentlichen Diagnosen und Behandlungsmaßnahmen. Ebenso gibt es Leitlinien zu wesentlichen grund-

sätzlichen Fragestellungen, wie zum Beispiel zu psychosozialen Maßnahmen bei schweren psychischen Erkrankungen oder zur Vermeidung von Zwangsmaßnahmen. Leitlinien beschreiben dabei nicht die Qualität von Leistungen, sondern sie beschreiben aktuelle medizinische Standards. Sie sind nicht als Blaupause für eine Personalbemessung geeignet. Dies ist weder ihre Aufgabe noch ihr Ziel. Zudem adressieren sie oft eine Erkrankung, in der Versorgungsrealität stationärer und teilstationärer Einrichtungen dominieren aber Patienten mit einem hohen Anteil komorbider Störungen. Aber durch alle einschlägigen Leitlinien ziehen sich grundlegende Vorstellungen davon, was unter Qualität in der Psychiatrie zu verstehen ist. Da Qualität immer auch in einer Beziehung zur Quantität von Leistungserbringung steht, nehmen alle diese Aspekte Einfluss auf die erforderlichen Personalressourcen.

- **Normative Setzung**: Die intensive Suche nach belastbaren empirischen Befunden, die als Basis für eine zukunftsfähige Personalbemessung geeignet wären, hat zu keinem Erfolg geführt. Dies liegt unter anderem an den sehr unterschiedlichen Rahmenbedingungen in den unterschiedlichen Formen des Settings, insbesondere aber auch daran, dass versucht wurde, Daten in einem System zu erheben, dass durch den Personalmangel geprägt ist. Dadurch können Maßnahmen, die zwar sinnvoll sind, jedoch nicht durchgeführt werden können, da die personellen Ressourcen fehlen, nicht identifiziert werden. Es muss deshalb eine normative Setzung erfolgen, die die Bedarfe und die Bedürfnisse der betroffenen Menschen, die durch die Gesellschaft zur Verfügung gestellten Ressourcen, die erbrachten Leistungen und die durch Leitlinien vorgegebenen Standards in gleicher Weise berücksichtigt.

2.8 Zur Zukunft der Personalbemessung

Menschen, die an einer psychischen Erkrankung leiden, haben ein Recht auf umfassende, angemessene und den ethischen Ansprüchen entsprechende Unterstützung, Hilfe und Behandlung. Der Frage, wie die therapeutisch wirksame Beziehung zwischen allen Beteiligten gestaltet wird, kommt dabei eine zentrale Bedeutung zu. Dazu braucht es eine ausreichende Zahl von kompetenten, qualifizierten und engagierten Mitarbeitenden aus vielen Berufsgruppen. Für Menschen mit einer psychischen Erkrankung ist deshalb ein zukunftsfähiges System der Personalbemessung für die Psychiatrie, Psychotherapie und die psychosomatische Medizin von entscheidender Bedeutung.

Mit der Psychiatrie-Personalverordnung (PsychPV) wurde vor fast drei Jahrzehnten ein System der Personalbemessung für das psychiatrische Krankenhaus entwickelt, das erstmalig den individuellen Behandlungsbedarf der betroffenen Menschen in den Mittelpunkt stellt. Die PsychPV, die 1991 in Kraft getreten ist, war bei ihrer Entwicklung der Zeit weit voraus. Inzwischen ist sie in der Umsetzung und Aktualität weit hinter den Notwendigkeiten zurückgeblieben.

Die aktuelle Diskussion um zukünftige Formen der Personalbemessung geht von der Fiktion einer evidenten Empirie aus und vermeidet normative Setzungen weitgehend. Es ist nicht nur problematisch, sondern geht völlig an der politischen Absicht des Gesetzgebers vorbei, dass die aktuelle Diskussion über ein neues System der Personal-

2.8 Zur Zukunft der Personalbemessung

bemessung auf primär ökonomisch begründete Regelungen reduziert wird und dass wesentliche weitere Aspekte, wie der Bezug auf wissenschaftliche Erkenntnisse und evidenzbasierte Interventionen oder eine reale Erfassung des patientenbezogenen Bedarfs, ausgeblendet werden. Es geht darum, ob es möglich und durchzuhalten sein wird, moderne, an der Person orientierte Konzepte von Behandlung und Rehabilitation zu verwirklichen. Ein zukunftsfähiges System der Personalbemessung muss gezielt die Weiterentwicklung psychiatrischer Versorgungsformen im und durch das Krankenhaus fördern und dabei die passenden Anreize für ein Sektoren- und Settingunabhängiges Denken und Handeln setzen. Dazu braucht es ein an den individuellen Bedürfnissen der Menschen orientiertes, transparentes, breit akzeptiertes und gerechtes System.

Die aktuell bestehende Verteilung der für die psychiatrisch-psychosomatische Versorgung im Krankenhaus zur Verfügung stehenden Ressourcen folgt nicht in jedem Fall dem bestehenden Bedarf der betroffenen Patienten und deren engen Bezugspersonen, sondern ist im Wesentlichen eine Fortschreibung historischer Versorgungs- und daraus abgeleiteter Finanzierungsstrukturen, die von den heutigen Vorstellungen und Erwartungen an eine zukunftsfähige Versorgung von Menschen mit psychischen Erkrankung erheblich abweichen.

Die Kosten für therapeutisch tätiges Personal sind in der Psychiatrie, der Psychotherapie und der Psychosomatik sowie der Kinder- und Jungendpsychiatrie der mit Abstand größte Kostenfaktor. In den psychiatrisch-psychosomatischen Fachgebieten ist nicht die Einzelleistung trennscharf zuweisbar, sondern es handelt sich meist um Vorhaltekosten, die individuell dem Patienten zugeordnet werden. Personalbemessung und Finanzierung sind deshalb insbesondere in den psychiatrischen Fachgebieten untrennbar miteinander verbunden. Die PsychPV hat diese Aspekte erstmalig miteinander kombiniert und den Fokus auf den individuell erfassten Behandlungsbedarf gelegt. Der grundsätzliche Ansatz ist auch heute noch aktuell. Allerdings ist der heutige Bedarf für die psychiatrische Versorgung nicht mehr mit den damaligen Ansätzen abbildbar.

Die Verteilung und die Verfügbarkeit von personellen Ressourcen können grundsätzlich zu Anreizen und Fehlanreizen in der Gestaltung der Versorgung und deren Finanzierung führen. Es darf nicht sein, dass Personalbemessung dazu führt, dass bestimmte Versorgungsformen – zum Beispiel eine stationäre Versorgung – nur deshalb durchgeführt werden, weil sie die einzige Versorgungsform ist, für die einigermaßen ausreichende Personalressourcen vorgesehen sind und nur mit diesen das vereinbarte Budgetvolumen realisiert werden kann.

Die Anreize des bestehenden Finanzierungssystems unterstützen die vollstationäre Versorgung einseitig und bestrafen alternative Behandlungsformen und Behandlungssettings. Tatsächlich lässt sich unter den aktuellen Bedingungen ein Budget, mit dem die erforderliche Personalausstattung sichergestellt werden kann, nur mit einer ausreichenden Zahl von stationären Behandlungstagen realisieren.

Die unterschiedlichen Aspekte der Ressourcenzuordnung stehen untereinander in einer engen Wechselbeziehung. Ein zukunftsfähiges System der Personalbemessung muss deshalb zwingend auch Art und Umfang der durch die Gesellschaft zur Verfügung gestellten Ressourcen berücksichtigen.

2 Personalbemessung in der psychiatrischen und psychosomatischen Versorgung. Personenorientiert – bedarfsorientiert – leitlinienbasiert

Die aktuelle Diskussion krankt in einem hohen Maße daran, dass sie sehr einseitig die Orientierung an den zu erbringenden bzw. erbrachten Leistungen in den Vordergrund rückt. Weder die Bedarfsgerechtigkeit noch die Verteilungsgerechtigkeit spielen bei dieser Diskussion eine Rolle und die Frage der formalen Ausrichtung an den Leitlinien ist an ihre zu erwartenden Grenzen gestoßen. Auch die grundsätzliche Frage, ob es sich bei der Behandlung schwerstkranker – und nur solche bedürfen noch der (teil-)stationären Therapie – tatsächlich um sinnvoll bepreisbare Einzelleistungen handelt, oder um Grundkosten im Sinne der Daseinsversorgung, wird nicht mehr diskutiert. Dabei könnten gerade so auch durchaus Qualitätskriterien viel leichter vereinbart werden.

Es wird kein Weg daran vorbeiführen, normativ eine Mindestvorgabe, die an der leitliniengerechten Qualität orientiert ist, festzulegen. Eine solche Mindestvorgabe kann jedoch in keinem Fall identisch sein mit einer Personaluntergrenze, wie sie in anderen Bereichen der Medizin diskutiert wird. Eine Gleichsetzung beider Vorgaben wird die Versorgung grundsätzlich gefährden und letztlich die Bedeutung von Qualitätskriterien für die Versorgung reduzieren. Gerade in der Psychiatrie, Psychotherapie und Psychosomatik ist eine integrierte und integrierende, vernetzte und durch Verantwortung getragene regionale Versorgung unabdingbar. Die Absicht, die regionale Aufgabe der Versorgung der Menschen mit psychischen Erkrankungen zum Maßstab der Personalbemessung zu machen, zieht sich durch die gesetzlichen Vorgaben. Diese Vorgaben beziehen sich explizit auf die Sicherstellung von Qualität in der psychiatrischen Versorgung. Die Problematik besteht dabei jedoch darin, dass es bisher weder einen fachlichen noch einen gesellschaftlichen Konsens dazu gibt, was darunter zu verstehen ist. Der gesetzliche Auftrag wurde dahingehend konkretisiert, dass stattdessen ein Evidenzbezug gefordert wurde. Eine solche Evidenz ist aber nicht verfügbar.

Ein zukunftsfähiges System der Personalbemessung muss all diese Aspekte berücksichtigen. Das Plattform-Modell hat gezeigt, dass es in der Lage ist, die unterschiedlichen Anforderungen an ein zukunftsfähiges System der Personalbemessung zu erfüllen.

Literatur

Braun B, Brückner-Bozetti P, Lingenfelder M et al. (2017) Rationierung in der stationären psychiatrischen Versorgung. Nervenarzt 88, 1020–1025. DOI: 10.1007/s00115-017-0297-z

Deister A (2019) Personalbemessung und die Frage der Gerechtigkeit. Psychiatr. Prax. 46, 423–425. DOI: 10.1055/a-0999-1099

Deister A, Brückner-Bozetti P, Heuft G et al. (2020) Personalbemessung in der Psychiatrie und Psychotherapie: Ergebnisse einer Machbarkeitsstudie zum Plattform-Modell. Nervenarzt. DOI: 10.1007/s00115-020-00995-w

G-BA (2019) Tragende Gründe zum Beschluss des Gemeinsamen Bundesausschusses über eine Personalausstattung Psychiatrie und Psychosomatik-Richtlinie: Erstfassung.

Gühne U, Weinmann S, Becker Th, Riedel-Heller SG (2020) Psychosoziale Therapien in der Psychiatrie: Update der DGPPN-S3-Leitlinie „Psychosoziale Therapien bei schweren psychischen Erkrankungen". Nervenarzt 91:993–1002

Hauth I, Brückner-Bozetti P, Heuft G et al. (2019) Personalausstattung in stationären psychiatrischen Einrichtungen: Ein patientenorientiertes und leitliniengerechtes Konzept zur Personalbemessung. Nervenarzt 90, 285–292. DOI: 10.1007/s00115-018-0669-z

2.8 Zur Zukunft der Personalbemessung

Heuft G, Senf W, Janssen P et al. (1993) Personalanhaltszahlen in psychotherapeutischen und psychosomatischen Krankenhäusern und Abteilungen der Regelversorgung. Psychother Psychosom Med Psychol 43, 262–270

Klode C, Steinert T, Blume A et al. (2018) Zur Rolle organisationaler Variablen bei der Implementierung sektorenübergreifender psychiatrischer Versorgung und stationsäquivalenter Behandlung in Deutschland: Ein Literatur- und Theorie-Review. PsychPrax. 45, 291–298. DOI: 10.1055/s-0044-101530

Kölch M, Klein M, Knebusch V et al. (2020) Individual and Needs-Based: The Platform-Model for Personnel Allocation in Child and Adolescent Psychiatry and Psychotherapy: A Feasibility Study. Z. Für Kinder- Jugendpsychiatrie Psychother. 49, 1–10

Kunze H, Kaltenbach L, Kupfer K (2010) Psychiatrie-Personalverordnung: Textausgabe mit Materialien und Erläuterungen für die Praxis, 6., aktualisierte und erw. Aufl. ed, Kohlhammer-Krankenhaus. Kohlhammer, Stuttgart

Löhr M, Sauter D (2020) Personalbedarf der Pflege in unterschiedlichen Settings der Erwachsenenpsychiatrie und Psychosomatik.Eine Studie der Bundesfachvereinigung Leitender Krankenpflegepersonen der Psychiatrie e.V.. URL: http://www.bflk.de/artikel_content/rklessmann/BFLK-Studie-2020.pdf (abgerufen am 09.09.2021)

Löhr M, Sauter D, Nienaber A, Heuft G, Ahrens R, Oppermann G, Heinz A, Schulz M. (2015). Personalressourcen für psychiatrische Einrichtungen: Bedarfsermittlung am Beispiel der Pflegefachberufe in Deutschland. Der Nervenarzt, 86(7), 857–865

Senkal A, Brückner-Bozetti P, Lingenfelder M et al. (2019) Strukturmerkmale und regionale Besonderheiten psychiatrischer Krankenhäuser in Deutschland. Nervenarzt 90, 293–298. DOI: 10.1007/s00115-018-0600-7

3 Personalausstattung in stationären psychiatrischen Einrichtungen. Konzeptionelle Grundlagen des Plattform-Modells

Iris Hauth, Peter Brückner-Bozetti, Arno Deister, Michael Kölch, Michael Löhr und Ulrich Cuntz

3.1 Personalbemessung in der stationären Psychiatrie – Die Ursprünge

Infolge der Psychiatrie-Reform, die mit der Psychiatrie-Enquete 1975 begonnen hatte, berief im Herbst 1988 das Arbeitsministerium eine Expertengruppe zur Vorbereitung einer Verordnung „Personalbemessung in der stationären Psychiatrie". Nach intensiver zweijähriger Beratung der Experten, die teils normativ vorgegangen waren, teils Behandlungszeiten in Kliniken gemessen hatten, floss das Ergebnis in die „Verordnung über Maßstäbe und Grundsätze für den Personalbedarf in der stationären Psychiatrie" ein. Eine Pionierarbeit – die stationäre Psychiatrie erhielt als erstes Fachgebiet für alle Berufsgruppen vom Gesetzgeber eine Verordnung zur Personalbemessung. In der Veröffentlichung der Ergebnisse heißt es: Es ist „erstmals gelungen (...), die Personalbemessung an den diagnostischen und therapeutischen Bedürfnissen der Patienten zu orientieren; das Bett als Maßstab hat ausgedient" (Kunze et al. 2010).

In den folgenden Jahren wurde nicht nur das nach der PsychPV vorgegebene Personal in den Kliniken aufgebaut, sondern die PsychPV war ein Impulsgeber für grundlegende konzeptionelle, organisatorische und strukturelle Veränderungen, die zu einem erheblichen Qualitätssprung in der Diagnostik und Behandlung in den psychiatrischen Kliniken führte.

Nach 1995 wurden durch die Bundespflegesatzverordnung gedeckelte Budgets der Krankenhäuser vorgegeben, sodass es für die kommenden 10 Jahre zur Problematik der sogenannten Tarifschere kam: Die nach PsychPV benötigten Personalressourcen konnten aufgrund von Tariferhöhungen nicht mehr zu 100% umgesetzt werden, da die Kosten überproportional gestiegen waren. Hinzukam schon im Jahr 1972 die Einführung der dualen Krankenhausfinanzierung. Damit verbunden ist die Trennung der investiven Mittel, die durch die Bundesländer getragen werden, von den Betriebskosten, die durch die Krankenkassen finanziert werden. Die Bundesländer sind in den letzten Jahrzenten nicht immer und je nach fiskalischer Situation unterschiedlich mit ihrer Investitionsverpflichtung umgegangen und dieser nachgekommen. Dies hat die Situation auf der Betriebskostenseite noch verschärft.

Ein weiterer Nachteil der PsychPV zeigte sich mit der Entwicklung der Leitlinien und dem Fortschritt in Diagnostik und Therapie. Neue Entwicklungen, Innovationen, z. B. im Bereich der Psychotherapie oder der psychosozialen Maßnahmen, die mehr Zeit zur Umsetzung in den klinischen Alltag benötigten, waren in der statischen PsychPV nicht vorgesehen.

Trotzdem hat die Grundstruktur der PsychPV, nämlich von Behandlungsbereichen, denen bestimmte Patientengruppen mit bestimmtem Bedarf zugeordnet werden und von differenzierten Tätigkeitsprofilen der verschiedenen Berufsgruppen auszugehen, ca. drei Jahrzehnte überdauert.

3.2 Heutige Anforderungen an die Personalausstattung

Nach dem „Gesetz zur Weiterentwicklung der Versorgung und Vergütung für psychiatrische und psychosomatische Leistungen" (PsychVVG) sollen verbindliche Mindestvorgaben das für die Behandlung erforderliche therapeutische Personal festlegen, möglichst evidenzbasiert sein und zu einer leitliniengerechten Behandlung beitragen. Bei der Festlegung der Mindestvorgaben hat der G-BA zudem die Anforderungen der PsychPV zur Orientierung heranzuziehen und dabei die aktuellen Rahmenbedingungen sowie den Entwicklungsstandard der Versorgung zu berücksichtigen.

Für viele Störungsbilder gibt es inzwischen, ob im Fachgebiet der Psychiatrie und Psychotherapie oder Kinder- und Jugendpsychiatrie und -psychotherapie Leitlinien. Allerdings ist festzuhalten, dass die wenigsten Patienten, die heute noch zur stationären Therapie kommen, selten monosymptomatische Störungsbilder haben, sondern komorbide erkrankt sind und zudem oft psychosoziale Faktoren zusätzlich die (teil-)stationäre Behandlungsindikation in Kombination mit der psychischen Symptomatik bedingen. Störungsspezifische Leitlinien werden meist auf der Basis von Studien zu monosymptomatisch erkrankten Patienten entwickelt. In der Realität der Krankenhausbehandlung kommen jedoch oft kombinierte Störungsbilder vor. Auch sind in den Leitlinien keine konkreten Angaben zur Personalbemessung zu finden.

Gesellschaftliche Entwicklungen, eine veränderte therapeutische Haltung, die die Autonomie der Patienten in den Mittelpunkt stellt (u.a. partizipative Entscheidungsfindung, Deeskalationsstrategien zur Vermeidung von Gewalt, Einbindung in trialogische Prozesse und gemeindepsychiatrische Versorgungsstrukturen) haben ebenfalls zu einem deutlich erhöhten Zeit- und Personalaufwand in Diagnostik und Therapie von Menschen mit psychischen Erkrankungen geführt.

Zusätzlich ergeben sich durch eine Vielzahl neuer gesetzlicher Bestimmungen und höchstrichterliche Rechtsprechung erhebliche Zeitaufwände. Hier ist der erheblich gestiegene Dokumentationsaufwand, Schulungsaufwände für Hygiene, die Medi-

3.4 Das Plattform-Modell – ein zukunftsorientiertes Modell der Personalausstattung

zinproduktebetreiberverordnung, Datenschutz und vor allem Zeit für Fort- und Weiterbildung und Qualitätssicherung zu berücksichtigen (Löhr et al. 2015).

Mehrere Untersuchungen, die den Personalbedarf für Tätigkeiten ohne Patientenkontakt in stationären psychiatrischen und psychosomatischen Einrichtungen erhoben haben, kamen zu dem Ergebnis, dass je nach Berufsgruppe und Funktion der Aufwand für diese patientenfernen Tätigkeiten zwischen 23 und 42% der Arbeitszeit beträgt (Blume et al. 2018; Löhr et al. 2015). Diese erhöhten Anforderungen an das therapeutische Personal führten zu einer doppelten implizierten Rationierung, d.h. Beschäftigte in den psychiatrischen und psychosomatischen Einrichtungen können am Patienten erforderliche Tätigkeiten aufgrund der zunehmenden Arbeitsbelastung und der vorhandenen Deckelung der Budgets nicht mehr erbringen. 2014 belegte eine Untersuchung, die eine Befragung des therapeutischen Personals durchführte, dass Ärzte, Psychologen und Pflegekräfte u.a. folgende Tätigkeiten reduzieren mussten: Zuwendung und Gespräche mit Patienten (59,2%), adäquate Dokumentation der Behandlung (48,2%), Abstimmung der Behandlung mit anderen Fachkräften (45,5%) sowie die Beratung von Patienten und Angehörigen (42%) (Braun et al. 2017). In einer Studie von 2017 wurde nochmals belegt, dass die personelle Ausstattung und die Bettenzahl einer Station für den Behandlungserfolg psychisch erkrankter Menschen relevante Einflussgrößen sind (Nienaber et al. 2018).

In der Diagnostik und Behandlung von Menschen mit psychischen und psychosomatischen Erkrankungen sind besonders Zeit für unterstützende Gespräche, psychosoziale Interventionen und Psychotherapie, durchgeführt von qualifizierten Mitarbeitern in einem multiprofessionellen Team, unerlässlich. Genügend Zeit zum Aufbau und zum Halten einer vertrauensvollen Beziehung, Kontinuität der Beziehung, individuelle Begleitung und Krisenintervention sind dabei die wesentlichen Elemente.

3.3 Methodik zur Entwicklung des Modells (Konzeptentwicklung)

Vor diesem Hintergrund hat sich Mitte 2017 eine Experten-Arbeitsgruppe gegründet, die aus Vertretern von 17 Fachgesellschaften und Verbänden besteht, mit dem Ziel, ein zukunftsorientiertes Modell zur Personalausstattung in den Kliniken für Psychiatrie, Psychosomatik und Kinder- und Jugendpsychiatrie zu entwickeln. In monatlichen Experten-Workshops wurden die Vorschläge zur Gestaltung einer Personalbemessung entwickelt, ergänzt durch die Recherche aktueller wissenschaftlicher Publikationen zur Personalbemessung. Arbeitsaufträge wurden an einzelne Experten und Arbeitsgruppen delegiert, die Ergebnisse des gesamten Prozesses wurden moderiert und dokumentiert. Insgesamt waren ca. 160 Experten (ca. 40 im Rahmen der Konzeptentwicklung, ca. 120 im Kontext mit der Machbarkeitsstudie) der verschiedenen Berufsgruppen aus Universitätskliniken, Fachkliniken und psychiatrischen Kliniken an Allgemeinkrankenhäusern an der sogenannten Plattform beteiligt.

3.4 Das Plattform-Modell – ein zukunftsorientiertes Modell der Personalausstattung

Zentral für das Modell ist der Bedarf der Patienten, der von individuellen Symptomkonstellationen, Schwere und Dauer der Erkrankung, der Diagnose, sozialen Um-

3 Personalausstattung in stationären psychiatrischen Einrichtungen. Konzeptionelle Grundlagen des Plattform-Modells

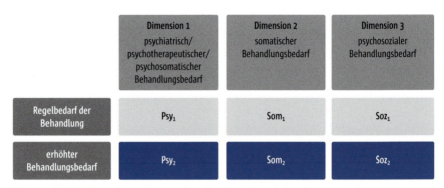

Abb. 1   6-Felder-Behandlungs-Matrix – Regel- und erhöhter Behandlungsbedarf in drei Dimensionen

weltfaktoren, individuellen Faktoren wie Motivation, kognitiven Fähigkeiten und Funktionseinschränkungen ausgeht. Auch normative sowie gesellschaftliche Anforderungen, wie z.B. partizipative Entscheidungsfindung und Patientenrechte, werden berücksichtigt.

Im Vordergrund der Behandlung steht der psychiatrisch-psychotherapeutische bzw. psychosomatisch-psychotherapeutische Bedarf. Darüber hinaus weisen Patienten gehäuft somatische Erkrankungen und vor allem soziale Probleme auf. Dies berücksichtigend wurde der Bedarf an Diagnostik und Therapie in drei Dimensionen differenziert (s. Abb. 1).

- **Dimension 1:** Psychiatrisch-psychotherapeutischer und Kinder- und jugendpsychiatrisch-psychotherapeutischer Bedarf bezeichnet den Behandlungsaufwand in Diagnostik und Therapie, der durch die psychische bzw. psychosomatische Symptomatik verursacht wird (bspw. depressive Symptome, psychotische Symptome, Suizidalität, Somatisierung, Persönlichkeits- strukturelle Störungen, kognitive Einschränkung).
- **Dimension 2:** Somatisch bedingter Behandlungsbedarf und Aufwand fasst die somatische Diagnostik und somatische Behandlung sowie den Aufwand durch die körperbezogene pflegerische Versorgung.
- **Dimension 3:** Im psychosozialbedingten Behandlungsaufwand bilden sich Interventionen, die für die Klärung und Lösung sozialer Probleme und für die soziale Integration und Teilhabe nach Entlassung notwendig sind. Dazu gehören: Sicherung von Wohnen, Finanzen, Teilhabe in Schule, Arbeit und Familie. Unerlässlich ist der Einbezug des Umfeldes der Patienten.

Der direkt am Individuum umgesetzte Behandlungsaufwand, der sich nach seinem in den drei Dimensionen differenzierten Behandlungsbedarf zeigt, wurde in zwei Stufen, nämlich dem Regelbedarf und dem erhöhten Behandlungsbedarf untergliedert.

- **Regelbedarf der Behandlung:** Dieser umfasst alle diagnostischen, therapeutischen, pflegerischen und darüber hinaus Tätigkeiten, die für die Behandlung der Patienten in der Regel erforderlich sind.

3.4 Das Plattform-Modell – ein zukunftsorientiertes Modell der Personalausstattung

- **Erhöhter Behandlungsbedarf:** Dieser ist verknüpft mit einer hohen Frequenz von Kontakten und Gesprächen, kurzfristigen Interventionen aller Berufsgruppen, Anleitung und Begleitung, erhöhtem Pflegeaufwand, erhöhtem Aufwand für Abstimmung, Koordination, Kommunikation sowie Einzelbetreuung.

Auf der Grundlage dieser 6-Felder-Behandlungs-Matrix lassen sich 8 in den 3 Dimensionen differenzierte Bedarfs-Cluster ableiten (s. Abb. 2).

Mit dem Ziel, die 8 Bedarfs-Cluster in der Praxis valide und reliabel einsetzen zu können, entwickelte die Expertengruppe pro Cluster aus den verschiedenen Bereichen (Erwachsenenpsychiatrie, Kinder- und Jugendpsychiatrie) Fallvignetten, in denen typische Symptomkonstellationen beschrieben wurden. Diese wurden in mehreren Expertenworkshops auf Validität und Reliabilität überprüft.

	Dimension 1	Dimension 2	Dimension 3	
Regelbedarf	psychiatrischer Regelbedarf (PSY)	somatischer Regelbedarf (SOM)	psychosozialer Regelbedarf (SOZ)	Cluster 1
erhöhter Bedarf in einer Dimension	psychiatrischer Regelbedarf (PSY)	erhöhter somatischer Bedarf (SOM)	psychosozialer Regelbedarf (SOZ)	Cluster 2
	psychiatrischer Regelbedarf (PSY)	somatischer Regelbedarf (SOM)	erhöhter psychosozialer Bedarf (SOZ)	Cluster 3
	erhöhter psychiatrischer Bedarf (PSY)	somatischer Regelbedarf (SOM)	psychosozialer Regelbedarf (SOZ)	Cluster 4
erhöhter Bedarf in zwei Dimensionen	psychiatrischer Regelbedarf (PSY)	erhöhter somatischer Bedarf (SOM)	erhöhter psychosozialer Bedarf (SOZ)	Cluster 5
	erhöhter psychiatrischer Bedarf (PSY)	erhöhter somatischer Bedarf (SOM)	psychosozialer Regelbedarf (SOZ)	Cluster 6
	erhöhter psychiatrischer Bedarf (PSY)	somatischer Regelbedarf (SOM)	erhöhter psychosozialer Bedarf (SOZ)	Cluster 7
erhöhter Bedarf in allen Dimensionen	erhöhter psychiatrischer Bedarf (PSY)	erhöhter somatischer Bedarf (SOM)	erhöhter psychosozialer Bedarf (SOZ)	Cluster 8

☐ Regelbedarf ■ erhöhter Bedarf

Abb. 2 Die Bedarfs-Cluster – Patientenbedarf wird auf drei Behandlungsdimensionen abgebildet

3 Personalausstattung in stationären psychiatrischen Einrichtungen. Konzeptionelle Grundlagen des Plattform-Modells

Paradigmatische Fallbeschreibungen – Beispiel des Clusters 6 (Erwachsenenpsychiatrie)

Fall 1: Mann, 24 Jahre. Suizidale Krise bei Borderline-Persönlichkeitsstörung – mehrere ambulante Behandlungen abgebrochen. Polytoxikomanie Polyvalentes vegetatives Entzugssyndrom. Akute Zahnprobleme bei schlechtem Zahnstatus. Studiert Schauspiel, hatte bereits Engagements. Häufig wechselnde Beziehungen

Fall 2: Mann, 29 Jahre. Depressive Symptomatik mit gedrückter Stimmung und Antriebsdefizit bei Asperger-Autismus mit entsprechender Beeinträchtigung der Kommunikation und zwanghaft-rigidem Verhalten. M. Crohn mit Kachexie. Lebt noch bei den Eltern, keine abgeschlossene Ausbildung, keine Vorstellung zur Zukunftsgestaltung.

Fall 3: Frau, 20 Jahre. Anorexia nervosa, BMI war zuvor in teilstationärer Behandlung auf 13 abgefallen und weiter fallend, kaum kooperierend bzgl. Essens- und Bewegungsplan, begleitetes Essen und Aufsicht nach Nahrungsaufnahme erforderlich. Keine Interessen, braucht Beschäftigung und Tagesstruktur als Alternative zu exzessivem Sport. Aktuelle Elektrolytentgleisungen und Herzrhythmusstörungen, seit langem Amenorrhö, Hypothermie, Osteoporose. Auf Station nur Kommunikation mit Mitpatientinnen, die ähnliche Themen haben. Kürzlich mittlerer Schulabschluss. Lebt bei den Eltern, diese sind engagiert und stützend.

Fall 4: Frau, 63 Jahre. Akute psychotische Exazerbation unter Medikamentenumstellung bei schwerem Spät-Parkinsonoid, neuroleptische Neueinstellung und Behandlung der motorischen Symptomatik. Hoher Assistenzbedarf bei Selbstversorgung und Körperpflege, Urininkontinenz, nur mit Unterstützung mobil. Lebt in einer Wohngemeinschaft für pflegebedürftige Senioren.

Fall 5: Frau, 87 Jahre. Delirante Zustände im Rahmen einer Lewy-Körper-Demenzerkrankung. Stark eingeschränkte Kommunikationsfähigkeit, desorientiert. Ausgeprägte nächtliche Unruhe. Habe nachts Mitbewohner in deren Zimmern besucht und wahnhaft verkannt, Fluchtwünsche. Multiple Medikamentenunverträglichkeit mit behandlungsbedürftigen Nebenwirkungen. Hoher Assistenzbedarf bei Aktivitäten des täglichen Lebens und Inkontinenz. Im Pflegeheim lebend. Entfernt lebende Tochter ist vorsorgebevollmächtigt.

Der individuelle Bedarf wird ergänzt durch den Aufwand für das Setting.

Ausgehend vom Bedarf der Patienten lassen sich Behandlungsaufwände und entsprechende Tätigkeiten ableiten (s. Abb. 3). Bei Kinder- und Jugendpsychiatrischen Patienten ist der erzieherische Bedarf zusätzlich zu berücksichtigen.

Der vom individuellen Patienten ausgelöste Behandlungsbedarf setzt sich einerseits zusammen aus direkt am Patienten ausgeführten Tätigkeiten wie z.B. Einzel- und Gruppentherapie, somatische Interventionen, psychosoziale Interventionen sowie aber auch aus patientenfernen Tätigkeiten wie auf den Patienten bezogene Kommunikation, Koordination, Administration, Dokumentation. Für die direkt am Patien-

3.4 Das Plattform-Modell – ein zukunftsorientiertes Modell der Personalausstattung

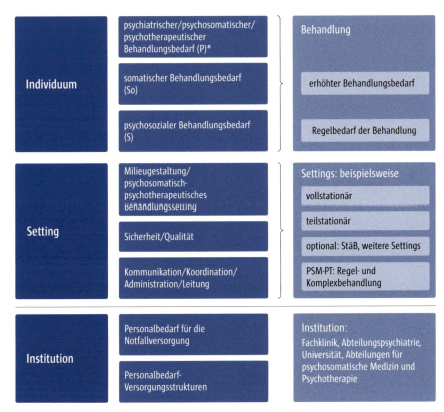

* bei Kinder- und Jugendpsychiatrischen Patienten ist der erzieherische Bedarf zusätzlich zu berücksichtigen

Abb. 3   Behandlungsbedarf und Behandlungsaufwände durch Patienten in psychiatrischen und psychosomatischen Einrichtungen

ten ausgeführten Tätigkeiten ließ sich die Expertengruppe leiten von den evidenzbasierten S3-Leitlinien und dem Expertenkonsens in Qualität und Quantität.

Die durch den Patienten ausgelösten indirekten Tätigkeiten wie teambezogene Kommunikation, Koordination oder Administration gewährleisten die leitliniengerechte Umsetzung von Diagnostik und Therapie und sind – weitgehend unabhängig vom Setting – am individuellen Bedarf des Patienten ausgerichtet.

> Unter Setting wird der spezifische Rahmen definiert, in dem die Patienten das Diagnostik- und Therapieangebot erhalten: Vollstationär, teilstationär, optional StäB.

Jedes Setting benötigt Bedingungen, die für die Patienten ein sicheres, gesundheitsförderndes therapeutisches Milieu gewährleisten. Dies ist von den Vorhaltezeiten abhängig, also vollstationär täglich 24 Stunden, in den Tageskliniken regelhaft 8–10 Stunden, bei StäB von regelmäßigen Fahrten zu Hausbesuchen der verschiedenen Berufsgruppen. Zum Setting gehört die grundsätzlich notwendige Personalausstattung, um für die spezifische Behandlung einen sicheren und gesundheitsfördernden Rahmen zu schaffen. In der Entwicklung des Modells wurde darauf geachtet, dass weitere innovative Settings wie die stationsäquivalente Behandlung (StäB) und zukunftsorientierte innovative Behandlungsformen abgebildet werden können. Das Setting umfasst neben der gesundheitsfördernden Milieugestaltung ebenso den Aufwand für Sicherheit und Qualität, Kommunikation, Koordination, Administration.

In psychiatrischen und psychosomatischen Kliniken entstehen über die Aufwände, die direkt am Patienten oder indirekt durch ihn entstehen, weitere Personalaufwände, die nur begrenzt einzelnen Patienten oder dem jeweiligen Setting zugeordnet werden können. Darunter fällt u.a. der Personalbedarf für die 24-stündige Akutaufnahme sowie für gemeindepsychiatrische Vernetzungsarbeiten. Der institutionell verursachte Mehraufwand ist einrichtungsspezifisch sehr unterschiedlich und in kleineren Behandlungseinheiten proportional höher als in Großkliniken. Aus diesem Grund hat die Expertengruppe darauf verzichtet, den institutionellen Personalbedarf mit in das Modell aufzunehmen.

3.5 Tätigkeitsprofile

Auf der Grundlage der Tätigkeitsprofile der PsychPV und der Berücksichtigung der aktuellen Anforderungen durch Leitlinien, gesetzliche und gesellschaftliche Rahmenbedingungen hat die Experten-Plattform die Tätigkeitsprofile der verschiedenen Berufsgruppen überarbeitet. Beispielhaft sind im Folgenden die Tätigkeitsfelder für Ärzte und Pflegekräfte dargestellt. In den jeweiligen Tätigkeitsfeldern sind zahlreiche Einzeltätigkeiten enthalten. Der gesamte Diagnostik- und Behandlungsprozess wurde von der Aufnahme bis zur Entlassung inklusive direkter und indirekter Tätigkeiten bezogen auf einen Patienten berücksichtigt und für alle in der PsychPV genannten Berufsgruppen (Ärzte im Stationsdienst, Pflegepersonal, Diplom-Psychologen, Beschäftigungs- und Arbeitstherapeuten, Ergotherapeuten, Bewegungstherapeuten, Krankengymnasten, Physiotherapeuten, Sozialarbeiter und Sozialpädagogen) definiert.

Im Verlauf der Entwicklung der Tätigkeitsprofile wurde deutlich, dass die ursprünglich sieben Berufsgruppen der PsychPV in den letzten Jahren eine deutliche Veränderung erfahren haben und sich weiter verändern werden. Weitere Berufsgruppen wie Musik- und Kunsttherapeuten, spezifische Qualifizierungen durch die Veränderung des Psychologie-Studiums und ganz aktuell durch das Direktstudium Psychotherapie, müssen in einem zukunftsgerichteten Modell berücksichtigt werden. Daher hält es die Experten-Plattform für erforderlich, für jede Tätigkeit die notwendigen Qualifikationen (Skills) sowie beruflichen und/oder akademischen Abschlüsse (Grade) zu definieren. Der Deutsche Qualifikationsrahmen (DQR) mit 8 Kompetenzniveaus (s. Kap. 9) in denen sich die Qualifikationen des deutschen Bildungssystems wiederfinden, kann dazu genutzt werden. Auch im Hinblick auf die regional sehr heterogene Verfügbarkeit von Personal unterschiedlicher Berufsgruppen ist es plausibel, Überschneidungen zwischen den Tätigkeiten der einzelnen Berufsgruppen der multiprofessionellen Teams abzubilden. Die Zuordnung im Rahmen des deutschen Qualifikationsrahmens könnte qualitätssichernd wirken und eine theoretisch mögliche qualitätsgefährdende Kaskadendelegation vermeiden. Unter Kaskadendelegation sind Delegationen oder Substitutionen von Tätigkeiten an andere Berufsgruppen zu verstehen. Kaskadendelegationen haben den Nachteil, dass diese nicht die Synergien zwischen den Kompetenzen von Berufsgruppen nutzen, sondern ausschließlich in Abgabe und Annahme von Tätigkeiten funktionieren. Dies kann zur Ineffizienz und zu Versorgungsbrüchen führen. Vielmehr sollte sich die Frage gestellt werden, welche Berufsgruppe kann wann, was, am sinnvollsten tun? Hierbei entstehen übergreifende Kompetenzbereiche, die innerhalb der Versorgung von Patienten durch unterschiedliche Berufsgruppen gefüllt werden können, um eine patientenzentrierte Versorgung zu ermöglichen. Eine weitergehende Beschäftigung von Mitgliedern der Experten-Plattform mit der Entwicklung eines Modells der Berufsgruppen nach DQR-Niveau ist vorgesehen, um auch unter Nachhaltigkeitsaspekten die sich verändernde Fort- und Weiterbildungslandschaft zu berücksichtigen.

> **Tätigkeitsprofil für Ärzte (Plattform-Modell – vor der Machbarkeitsstudie)**
>
> *Tätigkeitsfelder mit dem Patienten (Individuum)*
> - Herstellung und Aufrechterhaltung einer haltgebenden therapeutischen Beziehung
> - Diagnostik
> - Medizinische Grundversorgung
> - Aufklärung, partizipative Entscheidungsfindung und kontinuierliche Behandlungsplanung
> - Patienten- und Störungsspezifische Behandlung/Psychotherapie
> - Krisenintervention
> - Einschätzung und Maßnahmen zur Herstellung von Sicherheit für den Patienten
> - Nachsorgeplanung und Entlassmanagement
>
> *Tätigkeitsfelder mit indirektem Patienten- und Behandlungsbezug (Setting)*
> - Strukturelle und organisatorische Maßnahmen zur Herstellung von Sicherheit
> - Maßnahmen zur Förderung von Qualität
> - Interprofessionelle Tätigkeiten
> - Management von Aufnahme- und Entlassungsprozessen
> - Koordination/Kommunikation mit Behörden und Kostenträgern
> - Leitungstätigkeiten
> - Netzwerkarbeit
> - Dokumentation
> - Fort- und Weiterbildung

3.6 Ermittlung der Personalausstattung

Die Ermittlung der notwendigen Personalausstattung leitet sich vom individuellen Bedarf der Patienten ab, dessen Behandlung zum Erreichen der Therapieziele leitliniengerecht und damit in einem, soweit möglich, definierbaren Aufwand erfolgt. Aus dem Bedarf des Patienten, der einem der 8 Bedarfs-Cluster zugeordnet wird, lei-

3 Personalausstattung in stationären psychiatrischen Einrichtungen. Konzeptionelle Grundlagen des Plattform-Modells

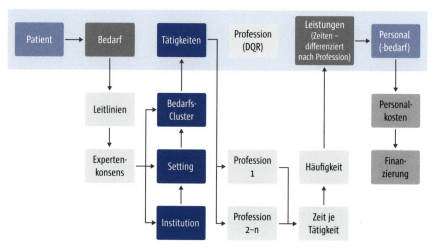

Abb. 4 Die Systematik zur Erhebung des Personalbedarfs – Vom Bedarf der Patienten zum Personalbedarf.

ten sich die Tätigkeiten der verschiedenen Berufsgruppen ab. Für diese kann dann je Berufsgruppe der Zeitaufwand ermittelt werden, differenziert nach Tätigkeiten direkt am Patienten und Tätigkeiten im Setting (s. Abb. 4).

> - Ausgangspunkt sind die Patienten: Ihre Systemkonstellation, ihr psychosozialer Kontext, ihre Bedürfnisse führen zum Bedarf der Patienten.
> - Die Tätigkeiten ergeben sich aus dem Bedarf des Individuums (= Bedarfs-Cluster), dem Setting sowie den institutionellen Rahmenbedingungen.
> - Dabei sind Leitlinien sowie der Expertenkonsens (bspw. auch Theorie- und Behandlungskonzepte) der „Filter" für die Ableitung notwendiger Tätigkeiten.
> - Die Tätigkeiten sind mit qualitativen Anforderungen verbunden. Daher ist zu definieren, welche Profession diese Tätigkeiten ausführen soll bzw. kann. Dabei soll nach dem Konzept der Plattform die Struktur des Deutschen Qualifikationsrahmen (DQR) genutzt werden.
> - Differenziert nach Professionen ist dann der Zeitaufwand für die Tätigkeiten zu ermitteln. Die Summe der Zeitaufwendungen ergibt sich aus: Zeit (je Tätigkeit) x Menge (Häufigkeit je Patient) – differenziert nach Professionen. Die Summe der Zeitaufwendungen der Professionen ergibt den Gesamtbedarf bzw. die Leistungen der psychiatrischen Einrichtung.
> - Aus dieser Leistung ergibt sich dann das notwendige Personal (= Personalbedarf).

Dabei ist es notwendig, die Zahl der Patienten pro Station bzw. Tagesklinik oder StäB festzulegen. Sinnvoll erschien es, wie in der PsychPV, in der Erwachsenenpsychiatrie von 18 Patienten und in der Kinder- und Jugendpsychiatrie und -psychotherapie von

10 Patienten pro Einheit auszugehen. Die Ermittlung des Zeitaufwandes für die Tätigkeiten erfolgte im Modell der Plattform ausgehend von den Minutenwerten der PsychPV und der normativ in Expertenrunden festgelegten leitlinienorientierten Behandlungsaufwände sowie der Tätigkeitsprofile der Berufsgruppen.

3.7 Diskussion

Im Sinne der individuellen patientenzentrierten Behandlungskonzepte und der Verpflichtung nach den jeweiligen Leitlinien zu behandeln, steht in dem Modell der Bedarf der Patienten an Diagnostik und Therapie zum Erreichen der jeweiligen Therapieziele im Mittelpunkt

In der konkreten Ausgestaltung des Modells werden einige Herausforderungen deutlich:

1. Die Zuordnung des individuellen Behandlungsbedarfs des Patienten zu den Behandlungsmatrizen. Die Arbeitsgruppe hat dazu den Weg gewählt, auf Basis der Matrix-Kombinationen Bedarfs-Cluster zu bilden, die anhand von paradigmatischen Fällen konkretisiert werden. Diese Fälle dienen als Analogie-Muster für die Zuordnung von Patienten. Für alle diese Bedarfs-Cluster werden im Modell die notwendigen Tätigkeiten des therapeutischen Personals abgeleitet, um dann als Grundlage zur Schätzung der zeitlichen Aufwände zu dienen.
2. Die Abgrenzung zwischen vom Individuum und vom Setting veranlassten Behandlungsbedarfen und -aufwänden stellt eine weitere Gestaltungsaufgabe dar. Diese Unterscheidung ist deswegen relevant, weil settingbezogene Personalaufwände als Vorhaltung eine bestimmte Personalausstattung voraussetzen, während die individuumbezogenen Bedarfe in Abhängigkeit von den Bedarfs-Clustern variieren und – je nach Zusammensetzung der Patientenstruktur – zwischen den Einrichtungen differieren können.
3. Die Personalvorhaltungen für die Versorgung rund um die Uhr sollen getrennt von dem individuum- bzw. settingbezogenen Aufwand Berücksichtigung finden und auch Besonderheiten der Versorgungsregion Rechnung tragen. Hier deutet sich ebenfalls eine Abgrenzungsproblematik an: Ist die Personalvorhaltung für die Versorgung rund um die Uhr ein Element des Settings (= vollstationär) oder eher ein Charakteristikum der Institution? Die patientenrelevanten Tätigkeiten des Bereichs Institution sind in dem Modell bisher noch nicht berücksichtigt. Es gibt derzeit noch keine abschließende Wertung dieser institutionellen Tätigkeiten und wie diese in das Modell zur Personalausstattung aufgenommen werden sollen. Die Berücksichtigung würde einen klaren Rahmen schaffen und gleichzeitig möglicherweise strukturelle Besonderheiten der Versorgungsregion nicht berücksichtigen, sodass es sinnvoll sein könnte, diese gesondert hausindividuell zu vereinbaren.

Von hoher Relevanz ist die Definition des Begriffs *Mindestvorgaben* für die Personalausstattung. Angesichts des Ziels des Gesetzgebers, die Versorgungsqualität in den psychiatrischen, kinder- und jugendpsychiatrischen und psychosomatischen Kliniken zu sichern und die Anpassung der Personalanforderungen an den aktuellen wissenschaftlichen Stand zu unterstützen, kann es sich bei den Mindestvorgaben nicht um Personaluntergrenzen handeln, die im Sinne einer verwahrenden Psychiatrie lediglich die Not abwenden und die leibliche Sicherheit der Patienten gewährleisten. Stattdessen soll sichergestellt werden, dass die für die Patienten medizinisch notwendige Diagnostik und Therapie auf Basis der aktuellen Leitlinien, des Stands der Wissenschaft oder des Expertenkonsenses erbracht werden können. Auch ist zu berücksichtigen, dass der Versorgungsauftrag der Psych-Fächer auch mit einem gesellschaftlichen Auftrag einhergeht. Eine Psychiatrie, Kinder- und Jugendpsychiatrie und Psychosomatik, die die Wahrung und Stärkung der Autonomie des Patienten unter Berücksichtigung seiner Therapieziele umsetzen kann, gelingt nur mit abgesicherten Personalstandards. Ein Absenken der Personalausstattung unter den normativ entwickelten Bedarf hat zur Folge, dass eine leitliniengerechte Therapie nicht mehr geleistet werden kann. Da der hier dargestellte Ansatz sich an der Qualitätssicherung auf Basis der evidenzbasierten Leitlinien orientiert, wird er sich notwendigerweise im Laufe der Zeit verändern, sodass eine entsprechende Dynamisierung der Personalausstattung unbedingt vorzusehen ist. In einem Satz: Die Qualität der Diagnostik und Therapie von Patienten mit psychischen und psychosomatischen Erkrankungen mit dem Aufbau personeller Beziehungen und personalintensiven Interventionen, hängt in hohem Maße vom ausreichenden und qualifizierten Personal ab (Löhr et al. 2015).

Vor diesem Hintergrund hat der Gesetzgeber im PsychVVG für die Vergütung der psychiatrischen und psychosomatischen Einrichtungen ein Entgelt auf der Basis eines Budgetsystems vorgegeben, bei dem die Ermittlung des notwendigen Personals eine wesentliche Grundlage ist. Das hier entwickelte Modell ersetzt die PsychPV und trägt – wie bisher die PsychPV – zur Budgetfindung bei. Dazu muss die Patientenstruktur einer Einrichtung, aus der sich der Behandlungsbedarf ableitet, in regelmäßigen Abständen erhoben werden. Die Personalausstattung einer Einrichtung wird dann auf den Jahresdurchschnitt hochgerechnet. In der Bundespflegesatzverordnung sind bereits Vorgaben zur Transparenz und Nachweispflicht und Sanktionen bei Nichteinhaltung festgelegt.

3.8 Implikationen für den weiteren Prozess

> ### Die wichtigsten Implikationen
> - Das Modell berücksichtigt den medizinischen Fortschritt im Sinne der evidenzbasierten Leitlinien, und die veränderte Versorgungspraxis inklusive gesellschaftspolitischer Normen, die auf die Selbstbestimmung der Patienten ausgerichtet ist.
> - Es ermöglicht eine Fortschreibung unter Berücksichtigung psychiatrischer, psychosomatischer und kinder- und jugendpsychiatrischer, somatischer sowie psychosozialer Versorgungsentwicklungen.

Auf der Grundlage dieser konzeptionellen Grundlagen hat die Plattform „Personal" Anfang 2019 eine Machbarkeitsstudie durchgeführt, mit dem Ziel die Möglichkeiten und Grenzen des Modells zu überprüfen. Die Ergebnisse dieser Machbarkeitsstudie werden nachfolgend vorgetragen.

Literatur

Blume A, Brückner-Bozetti P, Steinert T (2018) Tätigkeiten ohne Patientenkontakt, Der Nervenarzt. DOI: 10.1007/s00115-018-0520-6

Braun B, Brückner-Bozetti P, Lingenfelder M, et al. (2017) Rationierung in der stationären psychiatrischen Versorgung, Der Nervenarzt. DOI: 10.1007/s00115-017-0297-z

Kunze H, Kaltenbach L, Kupfer K (2010) Psychiatrie-Personalverordnung, Verlag W. Kohlhammer, Stuttgart

Löhr M, Sauter D, Nienaber A et al. (2015) Personalressourcen für psychiatrische Einrichtungen, Der Nervenarzt, 86(7), 857–865

Nienaber A, Heinz A, Bernpohl F, Behrens J, Löhr M (2018) Einfluss der Personalbesetzung auf Konflikte auf psychiatrischen Stationen, Der Nervenarzt. DOI: 10.1007/s00115-018-0521-5

4 Individuell und bedarfsgerecht – leitlinienorientierte Personalbemessung in der Psychiatrie. Die Ergebnisse einer Machbarkeitsstudie – eine problemorientierte Aufbereitung

Peter Brückner-Bozetti, Iris Hauth, Arno Deister, Marianne Klein und Dorothea Sauter

In den Jahren 2018 und 2019 hat eine Arbeitsgruppe von Fachgesellschaften und Verbänden der betroffenen psychiatrischen, therapeutischen und psychosomatischen Fachgebiete ein neues Personalbemessungssystem (= Plattform Modell) entwickelt, das am Bedarf der Patienten orientiert ist. Dieser Bedarf wird in drei Dimension eingeteilt: psychiatrisch/psychotherapeutisch/psychosomatisch (Psy), somatisch (Som) sowie psychosozial (Soz).

Dabei wird jeweils zwischen Regelbedarf und erhöhtem Behandlungsbedarf differenziert. Der Regelbedarf umfasst alle diagnostischen, therapeutischen, pflegerischen und darüber hinaus erforderlichen Tätigkeiten, die für die Behandlung der Patienten in der Regel erforderlich sind.

Der erhöhte Behandlungsbedarf ist verknüpft mit einer hohen Frequenz von Kontakten und Gesprächen, kurzfristigen Interventionen unterschiedlicher Berufsgruppen, Anleitung und Begleitung, erhöhtem Pflegeaufwand, erhöhtem Aufwand für Abstimmung, Koordination, Kommunikation sowie Einzelbetreuungsanforderungen (Hauth et al. 2019).

Aus dieser Bedarfs-Matrix ergeben sich insgesamt acht Bedarfs-Cluster:

- **Bedarfs-Cluster 1**: regelhafter Bedarf in allen drei Behandlungsdimensionen – psychiatrisch, somatisch und psychosozial
- **Bedarfs-Cluster 2**: psychiatrischer Regelbedarf, erhöhter somatischer Bedarf, psychosozialer Regelbedarf
- **Bedarfs-Cluster 3**: psychiatrischer Regelbedarf, somatischer Regelbedarf, erhöhter psychosozialer Bedarf

- **Bedarfs-Cluster 4**: erhöhter psychiatrischer Bedarf, somatischer Regelbedarf, psychosozial Regelbedarf
- **Bedarfs-Cluster 5**: psychiatrischer Regelbedarf, erhöhter somatischer Bedarf, erhöhter psychosozialer Bedarf
- **Bedarfs-Cluster 6**: erhöhter psychiatrischer Bedarf, erhöhter somatischer Bedarf, psychosozialer Regelbedarf
- **Bedarfs-Cluster 7**: erhöhter psychiatrischer Bedarf, somatischer Regelbedarf, erhöhter psychosozialer Bedarf
- **Bedarfs-Cluster 8**: erhöhter Bedarf in allen 3 Dimensionen – psychiatrisch, somatisch, psychosozial

Um die Realisierbarkeit des Modells zu verifizieren wurde im Jahr 2019 eine Machbarkeitsstudie durchgeführt. Die Ergebnisse dieser Machbarkeitsstudie sollen im Folgenden dargestellt und problemorientiert aufbereitet werden.

4.1 Die Zielsetzung der Machbarkeitsstudie

Als Anfang 2018 die Arbeiten an dem Modell aufgenommen wurden, haben die Initiatoren Kriterien zur Bewertung des Modells entwickelt: Das Modell sollte auf andere Versorgungsformen übertragbar, Setting-unabhängig und auch auf unterschiedliche Organisationsformen anwendbar (= Organisationstoleranz) sein. Es sollte ein Modell sein, das sich am Soll einer leitlinienorientierten Behandlung (normativ) orientiert, empirisch fundiert und entwicklungsfähig ist. Normative Aspekte sind ausschlaggebend für den Behandlungsbedarf, empirische Befunde sind als Fundierung heranzuziehen. Letztlich ging es auch darum, ein Modell zu entwickeln, das von möglichst vielen Interessengruppen getragen wird und damit auf eine hohe Akzeptanz stößt.

Diese Kriterien waren auch Leitplanken für die Ziele der Machbarkeitsstudie:

1. Überprüfung, ob die im Plattform-Modell vorgegebenen Clusterbeschreibungen (u.a. auf der Grundlage paradigmatischer Fallbeschreibung) geeignet sind, das gesamte Spektrum der Symptomkonstellationen in der Erwachsenen- und in der Kinder- und Jugendpsychiatrie adäquat abzubilden und ob diese trennscharf sind.
2. Beschreibung der Auswirkung, die sich aus der Anwendung des Plattform-Modells auf die Personalbemessung in der Psychiatrie, Psychosomatik und Psychotherapie ergeben.

Implizierte Teilfragen waren dabei u.a.:

- Erlauben paradigmatische Fallbeschreibungen die Zuordnung von Patienten in die Bedarfs-Cluster?
- Welche Relevanz haben die Bedarfs-Cluster in der klinischen Praxis? Wie ist ihre Verteilung?
- Gelingt es den Bedarfs-Clustern den Behandlungsbedarf setting-unabhängig darzustellen?
- Kann der unterschiedliche Bedarf adäquat widergespiegelt werden?
- Werden auch komplexe Fälle und spezifische Gruppen (z.B. gerontopsychiatrische Fälle) und deren Aufwand hinreichend berücksichtigt?

- Welche methodischen Hinweise gibt es für die Gestaltung einer zukunftsorientierten Personalbemessung?
- Beschreiben die Tätigkeitsprofile das Leistungsgeschehen und sind diese ausreichend trennscharf zur Einschätzung des Zeitaufwandes?

4.2 Die Methodik

Die Zielsetzungen der Machbarkeitsstudie wurden mit zwei empirischen Ansätzen überprüft:

1. Die Zuordnung der Patienten und die Überprüfung der Eignung der Bedarfs-Cluster für eine Analyse der Patientenzusammensetzung erfolgte in drei Stichtagserhebungen in psychiatrischen Einrichtungen.
2. Der notwendige Behandlungsbedarf (Minutenwerte) wurde sowohl für die Erwachsenen- als auch für die Kinder- und Jugendpsychiatrie in vier Workshops von Fachärzten, Pflegefachpersonen, psychologischen Psychotherapeuten, Fach- bzw. Spezialtherapeuten, Sozialarbeitern/Pädagogen geschätzt. Die Workshops fanden im Zeitraum von April 2019 bis Dezember 2019 statt. Bei den Workshops fanden Grundsätze der Delphi-Methode (Röschlau 1990; Schulz u. Renn 2009; Niederberger u. Renn 2018) Anwendung.

Die Stichtagserhebung der Bedarfs-Cluster

Die Stichtagserhebung erfolgte in je drei Einrichtungen der Erwachsenenpsychiatrie (Fachklinik, Abteilungspsychiatrie, Universitätsklinik) sowie drei Einrichtungen der Kinder- und Jugendpsychiatrie (ebenfalls Fachklinik, Abteilungspsychiatrie, Universitätsklinik) in Abständen von je 10 Tagen im März und April 2019. In Vorbereitung der Stichtagserhebungen wurden paradigmatische Fallbeschreibungen für die jeweiligen Bedarfs-Cluster in der Erwachsenen- und Kinder- und Jugendpsychiatrie erstellt (s. Kap. 6) sowie Qualifizierungen durchgeführt.

Die Fallbeschreibungen wurden im Zeitraum von Juni bis Oktober 2018 durch Experten (= Redaktionsgruppen) der Erwachsenen- sowie Kinder- und Jugendpsychiatrie erstellt. Danach wurden diese im November 2018 durch jeweils 15 klinische Experten aus der Erwachsenen- sowie Kinder- und Jugendpsychiatrie (= Expertengruppe B: Chefärzte, Oberärzte, Pflegedienst-Leitungen den Bedarfs-Clustern zugeordnet. In diesem Zusammenhang wurden Begründungen für die Zuordnung benannt. Die Ergebnisse dieser Validierung waren die Grundlage für die Überarbeitung der Fallbeschreibungen.

Da das neue Modell den Ratern bisher nicht bekannt war, wurde in einer Schulung das Plattform-Modell vermittelt, die Methodik erläutert und auf der Grundlage der paradigmatischen Fallbeschreibungen (= Fallvignetten) exemplarisch eine Zuordnung der beschriebenen Patienten vorgenommen (s. Abb. 1).

Die Rater sollten an den Stichtagen die vorhandenen Patienten der Einrichtungen zum einen hinsichtlich ihres regelhaften und erhöhten Behandlungsbedarfs in den drei Dimensionen des Modells (psychiatrisch, somatisch, psychosozial) und zum anderen die gleichen Patienten nach der PsychPV einordnen.

4 Individuell und bedarfsgerecht – leitlinienorientierte Personalbemessung in der Psychiatrie. Die Ergebnisse einer Machbarkeitsstudie – eine problemorientierte Aufbereitung

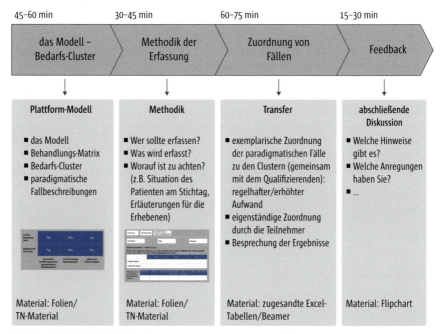

Abb. 1 Die Schulung der Rater

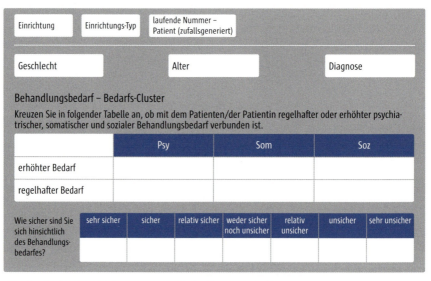

Abb. 2 Die Struktur der Eingabemaske für die Stichtagserhebung

4.2 Die Methodik

Die Erhebung erfolgte durch Experten, die in den klinischen Einrichtungen regelhaft auch die Zuordnung zur PsychPV vornehmen. I.d.R. war dies ein Paar aus ärztlichem (= Oberarzt) und pflegerischen Sachverstand (= Pflegedienstleitung). Grundlage für die Erhebung war die Eingabemaske in Abbildung 2, in der zum einen der regelhafte bzw. erhöhte Bedarf in den drei Dimensionen für den jeweiligen Patienten zugeordnet wurde und gleichzeitig gefragt wurde, wie sicher sich die Rater hinsichtlich der Zuordnung des Behandlungsbedarfs seien – in einer 7-Skalierung von „sehr sicher" bis „sehr unsicher". In einer gesonderten Eingabemaske wurde der gleiche Patient hinsichtlich seiner Zuordnung zu den Psych-PV-Kategorien bewertet.

Die Ableitung des Personalbedarfs

Für die Ableitung des Personalbedarfs (in Minutenwerten) war es erklärtes Ziel, nicht die Ist-Situation in den Einrichtungen zum Ausgangspunkt zu nehmen, sondern die normative Orientierung am Behandlungsbedarf (Soll). Ein solches Vorgehen erfordert eine hohe (Erfahrungs-)Kompetenz der therapeutischen Experten hinsichtlich des notwendigen Behandlungsbedarfs unter Berücksichtigung von Leitlinien und Expertenkonsens. Das Verfahren der Wahl ist in einer solchen Situation die systematisierte Expertenbefragung mithilfe der Delphi-Methode (Röschlau 1990).

In solchen Befragungen werden Experten und evtl. auch Außenstehende (Betroffene, Wissenschaftler, u.a.) auf der Grundlage einer systematisierten Erfassung (Fragebogen, Tätigkeitskataloge, Fallbeschreibungen, Tabellen) nach ihren Schätzungen und ihren Begründungen für den künftigen Personalbedarf befragt. Dabei wird auch, soweit vorhanden, auf verfügbare Kennzahlen und Analysen zurückgegriffen, um das Verfahren bzw. die Expertenschätzungen zu objektivieren.

Die Schätzungen und Begründungen werden ausgewertet und zusammen mit den durchgeführten Analysen an die Experten zurückgemeldet, dabei werden auch divergente Einschätzungen dargestellt. Diese neuen Informationen werden in der Expertengruppe diskutiert. Anschließend erfolgt die Aufforderung, eine neue Schätzung abzugeben. Aufgrund der Subjektivität der Bewertungen, in die immer auch spezifische Sonderinteressen einfließen, sind solche Korrekturen und Anpassungen systematisch erforderlich (Röschlau 1990).

Bei den Herausforderungen, die das neue Personalbemessungssystem der Plattform kennzeichnen – neue Systematik der Zuordnung, leitlinienorientierte Behandlung und Expertenkonsens als Maßstab der Schätzung, Aushandlungen als Element der Schätzungen – wurde ein modifiziertes Delphi-Verfahren angewendet. Grundlage war zum einen die Entwicklung paradigmatischer Fallbeschreibungen für die jeweiligen Bedarfs-Cluster, eine Überarbeitung der Tätigkeitsprofile unter Berücksichtigung auch von Anforderungen leitlinienorientierter und Expertenkonsens basierter Behandlung sowie die Nutzung entsprechender EDV-Tools, die eine systematische Aufbereitung und Auswertung der geschätzten Zeitwerte ermöglichte. Im Rahmen von vier Expertenrunden wurden ca. 175 Experten aus der Erwachsenenpsychiatrie, der Kinder- und Jugendpsychiatrie und der Psychosomatik in die entsprechenden Zeitschätzungen zum Behandlungsaufwand einbezogen (s. Abb. 3).

4 Individuell und bedarfsgerecht – leitlinienorientierte Personalbemessung in der Psychiatrie. Die Ergebnisse einer Machbarkeitsstudie – eine problemorientierte Aufbereitung

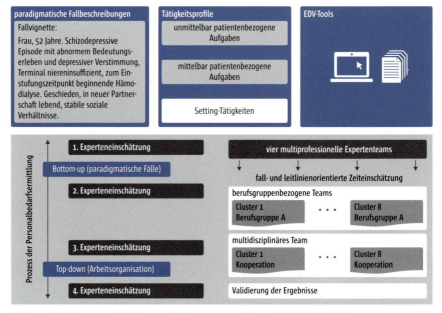

Abb. 3   Die Schätzung der Zeitwerte in Expertenworkshops (Delphi-Methode)

Die erste Expertenrunde

In der ersten Expertenrunde wurden durch vier multidisziplinäre Teams Zeitschätzungen zum Behandlungsbedarf auf der Grundlage von Fallvignetten und Tätigkeitsprofilen vorgenommen. Die Zeitschätzungen sollten den Behandlungsbedarf in einem vollstationären Setting auf Basis von Leitlinien und Expertenkonsens widerspiegeln. So lautete die Aufgabenstellung im ersten Expertenworkshop:

> „Bitte schätzen sie den durchschnittlichen Zeitaufwand (in Minuten) für das jeweilige Aufgabenpaket, bei dem/der beschriebenen Patienten/Patientin innerhalb einer Woche (Montag bis Sonntag) bei einer täglichen Arbeitszeit von 06.00 bis 22.00 Uhr ein – unter Berücksichtigung moderner leitlinienorientierter Versorgung bzw. Expertenkonsens. Dabei wird unterstellt, dass sich der Status des Patienten/der Patientin in der zu bewertenden Woche nicht verändert!"

Die Arbeitsgrundlagen für die entsprechende Schätzung waren:

- **Neue Tätigkeitsprofile:** In diesen Profilen waren neben den bekannten Prozessen der Diagnostik, der Durchführung des Pflegeprozesses (in der Kinder- und Jugendpsychiatrie inklusive erzieherischer Tätigkeiten) und der medizinischen Versorgung sowie der Patienten- und störungsspezifischen Behandlung (mit besonderer Berücksichtigung der Psychotherapie) neue leitlinienorientierte Aufgaben wie partizipative Entscheidungsfindung, kontinuierliche Anpassung der Behandlungsplanung mit dem Patienten, Krisenintervention, die Herstellung von Umweltbezug und die Einbeziehung des Umfeldes, patientenbezogenes Entlassmanagement sowie die Förderung von Problemlösung, Inklusion und Ressourcen als neue Tätigkeitsfelder eingeflossen (s. Abb. 4).

4.2 Die Methodik

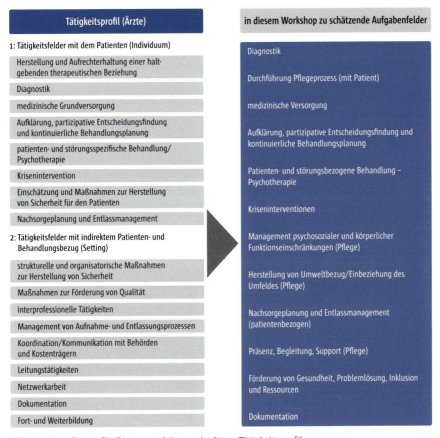

Abb. 4 Grundlagen für Expertenschätzung I – Neue Tätigkeitsprofile

- **Paradigmatische Fallbeschreibungen**: Weitere Grundlagen waren die paradigmatischen Fallbeschreibungen, in denen realtypische Patienten bzw. Fälle beschrieben wurden, die den Behandlungsbedarf in dem jeweiligen Bedarfs-Cluster verdeutlichen.

Grundlagen für die Expertenschätzung II – Paradigmatische Fallbeschreibungen (Beispiel: Bedarfs-Cluster 3: Erhöhter Psychosozialer Aufwand, Erwachsenenpsychiatrie)

Fall 1: Mann, 45 Jahre Leistungsknick, antriebslos bei guter Stimmung, bei Anforderungen auch Impulskontrollstörung. Frontotemporale Demenz, akzeptiert stationäre Diagnostik und Behandlung. Körperlich subjektiv gesund, kein Hausarzt. Kündigung der Arbeitsstelle wegen unentschuldigten Fehlzeiten und fehlender Kommunikationsfähigkeit, zum Einstufungszeitpunkt drohende Obdachlosigkeit bei angekündigter Trennung der Ehefrau, die mit den gemeinsamen Kindern in der bisherigen Wohnung bleiben will.

Fall 2: Mann, 35 Jahre Angstsymptomatik mit erheblichem Vermeidungsverhalten. Medikamentös kompensierter Bluthochdruck multifaktorieller Genese. Verheiratet, Vater von zwei Kindern, Regelfamilie, berufstätig, Hauptverdiener, durch Vermeidungsverhalten angedrohte Kündigung der Arbeitsstelle mit Ultimatum des Arbeitgebers.

Fall 3: Frau, 42 Jahre Erstmals seit 8 Tagen akustische Halluzinationen (Geräusche und kommentierende Stimmen) und unsystematische Wahnvorstellungen (akute polymorph-psychotische Episode). Dysphorisch-gereizte Stimmung bei geringgradig beeinträchtigter Alltagsfähigkeit. Bisher keine somatischen Erkrankungen, aktuell Nebenhöhlenentzündung mit antibiotischer Behandlung. Alleinerziehend, zwei Töchter, hoch verschuldet durch Bürgschaft für spielsüchtigen Vater, Mietschulden, bereits einmal abgewendete Räumungsklage, fragile soziale Integration.

Fall 4: Mann, 60 Jahre Bekannte Alkoholabhängigkeit, Trinkrückfall, mäßig ausgeprägtes vegetatives Entzugssyndrom. Kniebeschwerden bei ausgeprägter Arthrose, ansonsten keine schweren körperlichen Alkoholfolgeschäden. Trennung gleichgeschlechtlicher Partnerschaft, beim selbstständigen Partner zuvor angestellt, jetzt gekündigt, aktuell wohnungslos, keine Angehörigen, sozial wenig integriert.

Fall 5: Frau, 76 Jahre Im Vorfeld Angstzustände bei Orientierungslosigkeit und eingeschränkter Kommunikationsfähigkeit bei im leichten Stadium diagnostizierter, jetzt mittelschwerer Alzheimer-Demenz. Im stationären Umfeld deutlich ruhiger, guter Stimmung, einzelne Fehlhandlungen, Tag-Nacht-Rhythmus-Störung. Früher Leistungssportlerin, Sport nie ganz aufgegeben, gute körperliche Verfassung. Alleinlebend, Wohnformwechsel gegen den erklärten Willen, aber Interesse der Patientin. Suchen einer und behutsame Überleitung in eine adäquate und für die Patientin letztlich akzeptable Wohnform.

Die Experten wurden darauf hingewiesen, dass sich die Zeitschätzungen an Expertenkonsens und leitliniengerechter Behandlung orientieren sollen. Dabei sollten Leitlinien, der erhöhte Aufwand an psychotherapeutischer Behandlung, Veränderungen in der Patientenstruktur, die Rolle von Autonomie und Partizipation sowie die Vermeidung von Selbst- und Fremdgefährdung als auch von Zwangsmaßnahmen in die Zeitschätzungen aufgenommen werden (s. Abb. 5).

Darüber hinaus wurden folgende Prämissen der Zeitschätzung vorgegeben:

- Tätigkeiten, die nicht regelmäßig jede Woche anfallen bzw. nur einmal während der Behandlung stattfinden, sind auf eine Woche „zu mitteln". Klassische Aufgabenfelder in diesem Kontext sind beispielsweise Diagnosestellung, Entlassmanagement, Entlassung und Krisenintervention.
- Die Verweildauer pro Behandlungsfall (als Divisor bzw. für die Mittelung) beträgt 3 Wochen, für den Bereich KJP 7 Wochen.
- Der Zeitaufwand für die 1:1-Betreuung wurde bei den Zeitwerten zunächst nicht berücksichtigt, weil in der ersten Expertenrunde empirische Hinwei-

4.2 Die Methodik

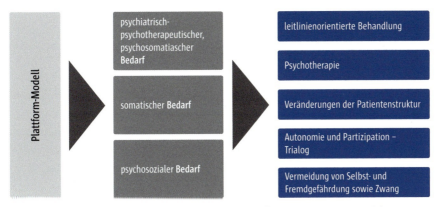

Abb. 5   Grundlage für die Expertenschätzung II – Die Zeitschätzungen orientierten sich an leitliniengerechter Behandlung.

se zur Verteilung nicht vorlagen. Dies wurde in der vierten Expertenrunde auf Basis empirischer Daten aus dem Jahr 2018 nachgeholt.

- Als Zeitrahmen wurde vorgegeben: für das Pflegepersonal täglich von 6.00 bis 22.00 Uhr (ohne Nacht- und Bereitschaftsdienste) und 7-Tage-Woche und für die anderen Berufsgruppen eine 5-Tage-Woche unter Berücksichtigung der tariflichen Wochenarbeitszeit.
- Für die Definition der Stations- bzw. Behandlungseinheit wurden für den Bereich der Erwachsenenpsychiatrie (EP) 18 Patienten und für den Bereich der Kinder- und Jugendpsychiatrie (KJP) 10 Patienten vorgegeben.
- Für die Zuordnung von Zeiteinheiten auf den Patienten wurden bei Gruppentherapien bzw. Psychotherapien in der Erwachsenpsychiatrie 8 bzw. 12 Patienten als Orientierungsgrundlage, für die Kinder- und Jugendpsychiatrie 4 bzw. 6 Kinder und Jugendliche herangezogen.

Die Zeitschätzung in der ersten Expertenrunde sollte durch fünf multiprofessionell besetzte Teams für alle Bedarfs-Cluster je Aufgabenfeld erfolgen (s. Abb. 6).

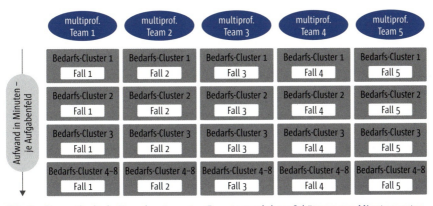

Abb. 6   Das methodische Vorgehen im ersten Expertenworkshop: Schätzung von Minutenwerten für (neue) Aufgabenfelder je Bedarfs-Cluster

Grundlage für die Schätzung waren bis zu fünf paradigmatische Fallbeschreibungen aus jedem Bedarfs-Cluster. Bei der Zusammensetzung der Teams wurde in der Erwachsenenpsychiatrie darauf geachtet, dass allgemein-, sucht- und gerontopsychiatrische Erfahrungen berücksichtigt wurden. Bei den Fallbeschreibungen sind jeweils auch gerontopsychiatrische und Abhängigkeits-Erkrankungen berücksichtigt worden. Obwohl Experten für fünf Teams eingeladen wurden, musste aufgrund von kurzfristigen Ausfällen mit jeweils vier Teams gearbeitet werden (dies gilt für die EP und die KJP gleichermaßen). Fälle mit Abhängigkeitserkrankungen bzw. gerontopsychiatrische Fälle wurden dem Team 1 (Abhängigkeitserkrankungen) und dem Team 5 (Gerontopsychiatrie) zugeordnet. Bei der Zusammensetzung der Teams in der Kinder- und Jugendpsychiatrie wurde darauf geachtet, Experten aus den Bereichen Kinderstation, Jugendlichenstation und Sonderversorgungsbereichen wie Intelligenzminderung oder Abhängigkeitserkrankungen zu inkludieren.

Die zweite Expertenrunde

In der zweiten Expertenrunde bewerteten berufsgruppenbezogene Teams die Zeitwerte der ersten Expertenrunde für die jeweiligen Tätigkeiten im Vergleich der Cluster 1 bis 8 und passten die Zeitwerte, falls erforderlich, an. Als Orientierung lagen den Experten in der zweiten Runde die Median-Werte aus der ersten Expertenschätzung vor sowie die Psych-PV-Minutenwerte der Berufsgruppen in dem jeweiligen Cluster (s. Abb. 7).

Die Aufgabe der Experten in dieser Expertenrunde war es, differenziert nach Berufsgruppen – Ärzte, Psychologische Psychotherapeuten, Pflege, Fach- bzw. Spezialtherapeuten, Sozialarbeiter/Sozialpädagogen –, die Zeitwerte im Vergleich der Bedarfs-Cluster 1 bis 8 zu bewerten. Dabei wurden Ärzte und Psychologische Psychotherapeuten sowie die Fach- und Spezialtherapeuten jeweils zu einem Team zusammengeführt, weil es sehr hohe Schnittmengen in den Aufgabenbereichen dieser Berufsgruppen gibt und um von vorneherein Doppelungen in den Zeitschätzungen zu vermeiden.

Basis der Vergleiche zwischen den Bedarfs-Clustern war immer das Bedarfs-Cluster 1, weil es in allen drei Dimensionen – psychiatrisch/psychotherapeutisch, somatisch, psychosozial – durch regelhaften Bedarf gekennzeichnet ist. Die Zeitwerte in den Tätigkeitsfeldern dieses Clusters wurden dann herangezogen, um zu fragen, was verändert sich in Cluster 2 im Verhältnis zu Cluster 1 – erhöhter somatischer Bedarf – und was bedeutet das für den erforderlichen Zeitaufwand in der jeweiligen Berufsgruppe. Bei der Schätzung des Zeitaufwandes für Bedarfs-Cluster 3 – erhöhter psychosozialer Aufwand – wurde analog vorgegangen: Was verändert sich im Verhältnis zu Cluster 1 und was bedeutet dies für die Zeitbedarfe in den jeweiligen Tätigkeitsfeldern für die jeweilige Berufsgruppe bzw. das Qualifikations-Cluster (Arzt/Psychologischer Psychotherapeut – Fach- und Spezialtherapeuten). Dieses Vorgehen wurde iterativ für jedes Bedarfs-Cluster gewählt. Zum Schluss gab es dann, entsprechend der Bewertung der Experten, ein modifiziertes Ergebnis der Minutenwerte.

Zur Bewertung der personellen Wirkung auf die Behandlungseinheit wurden die entsprechenden Vollkraft(VK)-Effekte aufgezeigt (s. Abb. 8). Dabei wurde für die vollstationäre Station in der Erwachsenenpsychiatrie mit 18 Patienten, im Bereich der KJP mit 10 Patienten gerechnet.

4.2 Die Methodik

Minuten pro *Woche*

Behandlungstätigkeiten	Ärzte	Median Ärzte	PsychPV Ärzte	Krankenpflegepersonal	Median Pflege	PsychPV Pflege	Diplompsychologen	Median Psychologen	PsychPV Psychologen	Ergotherapeuten	Median Ergo	PsychPV Ergo	Bewegungstherapeuten, Krankengymnasten, Physiotherapeuten	Median Bewegung	PsychPV Bewegung	Sozialarbeiter, Sozialpädagogen	Median Soz	PsychPV Soz	Summe	Median Summe	PsychPV Summe
Aufklärung, partizipative Entscheidungsfindung und kontinuierliche Behandlungsplanung	25	55		35	60		25	45		15	20		15	13		15	35		130	228	
Diagnostik	75	90		0	115		60	58		30	20		15	9		30	45		210	336	
Durchführung Pflegeprozess (mit Patient)	0	0		56	148		0	0		0	0		0	0		0	0		56	148	
Förderung von Gesundheit, Problemlösung, Inklusion und Ressourcen	0	0		210	30		0	0		0	0		0	0		0	0		210	30	
medizinische Versorgung	40	40		154	200		0	0		0	0		0	0		0	0		194	240	
Nachsorgeplanung und Entlassmanagement (patientenbezogen)	10	15		21	15		10	15		5	5		0	2		15	30		61	82	
patienten- und störungsbezogene Behandlung – Psychotherapie	40	60		56	70		40	28		60	48		25	21		30	33		251	259	
Präsenz, Begleitung, Support (Pflege)	0	0		147	85		0	0		0	0		0	0		0	0		147	85	
Kriseninterventionen	0	0		7	5		0	0		0	3		0	0		0	3		7	10	
Management psychosozialer und körperlicher Funktionseinschränkungen (Pflege)	0	0		70	85		0	0		0	0		0	0		0	0		70	85	
Herstellung von Umweltbezug/Einbeziehung des Umfeldes (Pflege)	0	0		35	25		0	0		0	0		0	0		15	0		50	25	
Dokumentation	35	40		105	180		35	35		25	33		15	18		15	15		230	320	
Ergebnis	225	300	165	896	1.018	805	170	181	30	135	128	80	70	61	25	120	160	60	1.616	1.847	1.165
Vollkraft-Äquivalent:	0,1	0,2	0,1	0,5	0,6	0,5	0,1	0,1	0,0	0,1	0,1	0,0	0,0	0,0	0,0	0,1	0,1	0,0			0,0

Abb. 7 Arbeitstabelle zur Schätzung und Bewertung des Zeitaufwandes – Ergebnisse der ersten Expertenrunde und ihre Bewertung in der 2. Expertenrunde – Minuten pro Woche/Patient (Beispiel: Erwachsenenpsychiatrie – Cluster 1)

4 Individuell und bedarfsgerecht – leitlinienorientierte Personalbemessung in der Psychiatrie. Die Ergebnisse einer Machbarkeitsstudie – eine problemorientierte Aufbereitung

Minuten pro *Station (Woche)*

Behandlungstätigkeiten	Ärzte	Median Ärzte	PsychPV Ärzte
Aufklärung, partizipative Entscheidungsfindung und kontinuierliche Behandlungsplanung	450	990	
Diagnostik	1.350	1.620	
Durchführung Pflegeprozess (mit Patient)	0	0	
Förderung von Gesundheit, Problemlösung, Inklusion und Ressourcen	0	0	
medizinische Versorgung	720	720	
Nachsorgeplanung und Entlassmanagement (patientenbezogen)	180	270	
patienten- und störungsbezogene Behandlung/Psychotherapie	720	1.080	
Präsenz, Begleitung, Support (Pflege)	0	0	
Kriseninterventionen	0	0	
Management psychosozialer und körperlicher Funktionseinschränkungen (Pflege)	0	0	
Herstellung von Umweltbezug/Einbeziehung des Umfeldes (Pflege)	0	0	
Dokumentation	630	720	
Ergebnis	**4.050**	**5.400**	**2.970**
Vollkraft-Äquivalent:	2,1	2,8	1,5

Summe VK-Äq. Schätzung	16,0
Summe VK-Äq. Median	18,3
Summe VK-Äq. PsychPV	11,6

Abb. 8 Auszug aus der Arbeitstabelle für die zweite Expertenrunde zur Eingabe von Minutenschätzungen in der zweiten Spalte (mit Angabe der Median-Werte aus der ersten Expertenschätzung in der dritten Spalte sowie der Gesamtminuten nach PsychPV in der vierten Spalte und der VK-Effekte im unteren Bereich der Tabelle)

Die Ermittlung der PsychPV erforderte eine Umrechnung der Psych-PV-Werte unter Berücksichtigung der Ergebnisse der Stichtagserhebung und des daraus abgeleiteten Vergleiches der Verteilung der Patienten nach dem Plattform-Modell sowie der PsychPV (= Psych-PV-Mapping, s. Kap. 4.3). Dazu wurde folgende Umrechnung vorgenommen (s. Abb. 9):

4.2 Die Methodik

Auszug aus der Arbeitstabelle:

Behandlungsbereiche	A1
Ärzte	166
Krankenpflegepersonal	745
Diplompsychologen	25
Ergotherapeuten	93
Bewegungstherapeuten, Krankengymnasten, Physiotherapeuten	23
Sozialarbeiter, Sozialpädagogen	57

A1: Minutenwert je Patient/pro Woche = 578 Minuten

./. mittelbar patientenbezogene Tätigkeiten (3.655 Minuten/18 Patienten = 203 Minuten)
+ Umrechnung des Stationssockels auf einen Patienten (5.000 Minuten/18 Patienten = 277 Minuten)

= 652 Minuten
+ Aufschlag für 16 statt 14 Stunden (6:00 bis 22:00 Uhr) (652/14*16)

= **745 Minuten**

Ermittlung der Minutenwerte für die Cluster
Die Minutenwerte aller Psych-Kategorien (A1 bis G6) wurden entsprechend der Verteilung der Psych-PV-Kategorien auf die Cluster ermittelt.

Cluster Ergänzung	A1	A2	A3	A4	A5	A6	S1	S2	S3	S4	S5	S6	G1	G2	G3	G4	G5	G6	Summe
1 E	42%	2%	0%	0%	0%	32%	8%	1%	0%	0%	0%	5%	7%	0%	0%	0%	0%	1%	100%
2 E	26%	11%	0%	1%	0%	12%	7%	1%	0%	0%	0%	5%	27%	7%	0%	0%	0%	2%	100%
3 E	45%	3%	0%	0%	0%	16%	14%	2%	0%	2%	0%	12%	5%	1%	0%	0%	0%	0%	100%
4 E	22%	25%	0%	1%	0%	27%	2%	3%	0%	0%	0%	3%	4%	10%	0%	0%	0%	0%	100%
5 E	34%	3%	0%	7%	0%	14%	7%	0%	0%	0%	0%	3%	17%	10%	0%	3%	0%	0%	100%
6 E	25%	17%	0%	3%	0%	6%	1%	3%	0%	0%	0%	0%	12%	23%	0%	1%	0%	9%	100%
7 E	26%	35%	0%	4%	0%	14%	2%	2%	0%	1%	0%	5%	2%	8%	0%	1%	0%	2%	100%
8 E	16%	25%	1%	1%	0%	11%	2%	11%	0%	0%	0%	6%	1%	14%	0%	7%	0%	4%	100%

Cluster E1: Minutenwert je Patient/pro Woche = 805 Minuten

Abb. 9 Ermittlung der Psych-PV-Werte für die Bedarfs-Cluster – am Beispiel Krankenpflegepersonal

4 Individuell und bedarfsgerecht – leitlinienorientierte Personalbemessung in der Psychiatrie. Die Ergebnisse einer Machbarkeitsstudie – eine problemorientierte Aufbereitung

Minuten pro *Woche*

Behandlungstätigkeiten	Ärzte	Median Ärzte	PsychPV Ärzte	Krankenpflegepersonal	Median Pflege	PsychPV Pflege
Aufklärung, partizipative Entscheidungsfindung und kontinuierliche Behandlungsplanung	25	55		35	60	
Diagnostik	75	90		0	115	
Durchführung Pflegeprozess (mit Patient)	0	0		56	148	
Förderung von Gesundheit, Problemlösung, Inklusion und Ressourcen	0	0		210	30	
medizinische Versorgung	40	40		154	200	
Nachsorgeplanung und Entlassmanagement (patientenbezogen)	10	15		21	15	
patienten- und störungsbezogene Behandlung/Psychotherapie	40	60		56	70	
Präsenz, Begleitung, Support (Pflege)	0	0		147	85	
Kriseninterventionen	0	0		7	5	
Management psychosozialer und körperlicher Funktionseinschränkungen (Pflege)	0	0		70	85	
Herstellung von Umweltbezug/Einbeziehung des Umfeldes (Pflege)	0	0		35	25	
Dokumentation	35	40		105	180	
Ergebnis	225	300	165	896	1.018	805

Abb. 10 Auszug aus der Arbeitstabelle der zweiten Expertenrunde – hier: 805 Minuten nach PsychPV für die Krankenpflege in Bedarfs-Cluster 1 (= E1)

- Ausgangsbasis der Ermittlung ist der jeweilige Minutenwert je Patient/pro Woche in den Psych-PV-Kategorien (im Beispiel der Tabelle in Abbildung 9: 578 Minuten für das Krankenpflegepersonal in der Psych-PV-Kategorie A1)
- Von diesem Wert werden die mittelbar patientenbezogenen Tätigkeiten, nach PsychPV in der jeweiligen Kategorie, abgezogen sowie der Stationssockel für die Pflege von 5.000 Minuten nach PsychPV auf den Patienten angerechnet (bei 18 Patienten in der Erwachsenenpsychiatrie sind das 277 Minuten). Dies ergibt einen Zwischenwert 652 Minuten.
- Da die PsychPV mit 14 Stunden für die Pflege rechnet aber in den Expertenrunden als Prämisse für die Pflege mit einem 16 Stundentag (6:00 bis 22:00) gearbeitet wird, bedarf es eines Aufschlags. Dies ergibt als zweiten Zwischenwert 745 Minuten.
- Die Minutenwerte aller anderen Psych-PV-Kategorien (A2 bis S6) werden analog ermittelt.

4.2 Die Methodik

- Die so ermittelten einzelnen Minutenwerte je Psych-PV-Kategorie fließen dann entsprechend der Verteilung der Psych-PV-Kategorien in den Bedarfs-Clustern gewichtet in die Ermittlung der Psych-PV-Minutenwerte für das jeweilige Cluster ein (beispielhaft für das Bedarfs-Cluster 1: 42% der Patienten finden sich in Psych-PV-Kategorie A1, 2% in A2, 32% in A6, 8% in S1 usw.).
- Der entsprechende Minutenwert für das Cluster 1 in der Erwachsenenpsychiatrie (= E1) beträgt dann 805 Minuten für das Krankenpflegepersonal (s. Abb. 10).

Die dritte und vierte Expertenrunde

In einer dritten Expertenrunde wurden durch ein multidisziplinäres Team die Zeitwerte der zweiten Expertenschätzung unter den Aspekten Arbeitsteilung, Kooperation und Aufgabenüberschneidung verglichen. Anders als in der zweiten Expertenrunde saßen nun wieder Vertreter aller Berufsgruppen zusammen und verglichen den Zeitaufwand in Minuten in den jeweiligen Tätigkeitsfeldern zwischen den Berufsgruppen. Beispielsweise wurde so deutlich, dass die Zeitaufwendungen für Diagnostik oder therapeutische Interventionen in der Summe für das Bedarfs-Cluster 1 nicht realistisch sind. In einem konkreten Fall war der diagnostische Aufwand für eine fachtherapeutische Diagnostik fast genauso hoch wie für die Diagnostik von Ärzten/Psychologen. Die Betrachtung der paradigmatischen Fallvignetten für das Bedarfs-Cluster 1 sowie eine Experteneinschätzung des Diagnostikaufwandes für dieses Cluster führte dann in diesem Fall zu einer Absenkung des Diagnostikaufwandes in der Summe über alle Berufsgruppen. In einem anderen Fall wurden die Minutenwerte in Vollkräfte umgerechnet und eine Experteneinschätzung vorgenommen, ob dies eine realistische Personalbesetzung für eine Station von 18 (EP) bzw. 10 Patienten (KJP) ist.

Analog wurde dann Schritt für Schritt auch mit den anderen Tätigkeitsfeldern umgegangen. Die Bewertung der Minutenwerte im Vergleich der Berufsgruppen wurde im Bedarfs-Cluster 1 besonders sorgfältig vorgenommen, weil die Minutenwerte des Clusters 1 die Basis für die Werte in den Clustern 2 bis 8 waren. Dieses Vorgehen führte dann zu entsprechenden Anpassungen der Minutenwerte.

Nachdem alle Ergebnisse vorlagen, wurde unter anderem auf Grundlage vergleichender Auswertungen zwischen den Bereichen Erwachsen-, Kinder- und Jugendpsychiatrie sowie Psychosomatik (bspw. für psychotherapeutischen Aufwand), einer Überkreuzvalidierung mit Minutenwerten der PsychPV (bspw. für die Werte des strukturellen Settings) sowie empirischer Daten aus psychiatrischen Einrichtungen (bspw. zur 1:1-Betreuung) eine Validierung der Ergebnisse vorgenommen und die Zeitschätzungen abschließend festgelegt (*vierte Expertenrunde*). Konkrete Anpassungen der Zeitwerte erfolgten hier insbesondere für die Berufsgruppe der Pflege:

- Die Minutenwerte für das strukturelle Setting wurde in der Erwachsenenpsychiatrie auf Grundlage der Werte der PsychPV (ermittelt auf der Grundlage des Psych-PV-Mappings, s. Kap. 4.3) angepasst. In der Kinder- und Jugendpsychiatrie erfolgte für diesen Bereich eine detaillierte Bewertung der Zeitaufwände pro Aufgabe.
- Für die 1:1-Betreuung wurde pauschal für jedes Bedarfs-Cluster in der Erwachsenenpsychiatrie ein Wert von 50 Minuten geschätzt und für die Kinder- und Jugendpsychiatrie ein Bedarf von 60 Minuten (je Patient pro Woche). Grundlagen waren entsprechende empirische Daten aus Klinikverbünden aus dem Jahr 2018.

Überarbeitung der Tätigkeitskataloge

Ein weiteres Ergebnis der Expertenworkshops war eine Überarbeitung der Tätigkeitsprofile. Wurde in der ersten Fassung der Tätigkeitsprofile – die auch Grundlage der Zeitschätzungen waren – unterschieden zwischen individuumbezogenen Aufgabenfeldern sowie settingbezogenen Aufgabenfeldern, erfolgte nun eine weitere Ausdifferenzierung: individuumbezogene Aufgabenfelder wurden in unmittelbar patientenbezogene Tätigkeiten mit Patientenkontakt sowie mittelbar patientenbezogene Tätigkeiten (Fallsupervision, Risikoabschätzung etc.) unterschieden. Darüber hinaus gibt es als dritte Gruppe strukturelle Setting-Aufgaben (Organisation, Management, Führung) (s. Abb. 11).

Bei der erneuten Anwendung der dargelegten Vorgehensweise in Expertenworkshops nach der Delphi-Methode wäre es sinnvoll, die neu entwickelten Tätigkeitskataloge zu verwenden (s. Anhang).

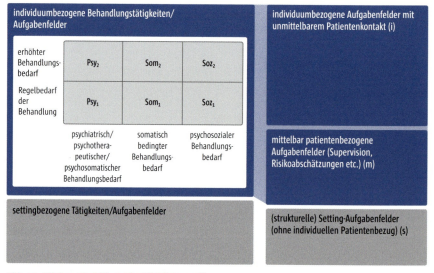

Abb. 11 Weiterentwicklung der Tätigkeitsprofile

4.3 Die Ergebnisse der Machbarkeitsstudie

Es gibt fünf wesentliche Ergebnisse der Machbarkeitsstudie:

1. Die Entwicklung von paradigmatischen Fallbeschreibungen (hier auch: Fallvignetten), die sich auch als methodisches Instrument zur Zuordnung von Patienten sowie für die Minutenschätzungen bewährten.
2. Neue Tätigkeitsprofile, die in ihrer Anwendung während der Expertenschätzungen kritisch reflektiert und weiterentwickelt wurden. Im Fokus der Tätigkeitsprofile lag dabei die Berücksichtigung von medizinischen Leitlinien und Expertenkonsens für die Ableitung notwendiger neuer Tätigkeiten sowie die kritische Überprüfung der ersten Fassung der Tätigkeitsprofile mit der Frage-

4.3 Die Ergebnisse der Machbarkeitsstudie

stellung, inwieweit sind die Tätigkeitsfelder zur Ableitung und Begründung von Minutenschätzungen verwendbar sind. Letzteres führte zu einer Neustrukturierung der Tätigkeiten, weil zum einen deutlich wurde, dass ursprünglich dem Setting zugeordnete Tätigkeiten dem Patienten zumindest mittelbar zuordbar sind, wie beispielsweise Fall-Supervisionen und Gefährdungspotenziale, die sich aus der konkreten Symptomatik und Situation des Patienten ergeben. Zum anderen wurden Individuum- und settingbezogene Tätigkeiten klarer getrennt und die Gefahr von Doppelungen in den Minutenschätzungen reduziert.

3. Die Verteilung der Bedarfs-Cluster in der klinischen Praxis und der Abgleich der Bedarfs-Cluster mit den Psych-PV-Kategorien (Psych-PV-Mapping). Auf dieser Basis konnte die Relevanz der Bedarfs-Cluster überprüft werden sowie die Fragestellung, ob die Bedarfs-Cluster den Behandlungsbedarf der Patienten hinreichend und besser darstellen als die PsychPV. Ein weiterer Schwerpunkt der Überprüfung war, ob und wie aussagefähig die Komplexität des klinischen Leistungsgeschehens beispielsweise bei gerontopsychiatrischen Patienten widergespiegelt wird.
4. Die Bedeutung der neu in die Profile aufgenommenen Tätigkeitsfelder konnte ebenfalls verifiziert werden, indem die Verteilung der Tätigkeitsfelder in den einzelnen Bedarfs-Clustern ausgewertet wurde. Grundlage waren die Minutenschätzungen der Experten in den Delphi-Runden.
5. Auf Grundlage von Stichtagserhebung und Expertenschätzungen konnten nicht nur der Behandlungs- und damit der notwendige Personalbedarf für die einzelnen Cluster ermittelt werden, sondern auch – unter Berücksichtigung der Verteilung der Cluster im klinischen Alltag – der Personalbedarf für den Fall, dass die Zusammensetzung der Patientenklientel dieser Verteilung der Bedarfs-Cluster entspricht.

Abschließend werden in diesem Abschnitt einige spezifische Analysen vorgenommen, um Anregungen für die Weiterentwicklung des Modells zu geben.

Fallvignetten

Bei der Konzeptentwicklung wurde in den Workshops der Plattform „Personal" ausführlich darüber diskutiert, ob ein Skalen- bzw. Kriterien-System oder paradigmatische Fallbeschreibungen zur Einordnung von realen Patienten genutzt werden sollen. Man hat sich bewusst für paradigmatische Fallbeschreibungen entschieden, weil sie zum einen ein bewährtes Mittel zur realtypischen Beschreibung von Diagnose und Symptomatik bei Erkrankungen sind und zum anderen ein bewährtes Instrumentarium für das therapeutische Personal darstellen. In der Machbarkeitsstudie ging es nun darum zu prüfen, ob die entwickelten Fallbeschreibungen als Instrument zur Zuordnung von Patienten in psychiatrischen Einrichtungen geeignet sind.

Die Fallbeschreibungen wurden von einer multiprofessionellen Expertenrunde des therapeutischen Personals entwickelt. Diese Fallbeschreibungen wurden anschließend durch andere Experten (ärztliche und pflegerische Abteilungsleitungen) zur Einordnung in die Bedarfs-Cluster genutzt und Probleme bei der Einordnung in Telefoninterviews protokolliert. Die Ergebnisse dieser Validierung wurden in einer zwei-

4 Individuell und bedarfsgerecht – leitlinienorientierte Personalbemessung in der Psychiatrie. Die Ergebnisse einer Machbarkeitsstudie – eine problemorientierte Aufbereitung

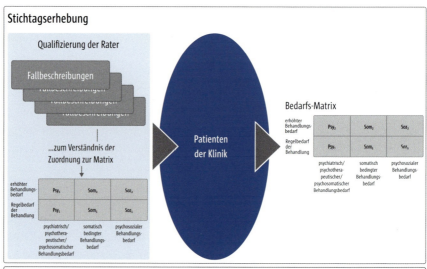

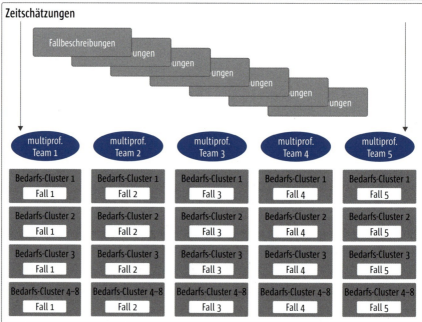

Abb. 12 Fallvignetten als Grundlage zur Einordnung von Patienten sowie zur Schätzung des Behandlungsaufwandes

ten Redaktionsrunde durch das multiprofessionelle Team ausgewertet und die Fallbeschreibungen soweit notwendig überarbeitet (s. auch Kap. 4.1, sowie Kap. 6).

Die Fallbeschreibungen waren ein inhaltliches Element, um die Rater der Stichtagserhebung zu qualifizieren. Im Transfer der Erkenntnisse über das Modell waren die Fallbeschreibungen darüber hinaus Grundlage für die Anwendung der Bedarfs-Matrix. Mit diesem Grundverständnis wurden dann in den Stichtagserhebungen die

4.3 Die Ergebnisse der Machbarkeitsstudie

realen Patienten der Einrichtungen hinsichtlich ihres regelhaften bzw. erhöhten Behandlungsbedarfes eingeordnet.

Die Rater in der Stichtagserhebung bewerteten ihre Einschätzung des Behandlungsbedarfs mit 98% zwischen „sehr sicher" und „relativ sicher" ein (s. Abb. 12).

Zum anderen wurden die Fallbeschreibungen genutzt, um in der ersten Expertenrunde der Delphi-Runden den Behandlungsaufwand für die in der Fallbeschreibung beschriebenen Patienten zu schätzen. Hier bewährten sich die Fallbeschreibungen als sinnvolles Instrument zur Einschätzung des Behandlungsaufwandes (in Minuten).

Weiterentwicklung der Tätigkeitsprofile

Wie schon bei der Erläuterung der Methodik ausgeführt, stellte sich im Rahmen der Expertenworkshops heraus, dass die ursprüngliche Aufteilung des Tätigkeitsprofils in individuumbezogene und settingbezogene Tätigkeiten bzw. Aufgabenfelder nicht differenziert genug ist, um die Tätigkeiten hinreichend genau abzugrenzen. In der ersten Version der Tätigkeitsprofile wurden viele mittelbar patientenbezogene Aufgabenfelder wie Fallsupervision, Fallbesprechungen und Risikoabschätzungen den settingbezogenen Tätigkeiten zugeordnet. Bei den Zeitschätzungen stelle sich heraus, dass sich der Zeitbedarf für die Behandlung zeitlich präziser zuordnen sowie schätzen lässt, wenn diese mittelbar dem Patienten zuzuordnenden Tätigkeiten ebenfalls Individuum-bezogen bewertet werden. Dies führte zur Überarbeitung sämtlicher Tätigkeitsprofile. Daraus ergab sich folgende Struktur der Tätigkeitsprofile (s. Abb. 13 am Beispiel der Pflege).

Dem strukturellen Setting sind jetzt alle unmittelbar mit Strukturen, Organisation und Management verbundenen Tätigkeiten zuzuordnen, wie beispielsweise das Aufnahmemanagement, milieubezogenes Handeln, Maßnahmen zur strukturellen Herstellung von Sicherheit, Maßnahmen zur Förderung von Qualität (strukturell), interprofessionelle Tätigkeiten (Team, Arbeitsorganisation, Führung, Weiterbildung), das Management der Netzwerkarbeit und der Zusammenarbeit in den regionalen Versorgungsstrukturen, die Stationsorganisation und Leitungstätigkeiten (Führung und Organisation der Behandlungseinheit).

Neben dieser Dreiteilung in

1. unmittelbar sowie
2. mittelbar individuumbezogene und
3. strukturell settingbezogene Tätigkeiten

wurden in allen Tätigkeitsprofilen der Berufsgruppen Anforderungen an eine moderne psychiatrische Versorgung aufgenommen: „Aufklärung und partizipative Entscheidungsfindung", „Herstellung von Umweltbezug und Einbeziehung des Umfeldes", der sehr viel größere Umfang von psychotherapeutischer Behandlung im leitlinien- und Expertenkonsens-orientierten Kontext, die Krisenintervention (inkl. 1:1-Betreuung), die „Förderung von Gesundheit, Problemlösung und Inklusion und Ressourcen", sowie „Maßnahmen zur Herstellung von Sicherheit und Qualität". Eine besondere Rolle spielte in dem Kontext auch die Netzwerkarbeit bzw. die Zusammenarbeit in der gemeindepsychiatrischen Versorgung.

4 Individuell und bedarfsgerecht – leitlinienorientierte Personalbemessung in der Psychiatrie. Die Ergebnisse einer Machbarkeitsstudie – eine problemorientierte Aufbereitung

individiumbezogene Behandlungstätigkeiten – unmittelbar und mittelbar
Aufnahme des Patienten
Herstellung einer haltgebenden therapeutischen Beziehung
Durchführung Pflegeprozess
Management psychosozialer und körperlicher Funktionseinschränkungen
Aufklärung, partizipative Entscheidungsfindung
Herstellung von Umweltbezug und Einbeziehung des Umfeldes
patientenbez. störungsspezifische Interventionen (leitlinienorientiert, geplant, bez. auf multiprof. Behandlungsziele)
medizinische Versorgung
Krisenintervention
Präsenz, Begleitung, Support
Förderung von Gesundheit, Problemlösung, Inklusion und Ressourcen
Maßnahmen zur Herstellung von Sicherheit (Fremd-/Selbstgefährdung)
Maßnahmen zur Förderung von Qualität (patientenbezogen)
interprofessionelle Tätigkeiten (im Zusammenhang mit der Patientenversorgung)
Netzwerkarbeit/Zusammenarbeit in der gemeindepsychiatrischen Versorgung (patientenbezogen)
Pflegedokumentation (patientenbezogen)
Entlassmanagement
strukturelle Setting-Tätigkeiten
Aufnahmemanagement
milieubezogenes Handeln
Maßnahmen zur Herstellung von Sicherheit (strukturell)
Maßnahmen zur Förderung von Qualität (strukturell)
interprofessionelle Tätigkeiten (Team, Arbeitsorganisation, Führung, Weiterbildung)
Management der Netzwerkarbeit/Zusammenarbeit in regionalen Versorgungsstrukturen
Stationsorganisation
Leitungstätigkeiten (Führung und Organisation der Behandlungseinheit)
Fort- und Weiterbildung
Serviceleistungen außerhalb der Dienstzeit von Servicekräften

Abb. 13 Ergebnis der Überarbeitung der Tätigkeitsprofile: das Beispiel der Pflege (Erwachsenenpsychiatrie)

Verteilung der Bedarfs-Cluster in der klinischen Praxis – Psych-PV-Mapping

Ein Kern der Machbarkeitsstudie war die Überprüfung, ob die im Plattform-Modell vorgenommene Clusterbeschreibung geeignet ist, das gesamte Spektrum der Symptomkonstellation der Erwachsenen- und Kinder- und Jugendpsychiatrie abzubilden und ob diese Cluster hinreichend trennscharf sind.

Die Zuordnung von Patienten der Einrichtungen in die Bedarfs-Cluster sowie der Vergleich der Bedarfs-Cluster-Zuordnung mit der Einstufung in die Psych-PV-Kategorien (= Psych-PV-Mapping) waren Grundlage dieser Überprüfung. In drei Stichtagserhebungen wurden 1.376 Patienten in der Erwachsenenpsychiatrie sowie 526 Patienten in der Kinder- und Jugendpsychiatrie erfasst und bewertet (s. Tab. 1–4). Bei der Auswahl dieser Stichproben wurde neben der Berücksichtigung der Einrichtungstypen Fachklinik, Kliniken für Psychiatrie an Allgemeinkrankenhäusern und an Universitätskliniken darauf geachtet, dass neben vollstationären auch teilstationäre Fälle

4.3 Die Ergebnisse der Machbarkeitsstudie

Tab. 1   Verteilung der Patienten in der Erwachsenenpsychiatrie nach Bedarfs-Clustern und Psych-PV-Kategorien in Stichprobe der Machbarkeitsstudie (= Psych-PV-Mapping)

	Psych-PV-Kategorien													Summe
	A1	A2	A3	A4	A5	A6	S1	S2	S4	S6	G1	G2	G4	G6	
Cluster 1	262	14	0	0	3	198	52	6	0	29	46	3	1	6	620
Cluster 2	22	9	0	1	0	10	6	1	0	4	23	6	0	2	84
Cluster 3	67	5	0	0	0	23	21	3	3	18	7	1	0	0	148
Cluster 4	45	51	1	3	1	54	4	7	0	6	8	21	0	0	201
Cluster 5	10	1	0	2	0	4	2	0	0	1	5	3	1	0	29
Cluster 6	17	12	0	2	0	4	1	2	0	0	8	10	1	6	69
Cluster 7	34	47	0	5	0	18	3	3	1	7	2	10	1	2	133
Cluster 8	13	21	1	1	0	9	2	9	0	5	1	12	6	3	83
Ergebnis Cluster 1–8	470	160	2	14	4	320	91	31	4	70	100	72	10	19	1.367

Tab. 2   Verteilung der Patienten in der Erwachsenenpsychiatrie nach Bedarfs-Clustern und Psych-PV-Kategorien in Stichprobe der Machbarkeitsstudie (= Psych-PV-Mapping) in Prozentzahlen

	Psych-PV-Kategorien in Prozentzahlen													Summe
	A1	A2	A3	A4	A5	A6	S1	S2	S4	S6	G1	G2	G4	G6	
Cluster 1	19%	1%	0%	0%	0%	14%	4%	0%	0%	2%	3%	0%	0%	0%	45%
Cluster 2	2%	1%	0%	0%	0%	1%	0%	0%	0%	0%	2%	0%	0%	0%	6%
Cluster 3	5%	0%	0%	0%	0%	2%	2%	0%	0%	1%	1%	0%	0%	0%	11%
Cluster 4	3%	4%	0%	0%	0%	4%	0%	1%	0%	0%	1%	2%	0%	0%	15%
Cluster 5	1%	0%	0%	0%	0%	0%	0%	0%	0%	0%	0%	0%	0%	0%	2%
Cluster 6	1%	1%	0%	0%	0%	0%	0%	0%	0%	0%	1%	1%	0%	0%	5%
Cluster 7	2%	3%	0%	0%	0%	1%	0%	0%	0%	1%	0%	1%	0%	0%	10%
Cluster 8	1%	2%	0%	0%	0%	1%	0%	1%	0%	0%	0%	1%	0%	0%	6%
Ergebnis Cluster 1–8	34%	12%	0%	1%	0%	23%	7%	2%	0%	5%	7%	5%	1%	1%	100%

berücksichtigt wurden, um die Hypothese des Plattform-Modells zu prüfen, ob auch bei Patienten in teilstationärer Behandlung erhöhter Behandlungsbedarf vorliegt.

Um die Qualität dieser – unter dem reduzierten Anspruch einer Machbarkeitsstudie bewusst begrenzten – Stichprobe zu überprüfen, wurde die Zuordnung der Patienten in die Psych-PV-Kategorien mit einer Stichprobe von 135 stationären Einrichtungen der

4 Individuell und bedarfsgerecht – leitlinienorientierte Personalbemessung in der Psychiatrie. Die Ergebnisse einer Machbarkeitsstudie – eine problemorientierte Aufbereitung

Tab. 3 Verteilung der Patienten in der Kinder- und Jugendpsychiatrie nach Bedarfs-Clustern und nach Psych-PV-Kategorien in der Stichprobe der Machbarkeitsstudie (= Psych-PV-Mapping)

		Psych-PV-Kategorien				Summe
		KJ1	KJ2	KJ3	KJ7	
Cluster	1	59	80	2	159	300
	2	5	7	0	2	14
	3	18	16	1	14	49
	4	37	30	1	18	86
	5	2	0	0	1	3
	6	2	0	2	0	4
	7	14	8	0	21	43
	8	8	1	3	15	27
Ergebnis Cluster 1–8		145	142	9	230	526

Tab. 4 Verteilung der Patienten in der Kinder- und Jugendpsychiatrie nach Bedarfs-Clustern und nach Psych-PV-Kategorien in der Stichprobe der Machbarkeitsstudie (= Psych-PV-Mapping) in Prozentzahlen

		Psych-PV-Kategorien				Summe
		KJ1	KJ2	KJ3	KJ7	
Cluster	1	11%	15%	0%	30%	57%
	2	1%	1%	0%	0%	3%
	3	3%	3%	0%	3%	9%
	4	7%	6%	0%	3%	16%
	5	0%	0%	0%	0%	1%
	6	0%	0%	0%	0%	1%
	7	3%	2%	0%	4%	8%
	8	2%	0%	1%	3%	5%
Ergebnis Cluster 1–8		28%	27%	2%	44%	100%

Bundesarbeitsgemeinschaft der Träger psychiatrischer Kliniken in Deutschland (BAG) aus dem Jahr 2017 verglichen. Die Gegenüberstellung zeigt, dass die Daten der Machbarkeitsstudie für die stationären Fälle durchaus den klinischen Alltag widerspiegeln (s. Abb. 14). Auffällige Abweichungen gibt es in der Psych-PV-Kategorie A2 (in der Stichprobe der Machbarkeitsstudie überrepräsentiert) sowie den Psych-PV-Kategorien A5 und S2, in der die Daten der Stichprobe der Machbarkeitsstudie unterrepräsentiert sind.

4.3 Die Ergebnisse der Machbarkeitsstudie

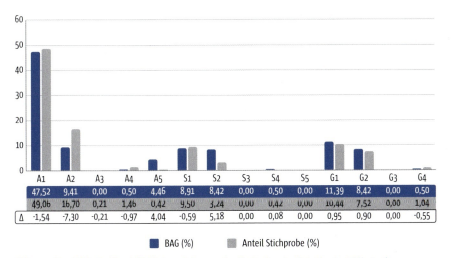

Abb. 14 Vergleich der Psych-PV-Kategorisierung der Patienten (vollstationäre Fälle in der Erwachsenenpsychiatrie) im Vergleich der Stichproben „Machbarkeitsstudie" vs. „BAG"

Die Datenanalyse zeigt, dass in beiden Teilstichproben von Erwachsenen- und Kinder- und Jugendpsychiatrie vier Bedarfs-Cluster (Erwachsenenpsychiatrie) bzw. drei Bedarfs-Cluster (Kinder- und Jugendpsychiatrie) ca. 80 % des Leistungsgeschehens in den psychiatrischen Einrichtungen widerspiegeln (s. Abb. 15 u. 16).

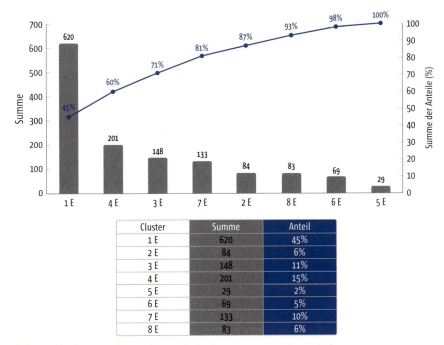

Abb. 15 Verteilung der Bedarfs-Cluster in der Erwachsenenpsychiatrie (EP)

4 Individuell und bedarfsgerecht – leitlinienorientierte Personalbemessung in der Psychiatrie.
Die Ergebnisse einer Machbarkeitsstudie – eine problemorientierte Aufbereitung

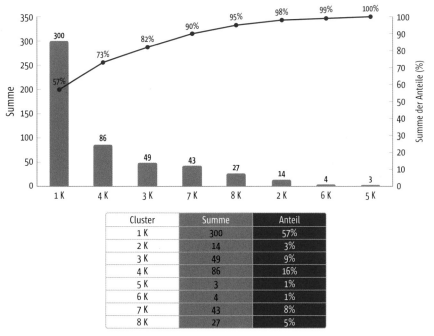

Abb. 16 Verteilung der Bedarfs-Cluster in der Kinder- und Jugendpsychiatrie (KJP)

In der Erwachsenenpsychiatrie sind 45% dem Bedarfs-Cluster 1 (Regelhafter Bedarf) zugeordnet. Erhöhter psychosozialer und die Kombination von erhöhtem psychiatrischen und psychosozialen Bedarf machen ca. 21% des Leistungsgeschehens aus (Cluster 3 und 7). Es folgt erhöhter psychiatrischer Bedarf mit ca. 15% (Cluster 4).

In der Kinder- und Jugendpsychiatrie sind dem Bedarfs-Cluster 1 57% der Patienten zugeordnet. Erhöhter psychosozialer und die Kombination von erhöhtem psychiat-

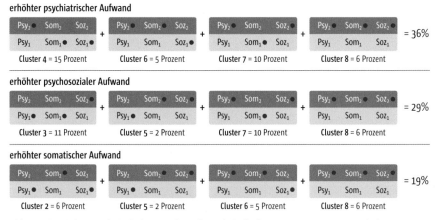

Abb. 17 Die Relevanz des erhöhten Aufwands nach Bedarfs-Dimensionen im Bereich der Erwachsenenpsychiatrie

4.3 Die Ergebnisse der Machbarkeitsstudie

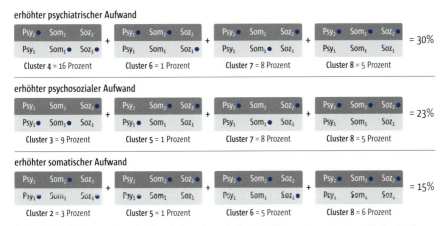

Abb. 18 Die Relevanz des erhöhten Aufwands nach Bedarfs-Dimensionen im Bereich der Kinder- und Jugendpsychiatrie

rischen und psychosozialen Bedarf machen ca. 17% des Leistungsgeschehens aus (Cluster 3 und 7). Es folgt erhöhter psychiatrischer Bedarf mit ca. 16% (Cluster 4).

Wird die Relevanz des erhöhten Aufwands nach Bedarfs-Dimensionen unterteilt, so ergibt sich folgendes Bild (s. Abb. 17 u. 18): In der Erwachsenenpsychiatrie beträgt der erhöhte psychiatrische Aufwand 36%, in der Kinder- und Jugendpsychiatrie 30%. Erhöhter psychosozialer Aufwand ist bei 29% der Erwachsenen und bei 23% der Kinder- und Jugendlichen festgestellt worden. Erhöhter somatischer Bedarf umfasst in der Erwachsenenpsychiatrie 19% und in der Kinder- und Jugendpsychiatrie 15% der Patienten.

Werden die Zahlen der Stichtagserhebung differenziert nach Stichprobe (vollstationär vs. teilstationär), ergibt sich folgendes Bild (s. Abb. 19):

	Stichprobe			vollstationär			teilstationär		
	Cluster	Summe	Anteil	Cluster	Summe	Anteil	Cluster	Summe	Anteil
EP	1 E	620	45%	1 E	387	40%	1 E	233	57%
	2 E	84	6%	2 E	68	7%	2 E	16	4%
	3 E	148	11%	3 E	107	11%	3 E	41	10%
	4 E	201	15%	4 E	141	15%	4 E	60	15%
	5 E	29	2%	5 E	24	3%	5 E	5	1%
	6 E	69	5%	6 E	59	6%	6 E	10	2%
	7 E	133	10%	7 E	106	11%	7 E	27	7%
	8 E	83	6%	8 E	66	7%	8 E	17	4%

	Cluster	Summe	Anteil	Cluster	Summe	Anteil	Cluster	Summe	Anteil
KJP	1 K	300	57%	1 K	141	48%	1 K	159	69%
	2 K	14	3%	2 K	12	4%	2 K	2	1%
	3 K	49	9%	3 K	35	12%	3 K	14	6%
	4 K	86	16%	4 K	68	23%	4 K	18	8%
	5 K	3	1%	5 K	2	1%	5 K	1	0%
	6 K	4	1%	6 K	4	1%	6 K	0	0%
	7 K	43	8%	7 K	22	7%	7 K	21	9%
	8 K	27	5%	8 K	12	4%	8 K	15	7%

Abb. 19 Die Verteilung der Bedarfs-Cluster im Überblick

4 Individuell und bedarfsgerecht – leitlinienorientierte Personalbemessung in der Psychiatrie. Die Ergebnisse einer Machbarkeitsstudie – eine problemorientierte Aufbereitung

- Es bleibt auch im Vergleich von vollstationärer und teilstationärer Behandlung dabei, dass vier bzw. drei Cluster ca. 80% des Leistungsgeschehens spiegeln.
- Im teilstationären Bereich ist der Anteil des Clusters 1 (Regelbedarf in allen drei Dimensionen) erwartungsgemäß höher (EP 57%, KJP 69%) als im vollstationären Bereich (EP 40%, KJP 48%).
- Im teilstationären Bereich liegt der Anteil der Patienten mit erhöhtem Behandlungsaufwand in mindestens einer Dimension bei 43% in der Erwachsenenpsychiatrie und 31% in der Kinder- und Jugendpsychiatrie.

Damit wird eine Hypothese des Plattform-Modells bestätigt, dass auch im teilstationären Bereich ein hoher Anteil von erhöhtem Behandlungsaufwand besteht.

Die Autoren gehen auf Basis der Ergebnisse der Machbarkeitsstudie davon aus, dass das Plattform-Modell das Potenzial besitzt, den Bedarf der Patienten unabhängig von Diagnose und Setting widerzuspiegeln. In allen Settings bzw. Patientengruppen wird ein sehr differenzierter Mix der Patientenbedarfe deutlich, wie die Daten am Beispiel der Erwachsenenpsychiatrie (s. Abb. 20) bzw. der Kinder- und Jugendpsychiatrie (s. Abb. 21) zeigen.

In der Erwachsenenpsychiatrie sind die an den Stichtagen erhobenen Patienten in folgende Gruppen sortiert und die Verteilung der Bedarfs-Cluster ermittelt worden: Alle Patienten der Stichprobe; alle teilstationären Patienten; vollstationäre Patienten differenziert nach Allgemeinpsychiatrie (A), Sucht (S), Gerontopsychiatrie (G), Regelbehandlung in der Gerontopsychiatrie (G1) und Intensivbehandlung in der Gerontopsychiatrie (G2).

- In allen Gruppen sind die Bedarfs-Cluster wiederzufinden: Auf der einen Seite die G2-Patienten, die zu 96% erhöhten Aufwand in einer bis zu drei Dimensionen haben. Auf der anderen Seite die teilstationär behandelten Patienten, die zu 43% erhöhten Aufwand aufweisen.
- Die ersten vier Cluster mit Regel- und erhöhtem Aufwand in jeweils einer Dimension (Cluster 1 bis 4) decken zwischen 70% bis 80% des Leistungsgeschehens ab. Lediglich bei der Patientengruppe, die nach PsychPV der Gerontopsychiatrie (G) zugeordnet wird, gibt es ein komplexeres Bild: Hier verteilen sich die Cluster 1 bis 6 auf 82% der Patienten.
- Der Regelbedarf (Cluster 1) beträgt zwischen und 40% und 57% (letzteres im teilstationären Bereich). Auffällig ist der Bereich der Gerontopsychiatrien mit 28% (G) bzw. 4% (G2 – Intensivbehandlung).
- Das Cluster 4 (erhöhter psychiatrischer Bedarf) folgt als das Cluster mit der zweithöchsten Relevanz (zwischen 14% und 16%) mit Ausnahme der Suchtpatienten (9%) sowie der Regelbehandlung in der Gerontopsychiatrie (8%). In der Gruppe der gesamten Gerontopsychiatrie (G) folgt nach dem Regelbedarf das Cluster 2 (erhöhter somatischer Bedarf): 23% in G1 und 15% in der gesamten Gerontopsychiatrie (G1 + G2).
- Als nächstes folgt dann das Cluster 3 mit erhöhtem psychosozialem Aufwand. Im Bereich der Suchttherapie (S) wird bei ca. 23% der Patienten mit erhöhtem psychosozialen Aufwand der Zusammenhang zwischen Abhängigkeitserkrankungen und belasteter psychosozialer Situation sehr deutlich. Für die gerontopsychiatrische Patientengruppe gibt es eine Besonderheit: Der Bedarf an ausschließlich erhöhtem psychosozialem Aufwand (Cluster 3) macht nur zwischen 4% und 5% der Patienten aus, wohingegen die Kombination von regelhaftem

4.3 Die Ergebnisse der Machbarkeitsstudie

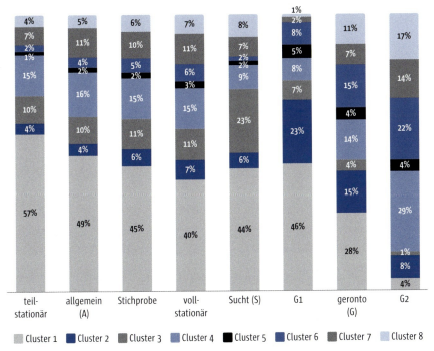

Abb. 20 Verteilung der Bedarfs-Cluster nach Settings und Patientengruppen in der Erwachsenenpsychiatrie

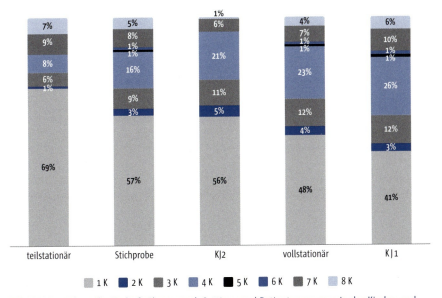

Abb. 21 Verteilung der Bedarfs-Cluster nach Settings und Patientengruppen in der Kinder- und Jugendpsychiatrie

psychiatrischen Behandlungsaufwand mit erhöhtem somatischen sowie erhöhtem psychosozialen Bedarf (Cluster 5) mit 15% (G) bzw. 22% (G2) relevant ist.
- Insgesamt haben bei der gerontopsychiatrischen Klientel 55% (G) einen erhöhten somatischen Aufwand bzw. 51% (G2). Die gerontopsychiatrischen Patienten haben in ca. 72% (G) bzw. 96% (G2) der Fälle einen erhöhten Aufwand in allen Dimensionen.
- Bedeutsam ist zudem, dass auch bei teilstationären Fällen ein erhöhter Aufwand zu beobachten ist (43%). Der erhöhte psychiatrische Aufwand (Cluster 4) ist hier mit 15% sogar genauso hoch wie bei den vollstationären Fällen der Stichprobe.

In der Kinder- und Jugendpsychiatrie ergibt sich folgendes Bild:
- Regelbedarf in allen Dimensionen (Cluster 1) besteht je nach betrachtetem Bereich der Stichprobe bei 41% (KJ1) bis 69% (teilstationär) der Patienten.
- Erhöhter psychiatrischer Bedarf liegt im teilstationären Bereich bei 8% der Patienten vor, in der Gesamtstichprobe bei 16% und im vollstationären Setting bei 23%.
- Es folgt als nächste relevante Gruppe erhöhter psychosozialer Bedarf (Cluster 3), der zwischen 6% bis 12% liegt.
- Als Viertes kristallisiert sich die Kombination von erhöhtem psychiatrischen und erhöhtem psychosozialen Bedarf (Cluster 7) mit zwischen 6% bis 10% heraus.
- Der erhöhte somatische Bedarf ist bei Patienten der Kinder- und Jugendpsychiatrie mit zwischen 1% bis 5% eher gering.

Insgesamt bildet das Modell sehr viel sensitiver und differenzierter als die bisherige Systematisierung der PsychPV erhöhte Bedarfe der Patienten in der stationären psychiatrischen Versorgung ab.

Auswirkungen des Plattform-Modells auf neue bedarfsorientierte Tätigkeiten

Ein Test auf die Validität des Plattform-Modells ist unter anderem, ob neue bedarfsorientierte Tätigkeiten wie „Psychotherapie", „Aufklärung und partizipative Entscheidungsfindung", „Nachsorgeplanung", „Herstellung von Umweltbezug und die Einbeziehung des Umfeldes", „Förderung von Gesundheitsproblemlösungen, Inklusion und Ressourcen", sowie „Maßnahmen zur Sicherheit und Vermeidung von Zwang" (unter anderem „Krisenintervention") sich in den Zeitschätzungen der Experten angemessen wiederfinden.

In Abbildung 22 wird die Relevanz einzelner Tätigkeiten deutlich:
- Nach den strukturellen Settingtätigkeiten (zwischen 14,8% und 17,6%) haben die störungsspezifischen, insbesondere psychotherapeutischen Interventionen einen Anteil von 12,4% (Cluster 1) bis 14,2% (Cluster 4) am Behandlungsaufwand.
- In Cluster 2 (erhöhter somatischer Aufwand) ist der Anteil der medizinischen Versorgung ähnlich hoch (13,9%), in Cluster 3 (erhöhter psychosozialer Aufwand) erhält die Nachsorgeplanung den höchsten Anteil nach der Psychotherapie im Vergleich zu den ersten vier Clustern (7,9%).
- Von den Behandlungstätigkeiten folgt in Cluster 4 (erhöhter psychiatrischer Aufwand) nach der Psychotherapie die Krisenintervention (inklusive 1:1-Betreuung) mit einem Anteil von 11,1%.

4.3 Die Ergebnisse der Machbarkeitsstudie

- Die „Förderung von Gesundheitsproblemlösung, Inklusion und Ressourcen" der Patienten hat einen Anteil zwischen 5,4% (Cluster 4) und 10,4% (Cluster 1),
- die auf die „Aufklärung und partizipative Entscheidungsfindung" zwischen 5% und 6,4%.

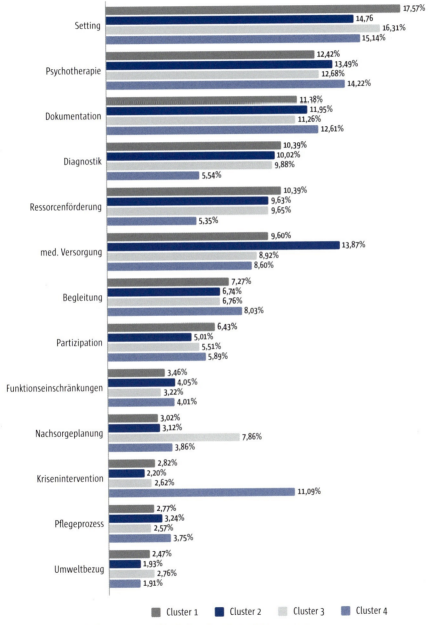

Abb. 22 Neue bedarfsgerechte und leitlinienorientierte Zeitwerte in der Erwachsenenpsychiatrie – die Bedarfs-Cluster 1 bis 4 im Vergleich

4 Individuell und bedarfsgerecht – leitlinienorientierte Personalbemessung in der Psychiatrie. Die Ergebnisse einer Machbarkeitsstudie – eine problemorientierte Aufbereitung

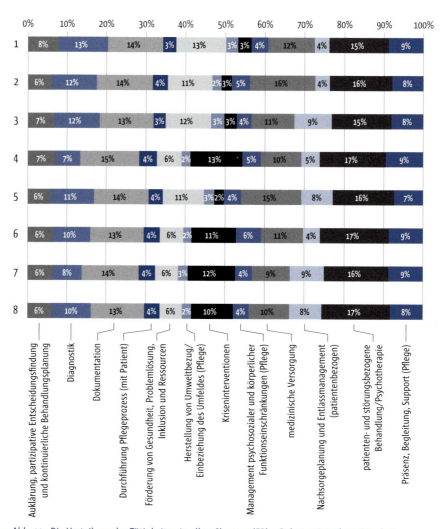

Abb. 23 Die Verteilung der Tätigkeiten in allen Clustern (EP) – Relative Anteile je Tätigkeit

Insgesamt schwankt in den Clustern 1 bis 4 der Anteil der neuen leitorientierten und Expertenkonsens-orientierten Tätigkeiten zwischen 37,6 % (Cluster 1) und 42,3 % (Cluster 4).

Bedeutsam ist auch der Anteil der Dokumentation, der in allen Clustern proportional zum Behandlungsaufwand steigt. Der patientenbezogene Dokumentationsaufwand beträgt nach den Schätzungen der Experten in den Clustern 1 bis 4 zwischen 11,7 % bis 12,6 % (ohne den strukturellen Dokumentationsaufwand für Controlling, PPP-RL und ähnliches).

In Abbildung 23 wird die Verteilung der Tätigkeitsfelder für alle Cluster der Erwachsenenpsychiatrie (EP) im Vergleich dargestellt. Auffällig ist bei diesem Bild noch einmal, dass in allen Clustern mit erhöhtem psychiatrischem Bedarf (Cluster 4, 6, 7 und 8) der Aufwand für störungsbezogene Behandlung (inkl. Psychotherapie) sowie Krisenintervention ca. 30 % des Behandlungsgeschehens beträgt, während bei re-

4.3 Die Ergebnisse der Machbarkeitsstudie

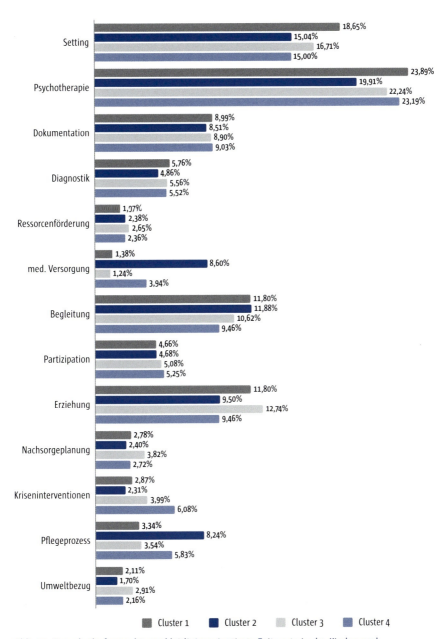

Abb. 24 Neue bedarfsgerechte und leitlinienorientierte Zeitwerte in der Kinder- und Jugendpsychiatrie – die Bedarfs-Cluster 1 bis 4 im Vergleich

gelhaftem psychiatrischem Aufwand der Behandlungsaufwand in diesen beiden Aufgabenfeldern bei ca. 18% bis 19% liegt.

Ein ähnliches Bild ergibt sich auch in der Kinder- und Jugendpsychiatrie (s. Abb. 24). Auffällig ist hier, dass, wenn in dieser Patientengruppe erhöhter somatischer Auf-

4 Individuell und bedarfsgerecht – leitlinienorientierte Personalbemessung in der Psychiatrie. Die Ergebnisse einer Machbarkeitsstudie – eine problemorientierte Aufbereitung

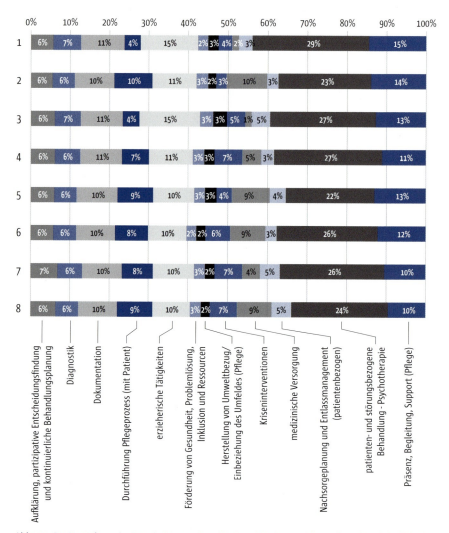

Abb. 25 Die Verteilung der Tätigkeiten in allen Clustern (Kinder- und Jugendpsychiatrie) – Relative Anteile je Tätigkeit

wand besteht (Cluster 2), der Anteil der medizinischen Versorgung mit 8,60% und der Anteil des Pflegeprozess mit 8,24% (in Cluster 2) besonders hoch ist.

Im Vergleich zur Erwachsenenpsychiatrie ist auffällig, dass über alle Bedarfs-Cluster – also auch in der regelhaften psychiatrischen Versorgung – der Aufwand für patienten- und störungsbezogene Behandlung (Psychotherapie) sowie Krisenintervention mindestens 30% des Behandlungsaufwands ausmacht (s. Abb. 25).

4.3 Die Ergebnisse der Machbarkeitsstudie

Konsequenzen für die Personalbemessung

Die Beschreibung der personellen Auswirkungen einer an Leitlinien und Expertenkonsens orientierten Behandlung wird häufig im Vergleich zu den Werten der PsychPV vorgenommen (Berger et al. 2015). Solche Vergleiche sind problematisch, weil die Ausgangswerte der PsychPV bei einigen Berufsgruppen sehr gering sind, wie beispielsweise bei den Psychologen, die bei der PsychPV mit einem Wert von ca. 0,3 Vollkräften in der Erwachsenenpsychiatrie starten (netto – pro Station mit 18 Betten – umgerechnet auf die Bedarfs-Cluster auf der Basis der Verteilung der Bedarfs-Cluster in der Stichtagserhebung; s. u. sowie Kunze et al. 2005).

> Der Begriff der Psychologen ist angelehnt an die Begrifflichkeiten in der PsychPV und wird hier nur verwandt, um die Vergleichbarkeit im der PsychPV vorzunehmen. Mittlerweile wird dieser Begriff nicht mehr verwendet. Man verwendet den Begriff Psychologischen Psychotherapeuten.

Dies wird auch deutlich in Abbildung 26, wo im oberen Teil der Grafik die Personalbedarfe bei den Bedarfs-Clustern bei Psychologen, Ergotherapeuten, Bewegungstherapeuten und Sozialpädagogen deutlich von den Werten der PsychPV abweichen. Dies führt zu Steigerungsraten, die wenig Informationsgehalt haben, weil sich durch den niedrigen Basiswert Steigerungsraten von 100 Prozent und mehr ergeben. Auch war im Rahmen der vorgenommenen Expertenschätzung keine abschließend valide Bewertung aller Zeitwerte möglich.

Es sollen daher nur strukturelle Hinweise auf die personellen Wirkungen des Plattform-Modells erfolgen und darauf, auf welche Aspekte bei der Fortschreibung des Modells in diesem Zusammenhang zu achten ist. Für die Erwachsenen- sowie Kinder- und Jugendpsychiatrie schwanken die Personalmehrbedarfe nach der vierten Expertenschätzung zwischen 5 und 6 Vollkräften ohne Ausfallzeiten auf einer Station (18 Patienten EP – 10 Patienten KJP). Dieser Personalmehrbedarf ist aber hinsichtlich des Anteils der Berufsgruppen an diesem Mehrbedarf unterschiedlich groß (s. Abb. 26 u. 27). Betrachtet man den berufsgruppenbezogenen Anteil am gesamten Personalmehrbedarf, so ist dieser in der Pflege mit 28% in der EP und 31% in der KJP am größten. Es folgen die Psychologen mit einem Anteil 20% (EP) und 24% (KJP). Im Bereich der KJP beträgt der Anteil der zusätzlich erforderlichen Ärzte 22%, in der Erwachsenpsychiatrie 10%. Es folgen dann Sozialarbeiter mit einem Anteil von 14% bzw. 9%, Ergotherapeuten mit einem Anteil von 13% bzw. 6% und die Bewegungstherapeuten mit einem Anteil von 11% bzw. 8% in der Erwachsenenpsychiatrie bzw. Kinder- und Jugendpsychiatrie.

4 Individuell und bedarfsgerecht – leitlinienorientierte Personalbemessung in der Psychiatrie. Die Ergebnisse einer Machbarkeitsstudie – eine problemorientierte Aufbereitung

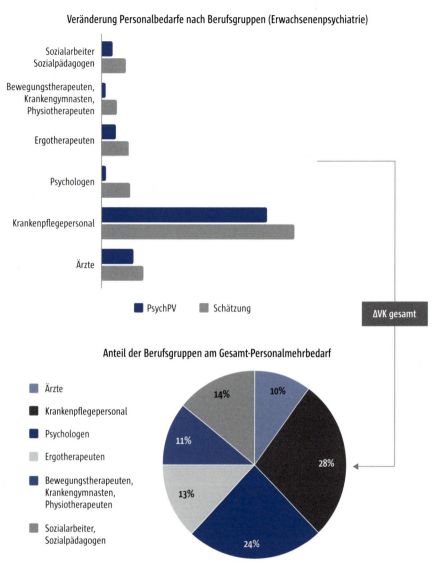

Abb. 26 Differenzierter Personalmehrbedarf – Veränderung des Personalbedarfs in den Berufsgruppen im Vergleich von PsychPV und Plattform-Modell und die Anteile der Berufsgruppen am Personalmehrbedarf (am Beispiel der Erwachsenenpsychiatrie)

4.3 Die Ergebnisse der Machbarkeitsstudie

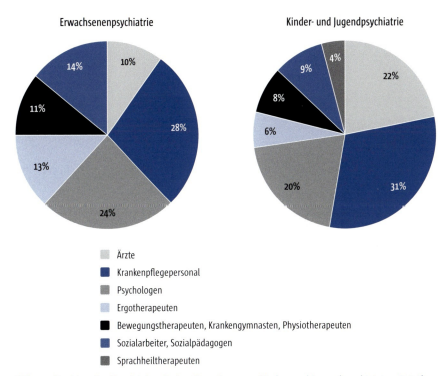

Abb. 27 Struktureller Vergleich zwischen Erwachsenen-, Kinder- und Jugendpsychiatrie – Anteil der Berufsgruppen am Personalmehrbedarf

Ausgewählte Ergebnisse – Sonderauswertungen

Während der Expertenworkshops wurde deutlich, dass in der Erwachsenenpsychiatrie beim Personalaufwand der Pflegekräfte Anforderungen an die therapeutische Arbeit insbesondere dann höher zu bewerten sind, wenn körperliche und psychosoziale Funktionseinschränkungen zu berücksichtigen sind. Im Plattform-Modell wird der erhöhte Aufwand über alle Berufsgruppen in den G-Kategorien der PsychPV deutlich gespiegelt, möglicherweise aber für die Pflegeberufe nicht hinreichend.

In der ersten Runde der Expertenworkshops wurde dies deutlich bei den Zeitwerten für die Fallvignetten, die Patienten über 60 Jahre paradigmatisch beschreiben. Ein Expertenteam (Team 5) hat in dieser Expertenrunde ausschließlich Fallvignetten mit diesem Klientel bewertet. Die Zeitschätzungen verdeutlichen signifikant höhere Zeitwerte als bei Fallvignetten mit Patienten unter 60 Jahre (s. Abb. 28). Insbesondere in den Tätigkeitsfeldern „Medizinische Versorgung", „Patienten- und störungsspezifische Behandlung – Psychotherapie", „Präsenz, Begleitung, Support" sowie „Management psychosozialer und körperlicher Funktionseinschränkungen" waren die Zeitschätzungen durchgängig deutlich höher als in den anderen Expertenteams der Erwachsenenpsychiatrie. Dies führte zu teilweise sehr hohen Streubreiten bei den geschätzten Aufwänden zwischen mehreren Fällen innerhalb der Cluster. Diese Problematik wird in Rahmen dieser Publikation an gesonderter Stelle näher beleuchtet (s. Kap. 8 Die Abbildung der Pflege im Plattform-Modell). Bei der Weiter-

4 Individuell und bedarfsgerecht – leitlinienorientierte Personalbemessung in der Psychiatrie. Die Ergebnisse einer Machbarkeitsstudie – eine problemorientierte Aufbereitung

Behandlungstätigkeiten / Expertenteam	Cluster 1				Cluster 2				Cluster 3				Cluster 4				Cluster 5				Cluster 6				Cluster 7				Cluster 8			
	1	2	4	5	1	2	4	5	1	2	4	5	1	2	4	5	1	2	4	5	1	2	4	5	1	2	4	5	1	2	4	5
Aufklärung, partizipative Entscheidungsfindung und kontinuierliche Behandlungsplanung	260	85	220	355									360	62		405				203					213	300	390		410	165	215	230
Diagnostik	545	286	435	203	595	190	460	220	372	630	555	203	555	308		203	545	317		203									545	368	410	243
Durchführung Pflegeprozess (mit Patient)	120	450	70	175	190		100	175			120	175	150	350		175	120	700	140	175	750	245	140	175	500		70	175	180	800	210	205
Förderung von Gesundheit, Problemlösung, Inklusion und Ressourcen	120	55	0	60	200		0	60	136		220	0	120	46		60	120	141		70			0	0	201	0	0	60	0	211	0	0
medizinische Versorgung	200	141	310	360	450		960	480	91		300	360	280	84		390					130		880	400	91	350	380		630	317	1.020	460
Nachsorgeplanung und Entlassmanagement (patientenbezogen)	100	73	70	105	175		75	135					130	27		135					167		75	105					165	141	330	180
patienten- und störungsbezogene Behandlung – Psychotherapie	225	170	213	765	210		765	795	235		390	710	320	178		805	225	299		785	288		620	750	196	820	775		300	420	945	550
Präsenz, Begleitung, Support (Pflege)	100	5	70	210	160		70	270	210		160	420	160	5		210	100	35		210	35		70	800	140	70	210		0	70	70	800
Kriseninterventionen	0	25	0	90	70			0	170		0	45	300	405		0	0	135		80	25		420	40	481	195	0		7.110	270	810	530
Management psychosozialer und körperliche Funktionseinschränkungen (Pflege)	70	0	100	210	150		100	665	0		70	910	70	0		210	70	30		280	140		100	910	70	100	300		0	70	350	400
Herstellung von Umweltbezug/Einbeziehung des Umfeldes (Pflege)	30	20	15	90	50		30	90	20		30	90	135	20		90	30	70		90	15		15	90	15	15	90		0	35	0	0
Dokumentation	280	250	490	420																	417		595	390					240	435	720	630

Abb. 28 Zeitschätzungen in der ersten Expertenrunde (Teams 1,2,4,5) der Erwachsenenpsychiatrie (Basis: Fallvignetten – Minuten pro Patient pro Woche)

4.3 Die Ergebnisse der Machbarkeitsstudie

entwicklung des Plattform-Modells sollte dieser Aspekt besondere Berücksichtigung finden.

Eine weitere Problematik bei der Schätzung des Zeitbedarfs für Behandlungen wurde erst nach abschießender Aufbereitung aller Ergebnisse deutlich: der Algorithmus der Zeitschätzungen zwischen den Clustern 1 bis 8 in der dritten Expertenschätzung war im Bereich von Erwachsenen- sowie Kinder- und Jugendpsychiatrie unterschiedlich (s. Tab. 5). Sind für die Bedarfs-Cluster 2 bis 4 – jeweils erhöhter Bedarf in einer Dimension – immer das Bedarfs-Cluster 1 als Ankerpunkt für die Bewertung und Anpassung der Minutenwerte herangezogen worden, waren die Bezugswerte für die Cluster 5 bis 8 – jeweils erhöhter Bedarf in mindestens 2 Dimensionen – in der Erwachsenen- und Kinder- und Jugendpsychiatrie zum Teil unterschiedlich.

Dies wird exemplarisch deutlich an Bedarfs-Cluster 6 (erhöhter psychiatrischer und somatischer Bedarf): Während die Kinder- und Jugendpsychiatrie sich bei Bewertung der Minutenwerte auf durchgängig auf das Bedarfs-Cluster 4 (erhöhter psychiatrischer Bedarf) bezieht, sind in der Erwachsenenpsychiatrie für den ärztlichen Dienst

Tab. 5 Algorithmus in der 3. Expertenschätzung – Basis für die Anpassungen der Werte in den Clustern 5 bis 8 (Vergleich EP – KJP)

Cluster	Erwachsenenpsychiatrie (EP)	Kinder- und Jugendpsychiatrie (KJP)
Cluster 5	Cluster 2 und 3	■ Ärztlicher Dienst: Cluster 2 ■ Psychologen: Cluster 3 ■ Pflege- und Erziehungsdienst: Cluster 2 ■ Ergotherapie: Cluster 3 ■ Bewegungstherapie: Cluster 3 ■ Sozialarbeiter: Cluster 3 ■ Sprachheiltherapeuten: Cluster 3
Cluster 6	■ Ärztlicher Dienst: Cluster 2 ■ Psychologen: Cluster 4 ■ Pflege: Cluster 4 ■ Ergotherapie: Cluster 4 ■ Bewegungstherapie: Cluster 2 ■ Sozialarbeiter: Cluster 1	■ Ärztlicher Dienst: Cluster 4 ■ Psychologen: Cluster 4 ■ Pflege- und Erziehungsdienst: Cluster 4 ■ Ergotherapie: Cluster 4 ■ Bewegungstherapie: Cluster 4 ■ Sozialarbeiter: Cluster 4 ■ Sprachheiltherapeuten: Cluster 4
Cluster 7	■ Ärztlicher Dienst: Cluster 4 ■ Psychologen: Cluster 4 ■ Pflege: Cluster 4 ■ Ergotherapie: Cluster 3 ■ Bewegungstherapie: Cluster 4 ■ Sozialarbeiter: Cluster 3	■ Ärztlicher Dienst: Cluster 4 ■ Psychologen: Cluster 4 ■ Pflege- und Erziehungsdienst: Cluster 4 ■ Ergotherapie: Cluster 4 ■ Bewegungstherapie: Cluster 4 ■ Sozialarbeiter: Cluster 4 ■ Sprachheiltherapeuten: Cluster 4
Cluster 8	■ Ärztlicher Dienst: Cluster 2 ■ Psychologen: Cluster 4 ■ Pflege: Cluster 4 ■ Ergotherapie: Cluster 7 ■ Bewegungstherapie: Cluster 6 ■ Sozialarbeiter: Cluster 7	■ Ärztlicher Dienst: Cluster 7 ■ Psychologen: Cluster 7 ■ Pflege- und Erziehungsdienst: Cluster 7 ■ Ergotherapie: Cluster 7 ■ Bewegungstherapie: Cluster 7 ■ Sozialarbeiter: Cluster 7 ■ Sprachheiltherapeuten: Cluster 7

4 Individuell und bedarfsgerecht – leitlinienorientierte Personalbemessung in der Psychiatrie. Die Ergebnisse einer Machbarkeitsstudie – eine problemorientierte Aufbereitung

und die Bewegungstherapeuten der Ankerpunkt das Bedarfs-Cluster 2 (erhöhter somatischer Bedarf), weil in diesen Berufsgruppen im Bedarfs-Cluster 6 erhöhter Aufwand aufgrund der somatischen Erkrankungen zu erwarten ist. Begründet wurden die unterschiedlichen Ankerpunkte für den erhöhten Bedarf u.a. mit unterschiedlichen Anteilen der Berufsgruppen in der Erwachsenen- bzw. Kinder- und Jugendpsychiatrie in Situationen mit erhöhtem Behandlungsbedarf. Wurde erhöhter Behandlungsbedarf in der Erwachsenenpsychiatrie eher arbeitsteilig bewertet – erhöhter psychosozialer Aufwand erhöht den Zeitaufwand für die Sozialarbeiter/-pädagogen –, führte der erhöhte Aufwand in den Bedarfs-Dimensionen in der Kinder- und Jugendpsychiatrie zu Mehraufwand in allen Berufsgruppen. Diese unterschiedliche Betrachtungsweise und die Konsequenzen für die Ankerpunkte in den Minutenwerten sollten bei einer Evaluation der Minutenwerte des Plattform-Modells einer Prüfung unterzogen werden.

Eine Folge dieses Vorgehens sind Implausibilitäten zwischen vereinzelten Zeitwerten bei den Aufgabenfeldern, wie etwa am Beispiel der KJP für die Minutenwerte in dem Aufgabenfeld „Präsenz, Begleitung, Support" (s. Abb. 29) verdeutlicht werden kann. Die Minutenwerte sind in den Clustern 7 und 8 (mit erhöhten psychiatrischen und psychosozialen Aufwänden bzw. in den drei Dimensionen) niedriger als in den Clustern 5 und 6. Die Schätzungen mögen aus der Situation im Expertenworkshop gerechtfertigt gewesen sein, werfen aber eine Reihe von Fragen auf. Daher sind die Algorithmen der Zeitschätzungen zwischen den Clustern bzw. die Begründung von Abweichungen dazu für die Evaluation der Minutenwerte besonders zu beachten.

Cluster	Aufklärung, partizipative Entscheidungsfindung und kontinuierliche Behandlungsplanung	Diagnostik	Dokumentation	Durchführung Pflegeprozess (mit Patient)	erzieherische Tätigkeiten	Förderung von Gesundheit, Problemlösung, Inklusion und Ressourcen	Herstellung von Umweltbezug/Einbeziehung des Umfeldes (Pflege)	Kriseninterventionen	medizinische Versorgung	Nachsorgeplanung und Entlassmanagement (patientenbezogen)	patienten- und störungsbezogene Behandlung – Psychotherapie	Präsenz, Begleitung, Support (Pflege)	Gesamtergebnis
1	166	205	320	119	420	70	75	102	49	99	850	420	2962
2	207	215	376	364	420	105	75	102	380	106	880	525	3755
3	201	220	352	140	504	105	115	158	49	151	880	420	3295
4	233	245	401	259	420	105	96	270	175	121	1030	420	3775
5	242	230	419,5	364	420	105	115	158	380	163	900	525	4022
6	248	255	425	364	420	105	96	270	380	121	1100	525	4309
7	275	255	406	315	420	105	96	285	175	198	1058	420	4008
8	280	260	435	399	420	119	96	306	380	218	1079	420	4412

Abb. 29 Minutenwerte Patient pro Woche in der KJP – nach der 4. Expertenrunde

4.4 Möglichkeiten und Grenzen des Plattform-Modells – Implikationen für die Weiterentwicklung des Modells

Die Aufgabe der Machbarkeitsstudie war es zu prüfen, inwieweit sich die Annahmen des Plattform-Modells bewähren und ob sich methodische Hinweise erkennen lassen oder ob Limitationen der Studie vorliegen, die bei der Validierung und Fundierung des Modells genutzt werden können. Dabei hat sich das Plattform-Modell als ein vom Ansatz her geeignetes Instrument zur Ermittlung des Personalbedarfs in der Psychiatrie erwiesen. Die entwickelten Fallvignetten eignen sich als Lern- und Anschauungsmaterial, um im klinischen Alltag Patienten durch geschulte Rater den Bedarfs-Clustern zuzuordnen. Gleichzeitig können sie von erfahrenen, multiprofessionell zusammengesetzten Expertenteams genutzt werden, um – orientiert an Leitlinien und Expertenkonsens sowie Tätigkeitsprofilen – die Behandlungsanforderungen zu definieren und den damit verbundenen Zeitaufwand zu schätzen. Die Tätigkeitsprofile sind in einem rekursiven Prozess gemeinsam mit den Experten des Delphi-Verfahrens überarbeitet worden. Sie berücksichtigen nicht nur neue, erweiterte Tätigkeiten, u.a. abgeleitet aus Leitlinien, der Entwicklung von Behandlungskonzepten und rechtlichen sowie gesellschaftlichen Anforderungen, sondern trennen jetzt schärfer als bisher in der PsychPV unmittelbar und mittelbar bezogene individuumbezogene Behandlungstätigkeiten und Tätigkeiten des strukturellen Settings. Weiterhin wurde die Reihenfolge der Tätigkeiten am Behandlungsprozess von der Aufnahme bis zur Entlassung ausgerichtet.

Es gibt vielversprechende Hinweise, dass die Bedarfs-Cluster als Raster zur Herleitung des Personalaufwandes geeignet sind, unabhängig von Diagnose und Setting-Bezug, den Patienten-Bedarf widerzuspiegeln. Eine Hypothese des Plattform-Modells war, dass auch im teilstationären Bereich Patienten mit höherer Symptomlast anzutreffen seien. Diese Hypothese wird durch die Bedarfs-Cluster-Verteilung im teilstationären Bereich bestätigt. Die Bedarfs-Cluster können in verschiedenen Behandlungssituationen genutzt werden und sind somit eine Blaupause auch für andere Versorgungsbereiche der psychiatrischen und psychosozialen Versorgung.

Die geschätzten Zeitwerte berücksichtigen – abhängig vom Bedarf – unterschiedliche Schwerpunkte des Behandlungsaufwandes. Insbesondere neue und erweiterte leitlinien- und expertenkonsensorientierte Anforderungen an die Tätigkeiten finden mit einem Anteil zwischen ca. 38% und 42% in der Erwachsenenpsychiatrie und um 35% in der Kinder- und Jugendpsychiatrie in einer angemessenen Relation Berücksichtigung. Aus den in den Expertenschätzungen ermittelten Zeitaufwendungen lässt sich der strukturelle Personalmehrbedarf differenziert nach Berufsgruppen, in der Weiterentwicklung des Modells nach Qualifikations-Clustern (s. Kap. 9) ableiten. Diese Differenzierung in der Verteilung des Personalmehrbedarfs zwischen den Berufsgruppen könnte als Algorithmus für ein dynamisches Modell der Fortschreibung von Personalmehrbedarf genutzt werden. Das hätte den Vorteil, dass der Mehrbedarf nicht im problematischen Vergleich zu alten Personalbemessungssystemen (z.B. PsychPV; Kunze et al. 2005) vorgenommen wird, sondern Ergebnis eines Aushandlungsprozesses ist, in dem lediglich die Verteilung zwischen den Berufsgruppen aus empirischen Daten abgeleitet wird.

4 Individuell und bedarfsgerecht – leitlinienorientierte Personalbemessung in der Psychiatrie. Die Ergebnisse einer Machbarkeitsstudie – eine problemorientierte Aufbereitung

Aus der Machbarkeitsstudie ergeben sich eine Reihe von Limitationen, die bei der Bewertung sowie Validierung des Plattform-Modells und der Ergebnisse der Machbarkeitsstudie berücksichtigt werden sollten.

- Die Rater waren sich zwar in der Stichtagserhebung ihrer Ratings relativ bis sehr sicher, aber die Interrater-Reliabilität ist nicht explizit getestet worden.
- Ähnliches gilt für die Validität der neu entwickelten Tätigkeitsprofile. In der Delphi-Befragung wurden zwar gemeinsam mit den Experten die Tätigkeitsprofile überarbeitet, aber in den Workshops wurde wegen der Stringenz des Verfahrens (Vergleichbarkeit der Zeitwerte) mit dem ersten Entwurf der Tätigkeitsprofile weitergearbeitet.
- Für die Schätzung der Behandlungsanforderungen wurde bei der Auswahl der Experten darauf geachtet, dass diese über entsprechende berufliche Qualifikationen sowie Erfahrung verfügen, um die leitlinien- oder expertenkonsensorientierten Behandlungsanforderungen einschätzen zu können. Die Experten wurden in der Vorbereitung auch darum gebeten, die Fallvignetten unter dem Aspekt von Leitlinien zu bewerten, eine explizite Zuordnung von Leitlinien bzw. eine entsprechende Qualifizierung fand aber nicht statt. Dies verweist auch auf methodische Ansätze der Validierung der Zeitwerte der Machbarkeitsstudie.
- Die Expertenschätzungen wurden ausschließlich durch Experten aus den jeweiligen Professionen vorgenommen. Bei der Weiterentwicklung des Modells sollten Patienten, Angehörige sowie andere Stakeholder (Management, Kostenträger, betriebliche Interessenvertretungen usw.) einbezogen werden.
- Bei der Schätzung von Soll-Bedarfen gibt es systematisch folgende Verzerrungen bzw. Limitationen:
    - Unschärfen in den individuellen Expertenschätzungen, wegen der unterschiedlichen Wahrnehmung und Erfahrungswelt (Objektivität, Reliabilität) der Experten
    - Aushandlungsinteressen, die die Schätzung beeinflussen
    - Überschneidungen in den Tätigkeiten sind trotz kooperativer, kritischer Diskussion aufgrund der Tätigkeitskataloge möglich
    - Optimierungsmöglichkeiten sind nicht berücksichtigt
- In der Berufsgruppe der Pflege wurden innerhalb der Cluster die erforderlichen Zeiten mit großer Streubreite eingeschätzt. Die eingeschätzten Werte deuten darauf hin, dass möglicherweise Zeitbedarfe für kompensierende Hilfen bei funktionalen Beeinträchtigungen im Cluster-Modell nicht ausreichend abgebildet werden. Dieser Sachverhalt konnte im Rahmen der Machbarkeitsstudie nicht weiter geprüft werden.
- Die Anwendung von quantitativen Methoden der empirischen Sozialforschung sollte diese Limitationen in Vorbereitung einer Befragung berücksichtigen.
- „Den" Personalbedarf als absoluten Wert gibt es nicht. Es gibt letztlich einen Expertenkonsens, der aber auch abweichende Einschätzungen beinhalten kann. Es ist sinnvoll, valide „Bandbreiten" zu ermitteln – als Grundlage eines Aushandlungsprozesses.
- Die Zeitschätzungen sind in der Machbarkeitsstudie auf den vollstationären Bereich ausgerichtet. Für eine Weiterentwicklung des Modells sind andere Settings einzubeziehen (teilstationär, StäB usw.)

4.4 Möglichkeiten und Grenzen des Plattform-Modells – Implikationen für die Weiterentwicklung des Modells

- Das Portfolio zukünftiger Versorgungsangebote, die Optimierung von Prozessen sowie die Wirkungen der Digitalisierung sind bei der Entwicklung des Personalbedarfs zu berücksichtigen.

Die Studie gibt viele positive Hinweise auf die „Machbarkeit" des Plattform-Modells und verweist auf eine Reihe methodischer Erkenntnisse und Limitationen, die für die Fortentwicklung des Modells genutzt werden können. Das entwickelte Modell erlaubt es, unabhängig von Diagnosen und Settings die erforderliche Personalausstattung abzuleiten und zu begründen. Es ist zukunftsorientiert und dynamisch (s. Abb. 30).

Im nächsten Schritt sollten die methodischen Grundlagen sowie strukturellen Elemente des Modells genutzt werden, um in einer weiteren Fundierung die Grundlage für die Fortschreibung der PPP-RL bzw. für ein neues Personalbemessungssystem in

Fallvignetten eignen sich zur Zuordnung von Patienten in die Cluster	✓
neue Tätigkeitskataloge berücksichtigen neue anforderungsgerechte Aufgabenprofile – Leitlinien- und Expertenkonsens orientiert	✓
die neuen Bedarfs-Cluster sind – unabhängig(er) von Diagnose und Setting-Bezug – in der Lage, den Patienten-Bedarf widerzuspiegeln	✓
die geschätzten Zeitwerte berücksichtigen – abhängig vom Bedarf – unterschiedliche Schwerpunkte des Behandlungsaufwandes	✓
es ist aus den Behandlungsbedarfen differenzierter Personalmehrbedarf ableitbar	✓
es liegen nun methodische Erkenntnisse in Limitationen vor, die für die Weiterentwicklung des Personalbemessungssystems genutzt werden können	✓

Abb. 30 Potenziale des Plattform-Modells

PsychPV (1991)	Plattform-Modell (2020)
interne „Sektorisierung" (Allgemein, Sucht, Geronto)	3 Bedarfsdimensionen (psychiatrisch, psychotherapeutisch, psychosozial)
25 Behandlungsbereiche	8 Bedarfscluster für Erwachsenen- sowie Kinder- und Jugendpsychiatrie/ 3 Behandlungscluster für Psychosomatik
Beschränkung auf 2 Behandlungssettings (voll- und teilstationär)	keine Beschränkung auf bestimmte Settings
Berufsbilder und Tätigkeitsprofile der 1980er-Jahre	aktuelle Berufsbilder und Tätigkeitsprofile
Beschränkungen auf den Regeldienst	grundsätzlich keine Beschränkung auf den Regeldienst
statischer Ansatz	dynamischer Ansatz

Abb. 31 Vergleich von PsychPV und Plattform-Modell

der psychiatrischen Versorgung zu schaffen. Solche Vorhaben sollten partizipativ angelegt sein und wesentliche Stakeholder der psychiatrischen Versorgung integrieren.

Abschließend als Orientierung und als Blick auf die Vergangenheit und die Zukunft der Personalbemessung in der Psychiatrie ein Vergleich von PsychPV und Plattform-Modell (s. Abb. 31): Hier wird noch einmal deutlich, dass der wesentliche Fortschritt des neuen Modells ist, das es keine Beschränkung auf bestimmte Settings gibt.

Das Plattform-Modell ist damit eine gute Basis für eine an Leitlinien- und Expertenkonsens orientierten Personalbemessung und für einen anzustrebenden gemeinsamen Nenner der Akteure in der psychiatrischen Versorgung (Patienten, Angehörige, Mitarbeitende, Management, Träger und Kostenträger).

Literatur

Berger M, Wolff J, Normann C et al. (2015) Leitliniengerechte psychiatrisch-psychotherapeutische Krankenhausbehandlung. Nervenarzt 86, 542–548

Hauth I, Brückner-Bozetti P, Heuft G, Kölch M, Löhr M, Richert A, Deister A (2019) Personalausstattung in stationären psychiatrischen Einrichtungen: Ein patientenorientiertes und leitliniengerechtes Konzept zur Personalbemessung. Nervenarzt 90, 285–292. DOI: 10.1007/s00115-018-0669-z

Kunze H, Kaltenbach L, Kupfer K (2005) Psychiatrie-Personalverordnung. Kohlhammer, Stuttgart

Niederberger M, Renn O (2018) Das Gruppendelphi-Verfahren – Vom Konzept bis zur Anwendung. Springer, Wiesbaden

Röschlau M (1990) RKW-Handbuch Personal-planung. Luchterhand, Neuwied, Frankfurt am Main

Schulz M, Renn O (2009) Das Gruppendelphi: Konzept und Vorgehensweise. In: Schulz M, Renn O (Hrsg) Das Gruppendelphi – Konzept und Fragebogenkonstruktion. Spinger, Wiesbaden

5 Behandlungs-Cluster und Personalbemessung in der psychosomatischen Medizin und Psychotherapie. Ergebnisse einer Machbarkeitsstudie zum Plattform-Modell

Ulrich Cuntz, Peter Brückner-Bozetti, Hans Christoph Friedrich, Achim Hochlehnert und Nina Sauer

Mit dem 2016 verabschiedeten PsychVVG (Gesetz zur Weiterentwicklung der Versorgung und der Vergütung für psychiatrische und psychosomatische Leistungen) wurden die Weichen für ein neues Finanzierungsverfahren für stationäre psychiatrische und psychosomatische Versorgung gestellt. Nach den Regelungen dieses Gesetzes sollen die individuellen Kosten der Klinik auch weiterhin über krankenhausindividuelle Budgets finanziert werden. Zur Verbesserung der Personalausstattung soll die Krankenhausfinanzierung im Zusammenwirken von Budgetvorschriften, Entgeltkatalog und Krankenhausvergleich gewährleistet werden. Der Gesetzgeber gab vor, dass für die Personalausstattung der psychiatrischen und psychosomatischen Einrichtungen jeweils Mindestvorgaben zu formulieren seien. Hiermit wurde der Gemeinsame Bundesausschuss beauftragt. Während dabei für die Einrichtungen der Erwachsenenpsychiatrie und der Kinder- und Jugendpsychiatrie aus Sicht des G-BA lediglich eine Weiterentwicklung der bereits 1991 in Kraft getretenen Psychiatrie-Personalverordnung vorzunehmen war, ergab sich dagegen für das Gebiet der psychosomatischen Medizin und Psychotherapie (PSM-PT) ein völlig neues Feld, da bislang für dieses Gebiet keine verbindlichen und differenzierten Personalvorgaben vorlagen.

Die stationären Einrichtungen der psychosomatischen Medizin, Universitätskliniken, Abteilungen der Krankenhäuser und Fachkliniken, hatten sich in den letzten 30 bis 40 Jahren entwickelt ohne der normierenden Kraft einer festgelegten Personalausstattung zu unterliegen. Entsprechend regionaler Gegebenheiten aber auch entsprechend der jeweils wahrgenommenen Versorgungsaufgaben haben sich diese Einrichtungen teils sehr unterschiedlich differenziert und spezialisiert. Um einen

5 Behandlungs-Cluster und Personalbemessung in der psychosomatischen Medizin und Psychotherapie. Ergebnisse einer Machbarkeitsstudie zum Plattform-Modell

ersten Überblick über die Personalausstattung der Einrichtungen der psychosomatischen Medizin zu erhalten, wurde im Jahr 2017 und 2018 eine Befragung der Kliniken durchgeführt, an der sich 35% der angeschriebenen Einrichtungen beteiligten (Friederich et al. 2018). Diese Untersuchung ergab, was bereits im Vorfeld zu vermuten war, dass nämlich die Personalausstattungen je nach Spezialisierung der Kliniken und je nach Einrichtungstypen sehr unterschiedlich sind. Dies trifft insbesondere die Bereiche der Spezialtherapie und der Pflege, die in unterschiedlichem Maß in die Therapie eingebunden sind. Es wurde deutlich, dass zur Behandlung unterschiedlicher Krankheitsbilder verschiedene Berufsgruppen erforderlich sind, sodass offensichtlich nach Behandlungsbereichen differenzierte Personalvorgaben notwendig werden.

Mit der am 1. Januar 2020 in Kraft getretenen Personalausstattung Psychiatrie und Psychosomatik-Richtlinie (PPP-RL) hat der G-BA auf der Basis des § 136a Abs. 2 SGB V die Erstfassung einer Richtlinie umgesetzt und Personaluntergrenzen für die Ausstattung mit dem für die Behandlung erforderlichen Personal in stationären Einrichtungen der Psychiatrie, Kinder- und Jugendpsychiatrie und der PSM-PT festgelegt (Gemeinsamer Bundesausschuss 2019). Den Ausgangspunkt der in der Richtlinie definierten Zeitwerte stellt die Psychiatrie-Personalverordnung (PsychPV) bzw. für die PSM-PT die 1993 publizierten Personalanhaltszahlen nach Heuft (Heuft et al. 1993) dar, deren Kategorien und Minutenwerte in Teilen angepasst wurden.

Mit dem Ziel einer verbesserten Bestimmung des Personalbedarfs hat gleichzeitig eine Arbeitsgruppe von wissenschaftlichen Fachgesellschaften und Fachverbänden (Plattform „Personal") im Jahr 2018 ein Strukturmodell (sog. Plattform-Modell) entwickelt, das die Abschätzung des Behandlungsaufwands unter Berücksichtigung von Bedarfs-Clustern sowie einer leitliniengerechten Behandlung ermöglichen soll (Hauth et al. 2019). Die PPP-RL legt Mindestminutenwerte pro Patient für alle Berufsgruppen fest, bei deren Unterschreitung von einer unzureichenden Personalausstattung auszugehen ist und die entsprechend mit Abstrichen an der Krankenhausvergütung sanktioniert werden solle. Im Gegensatz dazu ist das Ziel des Plattform-Modells die Minutenwerte pro Patient und Berufsgruppe so zu definieren, dass eine gute, leitliniengerechte Behandlung der Patienten möglich wird. In Erwachsenen- und Kinder- und Jugendpsychiatrie wurde dabei vom individuellen Bedarf des einzelnen Patienten ausgegangen. Je nach Ausprägung der somatisch-medizinischen, psychiatrisch-psychotherapeutischen und psychosozialen Fallschwere werden dabei den jeweiligen Fällen unterschiedliche Minutenwerte der Berufsgruppen zugeordnet (= Bedarfs-Cluster).

Für die PSM-PT ist dabei aufgrund einer anderen Arbeits- und Versorgungsstruktur sowie einem anderen Schwerpunkt der Störungsbilder eine Modifikation der Personalbemessung erforderlich gewesen. In der psychosomatischen Medizin werden Patienten überwiegend nach differentieller Indikationsstellung elektiv in spezifischen Behandlungsprogrammen (teil-)stationär aufgenommen. Dabei bieten die verschiedenen Einrichtungen unterschiedliche Behandlungsschwerpunkte mit entsprechend unterschiedlichen Personalausstattungen an. Der Personalaufwand orientiert sich somit in erster Linie am Personalbedarf, der für die Erbringung der therapeutischen Leistung (Zeitaufwand für Einzel- und Gruppentherapie pro Patient für die jeweiligen Berufsgruppen) einerseits und der medizinischen Leistungen andererseits in etablierten Behandlungsprogrammen zur Behandlung spezifischer Störungen notwendig ist. Statt von Bedarfs-Clustern wird daher für die PSM-PT von Behandlungs-Clustern gesprochen.

Die Kernleistungen der PSM-PT sind die in den letzten 20 Jahren entwickelten leitlinienorientierten und qualitätsgesicherten psychosomatisch-psychotherapeutischen Komplexbehandlungen (= Behandlungs-Cluster). Für die PSM-PT wurde daher im Rahmen des Plattform-Modells eine Personalbemessungsmethodik entwickelt, die sich an der Intensität therapeutischer Leistungen und dem Aufwand der somatisch-medizinischen Versorgung orientieren. Der Personalbedarf in der psychosomatischen Medizin sollte sich daran orientieren, ob die Klinik die notwendige Intensität therapeutischer und medizinischer Versorgung anbietet, wie sie z.B. für die Behandlung von magersüchtigen Patienten und Patientinnen mit extremem Untergewicht erforderlich sind (Herpertz et al. 2020). Die Therapieeinheiten (TEs) stellen für die Behandlung psychosomatischer Erkrankungen somit ein zentrales Element der Leistungsabbildung dar.

Vor diesem Hintergrund wurde im Jahr 2019 eine Machbarkeitsstudie durchgeführt, die das für die psychosomatische Medizin modifizierte Modell auf seine Realisierbarkeit sowie Limitationen prüfen sollte. Die Grundlagen des Modells der Behandlungs-Cluster für die PSM-PT sowie die Ergebnisse der Machbarkeitsstudie werden hier vorgestellt.

5.1 Das Behandlungs-Cluster-Modell (PSM-PT)

Für die PSM-PT wurden im Plattform-Modell insgesamt 4 Behandlungs-Cluster definiert, die sich entsprechend den Bedarfs-Cluster aus einer zweistufigen Graduierung der Intensität der psychotherapeutischen Leistungen sowie der notwendigen Struktur- und Leistungsmerkmale für die Versorgung von Patienten mit erhöhtem medizinisch-somatischen Aufwand differenzieren lassen (s. Abb. 1). Die Einschätzung der Behandlungs-Cluster erfolgt entsprechend der Vorgaben des OPS auf Wochenbasis, sodass im Beobachtungszeitraum einzelne Patienten unterschiedlichen Clustern zugeordnet werden können. Die Konzeption sah vor, dass nur Behandlungs-Cluster definiert wurden, die den Qualitätskriterien der Experten entsprachen, d.h. dass man davon ausgehen muss, dass in der klinischen Realität Einrichtungen existieren könnten, die weder von der therapeutischen Intensität noch von der Personalausstattung diesen Mindestqualitätskriterien genügen.

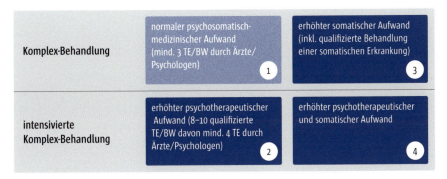

Abb. 1 Behandlungs-Cluster für die PSM-PT

Behandlungs-Cluster 1: Normaler psychosomatisch-medizinischer Aufwand (Komplex-Behandlung)

In das Behandlungs-Cluster der Komplexbehandlung gelangen Patienten, die eine multimodale und multiprofessionelle Therapie im psychosomatischen Setting benötigen, um die Ziele einer Krankenhausbehandlung zu erreichen, indem sie mind. 3 therapeutische Elemente à 25 Min. durch Ärzte oder Psychologen erhalten sowie weitere spezialtherapeutische, sozialtherapeutische und pflegerische Maßnahmen. Die Experten waren sich einig, dass für eine leitliniengerechte psychotherapeutische Behandlung mindestens drei ärztliche oder psychologische Therapieeinheiten pro Woche und Patient erforderlich sind, um grundlegenden Qualitätsansprüchen zu genügen. Dies entspricht auch der Definition im Operationen- und Prozedurenschlüssel (OPS) für die psychosomatisch-psychotherapeutische Komplexbehandlung (Bundesinstitut für Arzneimittel und Medizinprodukte 2021, S. 9–63)

Behandlungs-Cluster 2: Erhöhter psychotherapeutischer Aufwand (Intensivierte Komplexbehandlung)

In die intensivierte Komplexbehandlung kommen die Patienten, die eine hohe Intensität an qualifizierten therapeutischen Maßnahmen innerhalb einer Krankenhausbehandlung benötigen, mind. 8–10 à 25 Minuten, insgesamt 200 Min. qualifizierte psychosomatische-psychotherapeutischen Behandlungen, von denen mind. 4 Einheiten durch Ärzte oder Psychologen durchgeführt werden, insgesamt 100 Min. Neben den therapeutischen Elementen zeichnet sich die intensivierte Komplexhandlung durch eine erhöhte Anzahl von Supervisionen, Visiten und Konferenzen aus als auch die von vorn herein berücksichtigte erhöhte Anzahl an außerplanmäßigen Krisengesprächen. Bei der intensivierten Komplexbehandlung handelt es sich um intensivierte Therapieprogramme für Patienten mit schweren Essstörungen, schweren somatoformen Störungen, schweren Zwangsstörungen, schweren posttraumatischen Belastungsstörungen, schweren Borderline-Persönlichkeitsstörungen.

Behandlungs-Cluster 3: Erhöhter somatischer Aufwand (Komplexbehandlung)

Basis für den psychotherapeutischen Aufwand ist die Definition des Behandlungs-Clusters 1. Eine Induktion für erhöhten somatischen Aufwand liegt vor, wenn die komplexe Erkrankung eines Patienten eine 24-stündige Infrastruktur eines Akutkrankenhauses benötigt mit Notfall-Labor und Notfall-Röntgen-Diagnostik, mit geregeltem Zugang für eine somatische Intensivstation. An somatischer Behandlung benötigen diese Patienten täglich mindestens 3 Bezugspflegekontakte und die kontinuierliche Anwesenheit einer Pflegekraft über 24 Stunden auf einer Station mit max. 24 Betten und Vitalzeichenkontrolle pro Schicht. Die pflegerische Behandlung von bettlägerigen Patienten über 24 Stunden täglich soll gewährleistet sein. Kontinuierliches Monitoring aller Kreislaufparameter sowie mind. 3 med. Visiten inkl. Befunddokumentation sowie kontinuierliche Kontrollen der Laborparameter durch einen qualifizierten Facharzt sind ebenfalls Bestandteil der Behandlung.

Behandlungs-Cluster 4: Erhöhter psychotherapeutischer und erhöhter somatischer Aufwand (Intensivierte Komplexbehandlung)

Das Behandlungs-Cluster 4 stellt eine Kombination der Cluster 2 und 3 dar, d.h. es gibt erhöhten psychotherapeutischen und somatischen Behandlungsaufwand. Dieses Cluster ist eine theoretische Konstruktion, die aufgrund des eng umschriebenen Spezialsettings in der Praxis eher nicht zum Tragen kommen könnte. In der Praxis waren für die verfügbaren Experten keine solchen Settings bekannt, sodass dieses Cluster nicht geratet wurde.

> **Mit der Machbarkeitsstudie sollen die folgenden Fragen beantwortet werden:**
> - Ist die im Plattform-Modell mithilfe von Behandlungs-Clustern vorgenommene Unterteilung in 4 Behandlungs-Cluster für PSM-PT praktikabel und geeignet, das gesamte Spektrum der Behandlungsleistungen abzudecken?
> - Sind die Cluster-Beschreibungen und die damit erhobenen Unterteilungen des Patientenkollektivs trennscharf?
> - Wie ist die Folgenabschätzung bzgl. Veränderungen in den Zeitbedarfen und der Personalbemessung?
> - Welche Hinweise gibt die Machbarkeitsstudie für die Weiterentwicklung der Personalbemessung in der PSM-PT, vor dem Hintergrund, dass nicht auf ein vorhandenes Personalbemessungssystem zurückgegriffen werden kann?

5.2 Methode

Delphi-Methode

Im Rahmen von drei Expertenrunden (mit Fachärzten, Pflegefachpersonen, Psychologischen Psychotherapeuten, Fachtherapeuten, Sozialarbeitern/-pädagogen), die mit der Delphi-Methode (Niederberger u. Renn 2018; Schulz u. Renn 2009) durchgeführt wurden (Mai bis August 2019), wurden von ca. 30 Experten aus der der psychosomatischen Medizin und Psychotherapie Zeitschätzungen (Minutenwerte) zum Behandlungsaufwand vorgenommen (s. Abb. 2). In der ersten Expertenrunde wurden durch drei multidisziplinäre Teams aus den Bereichen Abteilungspsychosomatik, Universitätskliniken und Fachkliniken Zeitschätzungen zum Behandlungsbedarf auf der Grundlage der Definition von Behandlungs-Clustern und dahinterliegenden Behandlungskonzepten sowie von Tätigkeitsprofilen vorgenommen. Die Zeitschätzungen sollten den Behandlungsbedarf auf Basis von Leitlinien und Expertenkonsens widerspiegeln. In einer zweiten Expertenrunde wurden durch ein multidisziplinäres Team die Zeitwerte der ersten Expertenschätzung unter den Aspekten Arbeitsteilung, Kooperation und Aufgabenüberschneidungen zwischen den Berufsgruppen verglichen. Die Minutenwerte wurden unter diesen Aspekten angepasst. Ausgangspunkt des Vergleichs zwischen den Behandlungs-Clustern war die Schätzung der Zeitwerte für das Behandlungs-Cluster 1. Nachdem alle Ergebnisse vorlagen, wurde u.a. auf Grundlage vergleichender Auswertungen sowie empirischer Daten eine Validierung der Ergebnisse vorgenommen und die Zeitschätzungen abschließend festgelegt (dritte

5 Behandlungs-Cluster und Personalbemessung in der psychosomatischen Medizin und Psychotherapie. Ergebnisse einer Machbarkeitsstudie zum Plattform-Modell

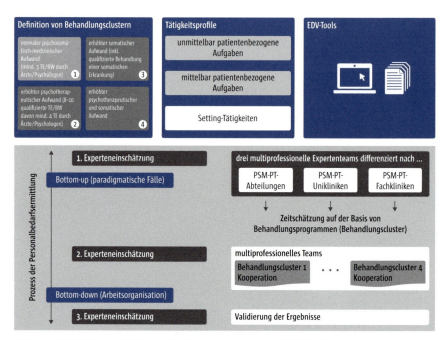

Abb. 2   Die Schätzung der Zeitwerte in Expertenworkshops – Delphi-Methode

Expertenrunde – Validierung). Entsprechend der Regelungen in der PPP-RL waren die Minutenwerte für sechs Berufsgruppen einzuschätzen:

- Ärztinnen und Ärzte
- Pflegefachpersonen
- Psychologinnen und Psychologen
- Spezialtherapeutinnen und Spezialtherapeuten
- Bewegungstherapeutinnen, Bewegungstherapeuten und Physiotherapeutinnen, Physiotherapeuten
- Sozialarbeiterinnen, Sozialarbeiter und Sozialpädagoginnen, Sozialpädagogen

Wobei hier die Minutenwerte nicht als Mindestvorgaben, sondern als Sollvorgaben zu bestimmen waren.

Ein solches Vorgehen greift Erfahrungen aus betrieblichen Controllingprozessen auf, in denen zunächst aus der Perspektive von Experten bzw. den jeweiligen Professionen der multiprofessionellen Teams ein idealtypischer Behandlungsbedarf definiert und der Zeitaufwand geschätzt wird (Bottom-up), der dann in einem iterativen Prozess unter den Aspekten der Arbeitsorganisation und kooperativen Prozessen entsprechend den reellen Möglichkeiten sowie Erfahrungswerten reflektiert und justiert wird (Top-down).

5.2 Methode

Ergebnisse der Machbarkeitsstudie

Die Ergebnisse der Machbarkeitsstudie beinhalten

1. Anpassungen der Behandlungs-Cluster auf Basis der Diskussions- und Erkenntnisprozesse während des Delphi-Verfahrens,
2. die Weiterentwicklung der Tätigkeitsprofile, die in der Konzeptphase des Plattform-Modells erarbeitet wurden (Hauth et al. 2019),
3. Schätzungen des Behandlungsaufwandes (in Minuten) in den Behandlungs-Clustern für die beteiligten Berufsgruppen, sowie
4. eine entsprechende Ableitung des Personalmehrbedarfs im Vergleich zu den Heuft-Zahlen (Heuft et al. 1993).

Fortentwicklung der Behandlungs-Cluster

Wie oben bereits erwähnt zeigte sich in der Machbarkeitsstudie, dass in keiner der beteiligten Einrichtungen Behandlungsbereiche existent waren, die dem Cluster 4 entsprachen. Hier müsste gegebenenfalls für Einrichtungen, die solche Behandlungsbereiche anbieten, eine Ergänzung erfolgen. Zum zweiten zeigte es sich, dass Behandlungsbereiche existieren, die nicht den geforderten Qualitätskriterien entsprechen, dennoch eine therapeutische Versorgung ermöglichen. Entsprechend der PPP-RL werden in diesen Behandlungssettings die Mindestkriterien erfüllt, nicht jedoch die höheren Qualitätskriterien des Plattform-Modells. Wenn man also die Kriterien des Plattform-Modells und PPP-RL Maßstäbe in den Einrichtungen der PSM-PT anlegt, wird man einen Bereich finden, der zwar der PPP-RL genügt aber in kein Cluster des Plattform-Modells passt (= Cluster 0).

Für die Weiterentwicklung des Plattform-Modells in Richtung auf eine weitere Ausdifferenzierung entsprechend der Maßgaben der PPP RL muss sich der Blick auf das Cluster 2 richten. Hierunter fallen sehr unterschiedliche Behandlungsbereiche mit unterschiedlichen Spezialisierungen, die zwar in der Summe der Vollkräfte vergleichbar sind, gleichzeitig aber insbesondere in der Gruppe der Spezialtherapie eine unterschiedliche Zusammensetzung der Berufsgruppen aufweisen.

Tätigkeitsprofile

Der Prozess der Expertenschätzungen führte zur Weiterentwicklung der Tätigkeitsprofile. War die Entwicklung der ersten Tätigkeitsprofile (Hauth et al. 2019) davon geprägt, wegen der Planbarkeit von Personalressourcen, viele Tätigkeiten dem Setting zuzuordnen, wurde im Rahmen der Zeitschätzungen deutlich, dass auch mittelbar patientenbezogene Tätigkeiten – bisher dem Setting zugeordnet – teilweise vom individuellen Behandlungsbedarf der Patienten abhängig sind (beispielsweise interprofessionelle Tätigkeiten wie Fallkonferenzen, Fallsupervisionen). Der Tätigkeitskatalog wurde daher in einem rekursiven Prozess mit den Experten überarbeitet (Niederberger u. Renn 2018). Die Tätigkeitsprofile sind nun in zwei Bereiche unterteilt (s. Abb. 3):

1. Unmittelbar und mittelbar bezogene Behandlungstätigkeiten und
2. strukturelle Settingtätigkeiten.

5 Behandlungs-Cluster und Personalbemessung in der psychosomatischen Medizin und Psychotherapie. Ergebnisse einer Machbarkeitsstudie zum Plattform-Modell

individuumbezogene Behandlungstätigkeiten – unmittelbar und mittelbar
Aufnahme des Patienten
Herstellung einer haltgebenden therapeutischen Beziehung
Durchführung Pflegeprozess
Management psychosozialer und körperlicher Funktionseinschränkungen
Aufklärung, partizipative Entscheidungsfindung
Herstellung von Umweltbezug und Einbeziehung des Umfeldes
patientenbez. störungsspezifische Interventionen (leitlinienorientiert, geplant, bez. auf multiprof. Behandlungsziele)
medizinische Versorgung
Krisenintervention
Präsenz, Begleitung, Support
Förderung von Gesundheit, Problemlösung, Inklusion und Ressourcen
Maßnahmen zur Herstellung von Sicherheit (Fremd-/Selbstgefährdung)
Maßnahmen zur Förderung von Qualität (patientenbezogen)
interprofessionelle Tätigkeiten (im Zusammenhang mit der Patientenversorgung)
Netzwerkarbeit/Zusammenarbeit in der gemeindepsychiatrischen Versorgung (patientenbezogen)
Pflegedokumentation (patientenbezogen)
Entlassmanagement

strukturelle Setting-Tätigkeiten
Aufnahmemanagement
milieubezogenes Handeln
Maßnahmen zur Herstellung von Sicherheit (strukturell)
Maßnahmen zur Förderung von Qualität (strukturell)
interprofessionelle Tätigkeiten (Team, Arbeitsorganisation, Führung, Weiterbildung)
Management der Netzwerkarbeit/Zusammenarbeit in regionalen Versorgungsstrukturen
Stationsorganisation
Leitungstätigkeiten (Führung und Organisation der Behandlungseinheit)
Fort- und Weiterbildung
Serviceleistungen außerhalb der Dienstzeit von Servicekräften

Abb. 3 Neue Tätigkeitsprofile – am Beispiel der Pflege

Bei der Überarbeitung der Tätigkeitskataloge wurden die erweiterten Anforderungen an eine leitlinienorientierte Behandlung berücksichtigt sowie die Reihenfolge der Tätigkeiten am Behandlungsprozess orientiert (von der Aufnahme zur Entlassung).

Es sei angemerkt, dass die hier verwendeten Tätigkeitsprofile wesentlich differenzierter alle Tätigkeitsbereiche der Berufsgruppen definieren, als mit den Regelaufgaben der PPP-RL gleistet wird. D.h. die verwendeten Tätigkeitsprofile erlauben eine tatsächliche Erfassung der Gesamtminutenzahl pro Patient.

Verteilung der Tätigkeiten

Für die Behandlungs-Cluster 1 bis 3 wurden durch die Experten der Behandlungsaufwand geschätzt. Dabei zeigt sich folgende Relevanz der einzelnen Tätigkeiten (s. Abb. 4):

5.2 Methode

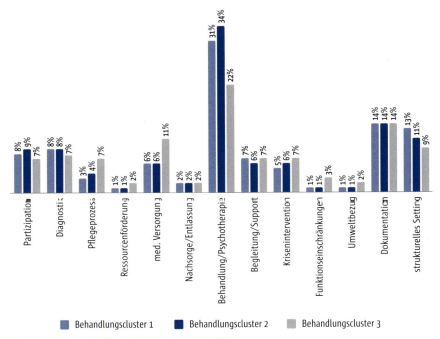

Abb. 4 Relevanz der Tätigkeitsfelder in der PSM-PT

- Schwerpunkt bilden die Behandlungsinterventionen bzw. die Psychotherapie, die in Behandlungs-Cluster 1 und 2 ca. 30% (31 bzw. 34%) des Tätigkeitsprofils ausmachen.
- Im Behandlungs-Cluster 3 mit erhöhtem somatischen Behandlungsbedarf stellt sie lediglich 22% der Tätigkeiten dar. Dies liegt zum einen daran, dass die möglichen psychotherapeutischen Interventionen aufgrund der somatischen Situation der Patienten zumindest temporär oftmals sehr begrenzt sein müssen, zum anderen an dem in Relation stark zunehmenden medizinischen und pflegerischen Behandlungsaufwand (11 bzw. 7%).
- Nach Psychotherapie, medizinischer Versorgung und Pflegeprozess beträgt der Zeitaufwand für „Aufklärung und partizipative Entscheidungsfindung" (= Partizipation) zwischen 7 und 9%.
- Es folgen „Support und Begleitung" mit 6 bis 7%.
- Die Relevanz der Krisenintervention nimmt mit zunehmenden Behandlungsaufwand von Behandlungs-Cluster 1 bis 3 absolut und relativ zu: von 5 auf 7%.
- Die Bedeutung von Funktionseinschränkungen ist im Vergleich zur Psychiatrie (Hauth et al. 2019) – u.a. aufgrund von gerontopsychiatrischen Behandlungen – relativ gering: 1 bis 3%.
- Das strukturelle Setting beansprucht zwischen 9 und 13% der personellen Ressourcen, was nicht an den absoluten Minutenwerten liegt, sondern an der abnehmenden Relation im Vergleich zum insgesamt wachsenden Behandlungsaufwand.
- Vergleichbar mit der Erwachsenenpsychiatrie sowie der Kinder- und Jugendpsychiatrie (Hauth et al. 2019) bindet der Dokumentationsaufwand 14% (bei

5 Behandlungs-Cluster und Personalbemessung in der psychosomatischen Medizin und Psychotherapie. Ergebnisse einer Machbarkeitsstudie zum Plattform-Modell

steigendem absolutem Aufwand in den Behandlungs-Clustern 1 bis 3) des Personals.

- Insgesamt wird die traditionelle Verbindung von somatischen und psychotherapeutischen Behandlungsaufwänden für die PSM-PT deutlich. Neue leitlinienorientierte Aufgabenfelder spielen mit 15% in Behandlungs-Cluster 1 (Partizipation, Ressourcenförderung, Krisenintervention sowie Umweltbezug) nicht die gleiche Rolle wie in der Erwachsenenpsychiatrie, wo diese neuen Tätigkeitsfelder 37,6 bis 42,3% des Behandlungsaufwandes binden (Hauth et al. 2019).

Strukturelle Verteilung des Personalmehrbedarfs (nach Berufsgruppen)

Die Beschreibung der personellen Auswirkungen einer an Leitlinien- und Expertenkonsens orientierten Behandlung wird häufig im Vergleich zu den Werten der PsychPV bzw. für PSM-PT zu Heuft-Zahlen vorgenommen (Deister et al. 2020; Heuft et al. 1993). Solche Vergleiche sind problematisch, weil beispielsweise Ausgangswerte der PsychPV bei einigen Berufsgruppen sehr gering sind, wie beispielsweise bei den Psychologischen Psychotherapeuten, die nach den Werten der Machbarkeitsstudie in der PsychPV mit einem Wert von ca. 0,3 VK (netto – pro Station mit 18 Betten) in der Erwachsenenpsychiatrie starten (Hauth et al. 2019). Dies führt zu Steigerungsraten, die wenig Informationsgehalt haben. Auch war im Rahmen der vorgenommen Expertenschätzung keine abschließend valide Bewertung aller Zeitwerte möglich. Es sollen daher analog zu den Publikationen der Ergebnisse der Machbarkeitsstudie für die Erwachsenenpsychiatrie (Deister et al. 2020) sowie die Kinder- und Jugendpsychiatrie (Kölch et al. 2021) nur strukturelle Hinweise auf die personellen Wirkungen des Plattform-Modells erfolgen. Hierbei liegt der Focus v.a. darauf, auf welchen Aspekten bei der Fortschreibung des Modells in diesem Zusammenhang zu achten ist.

Für die psychosomatische Medizin ergeben sich aufgrund der Zeitschätzungen der Experten folgende relationale Aufteilungen des Personalmehrbedarfs (bei Veränderung des Personalmehrbedarfs um den Faktor 1):

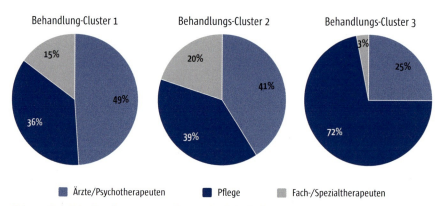

Abb. 5 Anteil der Berufsgruppen am Personalmehrbedarf

- **Für das Behandlungs-Cluster 1** beträgt die Verteilung des Personalmehrbedarfs: Anteil der Ärzte und der Psychologischen Psychotherapeuten 49%, Anteil der Pflege 36% und der Spezial- bzw. Fachtherapeuten 15%.
- **Für das Behandlungs-Cluster 2** sieht die Verteilung so aus: 41% Prozent Ärzte und Psychologische Psychotherapeuten, 39% Pflege und 20% Spezialtherapeuten.
- **In Behandlungs-Cluster 3** wirkt sich der erhöhte Pflegeaufwand und medizinische Versorgungsgrad insbesondere auf den Personalmehrbedarf in der Pflege aus: 72% Pflege, 25% Ärzte und Psychologische Psychotherapeuten und Spezialtherapeuten 3%.
- **Für die Berufsgruppe der Sozialarbeiter/Sozialpädagogen** wurde in den Expertenschätzungen kein Personalmehrbedarf ermittelt.

5.3 Diskussion

Die Aufgabe der Machbarkeitsstudie war es zu prüfen, inwieweit sich die Annahmen des Plattform-Modells bewähren und ob sich methodische Hinweise erkennen lassen oder ob Limitationen der Studie vorliegen, die bei der Validierung und Fundierung des Modells genutzt werden können.

Dabei hat sich das Plattform-Modell als ein vom Ansatz her geeignetes Instrument zur Ermittlung des Personalbedarfs in der Psychiatrie und Psychosomatik erwiesen. Vor dem Hintergrund, dass für die PSM-PT die PsychPV keine Gültigkeit hatte, ist mit den Ergebnissen der Machbarkeitsstudie erstmals ein Instrument entwickelt worden, dass eine initiale Findung für die Personalbemessung in der psychosomatischen Medizin ermöglicht. Die entwickelten Behandlungs-Cluster spiegelt in der psychosomatischen Medizin eher das Behandlungsgeschehen wider als die Bedarfs-Cluster in der psychiatrischen bzw. kinder- und jugendpsychiatrischen Medizin.

Die Tätigkeitsprofile sind in einem rekursiven Prozess gemeinsam mit den Experten des Delphi-Verfahrens überarbeitet worden (Schulz u. Renn 2009). Sie berücksichtigen nicht nur neue, erweiterte Tätigkeiten u.a. abgeleitet aus Leitlinien, der Entwicklung von Behandlungskonzepten und rechtlichen sowie gesellschaftlichen Anforderungen, sondern trennen jetzt schärfer als bisher unmittelbar und mittelbar bezogene individuumbezogene Behandlungstätigkeiten und Tätigkeiten des strukturellen Settings. Weiterhin wurde die Reihenfolge der Tätigkeiten am Behandlungsprozess von der Aufnahme bis zur Entlassung ausgerichtet.

Aus den in den Expertenschätzungen ermittelten Zeitaufwendungen lässt sich der strukturelle Personalmehrbedarf differenziert nach Berufsgruppen, in der Weiterentwicklung des Modells nach Qualifikations-Clustern (Hauth et al. 2019) ableiten. Diese Differenzierung in der Verteilung des Personalmehrbedarfs zwischen den Berufsgruppen könnte als Algorithmus für ein dynamisches Modell der Fortschreibung von Personalmehrbedarf genutzt werden. Das hätte den Vorteil, dass der Mehrbedarf nicht im problematischen Vergleich zu alten Personalbemessungssystemen (z.B. Heuft-Zahlen, Heuft et al. 1993) vorgenommen wird, sondern Ergebnis eines Aushandlungsprozesses ist, in dem lediglich die Verteilung zwischen den Berufsgruppen aus empirischen Daten abgeleitet wird.

5.4 Limitationen

Aus der Machbarkeitsstudie ergeben sich eine Reihe von Limitationen, die bei der Bewertung sowie Validierung des Plattform-Modells und der Ergebnisse der Machbarkeitsstudie berücksichtigt werden sollten.

- In der Delphi-Befragung wurde zwar gemeinsam mit den Experten das Tätigkeitsprofil überarbeitet, aber in den Workshops wurde wegen der Stringenz des Verfahrens (Vergleichbarkeit der Zeitwerte) mit dem ersten Entwurf der Tätigkeitsprofile weitergearbeitet. Dies könnte in einzelnen Tätigkeitsfeldern zu einem Bias bei den Zeitschätzungen geführt haben.
- Für die Schätzung der Behandlungsanforderungen wurde bei der Auswahl der Experten darauf geachtet, dass diese über entsprechende berufliche Qualifikationen sowie Erfahrung verfügen, um die leitlinien- oder expertenkonsensorientierten Behandlungsanforderungen korrekt einschätzen zu können. Die Experten wurden in der Vorbereitung auch darum gebeten, die Behandlungs-Cluster unter dem Aspekt von Leitlinien zu bewerten, eine explizite Zuordnung von Leitlinien bzw. eine entsprechende Qualifizierung fand aber – auch vor dem Hintergrund der dahingehend kaum konkretisierten Literatur – nicht statt. Dies verweist auch auf methodische Ansätze der Validierung der Zeitwerte der Machbarkeitsstudie.
- Um ein möglichst einfaches Modell mit nur vier Behandlungs-Clustern zu erhalten, wurden die Berufsgruppen entsprechend der Gepflogenheiten im OPS gruppiert, in Ärzte, Psychologen, Pflegekräften und Spezialtherapeuten. Innerhalb der drei Berufsgruppen In der PPP-RL werden dagegen im § 5 (1) 6 Berufsgruppen definiert: 1. Ärztinnen und Ärzte, 2. Pflegefachpersonen, 3. Psychologinnen und Psychologen, 4. Spezialtherapeutinnen und Spezialtherapeuten (z.B. Ergotherapeutinnen und Ergotherapeuten und künstlerische Therapeutinnen und künstlerische Therapeuten), 5. Bewegungstherapeutinnen und Bewegungstherapeuten, Physiotherapeutinnen und Physiotherapeuten, 6. Sozialarbeiterinnen und Sozialarbeiter, Sozialpädagoginnen und Sozialpädagogen, d.h. dass für das Plattform-Modell die Berufsgruppen nach § 5 (1) 4, 5, und 6 zusammengefasst wurden, in den Expertenratings allerdings getrennt geratet wurden.
- Gemäß der PPP-RL können bei der tatsächlichen Personalausstattung Fachkräfte aus der Gruppe der Spezialtherapie und der Pflege auf andere Berufsgruppen dieser Gruppe nur dann angerechnet werden, wenn diese Regelaufgaben der Berufsgruppe, bei der die Anrechnung erfolgen soll, erbringen. Da unterschiedliche Behandlungsbereiche z.B. für Essstörungen, Schmerzstörungen oder für Borderline-Persönlichkeitsstörungen sich besonders bezüglich der Zusammensetzung der Berufsgruppen der Spezialtherapie unterscheiden, müsste man entsprechend der genannten Äquivalenzregeln der PPP-RL für alle diese Bereiche eigene Behandlungs-Cluster definieren. Ob dies ein sinnvolles Verfahren ist, sollte im Rahmen der Weiterentwicklung des Modells kritisch geprüft werden.
- Die Expertenschätzungen wurden ausschließlich durch Experten „aus den Professionen" vorgenommen. Bei der Weiterentwicklung des Modells sind Patienten, Angehörige sowie andere Stakeholder (Management, Kostenträger, betriebliche Interessenvertretungen usw.) einzubeziehen.

5.4 Limitationen

- Das theoretische Modell der Plattform ist einfach und plausibel, möglicherweise aber nicht komplex genug, um die Versorgungsrealität in den Einrichtungen der PSM-PT vollständig abzubilden. Hier wird sehr wahrscheinlich angesichts einer erweiterten Datenbasis eine weitere Differenzierung des Modells notwendig werden. Mit drei Behandlungs-Clustern ist das Modell deutlich weniger komplex, als das der Erwachsenen- und Kinder- und Jugendpsychiatrie mit jeweils 8 Bedarfs-Clustern und gar gegenüber den 18 Behandlungsbereichen allein für die Erwachsenenpsychiatrie in der PPP-RL.
- Bei der Schätzung von Soll-Bedarfen gibt es systematisch folgende Verzerrungen bzw. Limitationen:
    - Unschärfen in den individuellen Expertenschätzungen, wegen der unterschiedlichen Wahrnehmung und Erfahrungswelt (Objektivität, Reliabilität) der Experten,
    - Aushandlungsinteressen, die die Schätzung beeinflussen,
    - Überschneidungen in den Tätigkeiten sind trotz kooperativer, kritischer Diskussion aufgrund der Tätigkeitskataloge möglich,
    - Optimierungsmöglichkeiten sind nicht berücksichtigt.
- Die Anwendung von quantitativen Methoden der empirischen Sozialforschung sollte diese Limitationen in Vorbereitung einer Befragung berücksichtigen.
- *Den* Personalbedarf als absoluten Wert gibt es nicht. Es gibt letztlich einen Expertenkonsens, der aber auch abweichende Einschätzungen beinhalten kann. Es ist sinnvoll, valide „Bandbreiten" zu ermitteln – als Grundlage eines gemeinsamen Aushandlungsprozesses.
- Die Zeitschätzungen sind auf den vollstationären Bereich ausgerichtet. Für eine Weiterentwicklung des Modells sind auch andere Settings einzubeziehen (teilstationär usw.).
- Das Portfolio zukünftiger Versorgungsangebote, die Optimierung von Prozessen sowie die Wirkungen der Digitalisierung sind bei der Entwicklung des Personalbedarfs zu berücksichtigen.

Das gewählte qualitative Vorgehen, orientiert an der Delphi-Methode, stellte sich als Methode der Wahl heraus (Niederberger u. Renn 2018). Das Vorgehen brachte eine Reihe von Lernprozessen mit sich:

- Bei dem Prozess der Personalbedarfsermittlung stellte sich heraus, dass ein mehrstufiger iterativer Prozess erforderlich ist (drei Expertenrunden). Dies ermöglichte auf der Basis der Expertenerfahrungen in einem analytischen Prozess eine entsprechende Anpassung der Zeitwerte, die nicht nur das Soll, sondern auch arbeitsorganisatorische und prozessuale Aspekte berücksichtigten.
- Die multidisziplinäre Zusammensetzung der Expertenteams ist methodische Voraussetzung, um Kooperation, Überschneidungen, Doppelarbeiten und Aspekte der multidisziplinären Zusammenarbeit bei den Zeitschätzungen zu berücksichtigen.
- Darüber hinaus ist ein solcher Prozess auch ein Aushandlungsprozess zwischen verschiedenen Berufsgruppen bzw. Qualifikations-Clustern (Niederberger u. Renn 2018). Die Bedeutung eines solchen Aushandlungsprozesses, der durch entsprechende Interessen geprägt ist, ist bei der Gestaltung und bei dem methodischen Vorgehen zu berücksichtigen.

- Das gewählte parallele Vorgehen in drei Bereichen – Erwachsenenpsychiatrie, Kinder- und Jugendpsychiatrie, Psychosomatik – ermöglichte in der abschließenden dritten Expertenrunde, eine vergleichende Bewertung der Ergebnisse.
- Quantitative Methoden können die Evidenz der Daten erhöhen – Normalverteilung der Daten, Zufälligkeitsprinzip der Auswahl der Befragten, statistische Gütetests – erfordern aber eine gute qualitative Vorbereitung bzw. Testung der Erhebungsinstrumente.
- Zusammenfassend ist bei weiteren Studien die Nutzung qualitativer und quantitativer Methoden zu empfehlen (Triangulierung).

Die Studie gibt viele positive Hinweise auf die „Machbarkeit" des Plattform-Modells und verweist auf eine Reihe methodischer Erkenntnisse und Limitationen, die für die Fortentwicklung des Modells genutzt werden können.

Im nächsten Schritt sollten die methodischen Grundlagen sowie strukturellen Elemente des Modells genutzt werden, um in einer weiteren Fundierung die Grundlage für die Fortschreibung der PPP-RL bzw. für ein neues Personalbemessungssystem in der psychiatrischen Versorgung zu schaffen. Solche Vorhaben sollten partizipativ angelegt sein und wesentliche Stakeholder der psychosomatischen Versorgung integrieren. Das Modell ist damit eine gute Basis einer an Leitlinien- und Expertenkonsens orientierten Personalbemessung und für einen anzustrebenden gemeinsamen Nenner der Akteure in der psychiatrischen Versorgung (Patienten, Angehörige, Mitarbeitende, Management, Träger und Kostenträger).

Literatur

Bundesinstitut für Arzneimittel und Medizinprodukte (BfArM) (2021) Operationen- und Prozedurenschlüssel (OPS) Version 2021. Im Auftrag des Bundesministeriums für Gesundheit (BMG) unter Beteiligung der Arbeitsgruppe ICD des Kuratoriums für Fragen der Klassifikation im Gesundheitswesen (KKG). URL: https://www.dimdi.de/static/de/klassifikationen/ops/kode-suche/opshtml2021/ (abgerufen am 10.09.2021)

Deister A, Bruckner-Bozetti P, Heuft G et al. (2020) Personalbemessung in der Psychiatrie und Psychotherapie – Ergebnisse einer Machbarkeitsstudie zum Plattform-Modell. Nervenarzt.

Friederich HC, Heuft G, Cuntz U et al. (2018) Personalausstattung: Befragung psychosomatischpsychotherapeutischer Kliniken und Abteilungen in Deutschland. Z Psychosom Med Psychother, 64(4), 334–349

Gemeinsamer Bundesausschuss A. (2019) Personalausstattung Psychiatrie und Psychosomatik-Richtlinie. In: Gemeinsamer Bundesausschuss (Hrsg.) 19.09.2019 BAnz AT, 31.12.2019 B6, 19.09.2019 BAnz AT, 31.12.2019 B6

Hauth I, Brückner-Bozetti P, Heuft G et al. (2019) Personalausstattung in stationären psychiatrischen Einrichtungen. Der Nervenarzt, 90(3), 285–292

Herpertz S, Fichter M, Herpertz-Dahlmann B et al. (2020) S3-Leitlinie: Diagnostik und Therapie der Essstörungen. URL: https://www.awmf.org/leitlinien/detail/ll/051-026.html (abgerufen am 14.07.2021)

Heuft G, Senf W, Janssen PL et al. (1993) Personalanhaltszahlen in psychotherapeutischen und psychosomatischen Krankenhäusern und Abteilungen der Regelversorgung. Psychother Psychosom Med Psychol, 43(7), 262–270

Kölch MG, Klein M, Knebusch V et al. (2021) Individuell und bedarfsgerecht: Das Plattform-Modell für Personalbemessung in der Kinder- und Jugendpsychiatrie und Psychotherapie – eine Machbarkeitsstudie. Zeitschrift für Kinder- und Jugendpsychiatrie und Psychotherapie, 49(2), 124–133

Niederberger M, Renn O (2018) Das Gruppendelphi Verfahren – Vom Konzept bis zur Anwendung. Springer Wiesbaden

Schulz M, Renn O (2009) Das Gruppendelphi: Konzept und Vorgehensweise. In: Schulz M, Renn O (Hrsg.) Das Gruppendelphi – Konzept und Fragebogenkonstruktion. Springer Wiesbaden, 11–22

6 Bedarfs-Cluster und Fallbeschreibungen als Grundlage der Personalbemessung in der psychiatrischen Versorgung

Bettina Wilms, Peter Brückner-Bozetti, Annette Richert, Marianne Klein und Arno Deister

6.1 Vom Bedarf der Patienten und Patientinnen aus gedacht ...

Psychiatrie und Psychotherapie sind sowohl Teil einer naturwissenschaftlich verankerten Medizin als auch in ihrem Diagnostik- und Therapieverständnis ohne einen geisteswissenschaftlichen Umweltbegriff weder verstehbar noch umsetzbar. Die Frage, was ein Mensch braucht, um gesund zu werden, weniger belastet durch Beschwerden sein Leben leben zu können oder Linderung von psychischen Leiden zu erfahren, bahnt vom ersten Kontakt mit dem Hilfesystem an die Erfolgs- und Entwicklungschancen einer Behandlung. Scheint die Entscheidung über die Behandlung einer Appendizitis weitgehend unabhängig von Bedürfnissen und Bedarfen des Kranken zu sein, so wird auch dem medizinischen Laien plausibel zu vermitteln sein, dass bei psychischen Erkrankungen abhängig vom Lebenskontext einer Person und deren körperlicher Verfassung, diese am besten in gewohnter Atmosphäre der Häuslichkeit oder im genauen Gegenteil, nämlich auf einer Station eines Krankenhauses am ehesten eine Remission ihrer Beschwerden erfahren kann. Es braucht also mehr, als das Sosein und Soaussehen einer Wunde, um eine geeignete Behandlungsstrategie für eine depressive Episode festzulegen. Darüber hinaus legen Behandlungskonzepte des informed consent und der geteilten Entscheidungsfindung (shared decision making) auch in der Somatik nahe, dass es ohne ein Einbeziehen der Präferenzen unserer Patienten nicht möglich ist, eine moderne Medizin auf Augenhöhe mit den Nutzern zu betreiben (Härter et al. 2015). Der Gedanke, dass ein System der Personalbemessung in Psychiatrie und Psychotherapie daher also nicht in erster Line von Fragen der diagnostischen Einschätzung, sondern vom Patientenbedarf ausgehend zu gestalten ist, erschließt sich demzufolge unmittelbar und ist plausibel. Um dies transparent und nachvollziehbar für alle beteiligten Akteure darstellen und in größeren Systemen berechnen zu können, bietet sich eine Zusammenfassung sich ähnelnder Anforderungskonstellationen an, die auch eine möglichst effiziente Einteilung erlauben sollte. Für eine praktikable Einstufung der Behandlungsbedarfe vom einzelnen Patienten bis hin zu Patientengruppen werden daher Muster aus verschiedenen Teilaspekten benötigt, die den auf die Patientenbehandlung bezogenen Personalbedarfen als Grundlage dienen.

6.2 Unterschiedliche Dimensionen des Patientenbedarfs

Das vielzitierte biopsychosoziale Modell psychischer Störungen (Engel 1977; von Uexküll u. Wesiack 1986) gibt für eine dimensionale Betrachtung des Patientenbedarfs die entscheidenden Hinweise. Die wesentlichen Teilaspekte des Patientenbedarfs können danach in den folgenden Dimensionen beschrieben werden: der psychiatrisch/psychotherapeutische Bedarf (Psy), der somatische Bedarf (Som) und der psychosoziale Bedarf (Soz). In allen drei Dimensionen kann jeweils ein regelhafter Bedarf vorliegen oder auch ein erhöhter Bedarf entstehen (s. Tab. 1). Dabei umfasst der Regelbedarf alle diagnostischen, therapeutischen, pflegerischen und darüberhinausgehenden Tätigkeiten, die bei einer Behandlung mit den Mitteln des Krankenhauses im Regelfall zu erbringen sind. Ein erhöhter Bedarf besteht, wenn für die Behandlung eine darüberhinausgehende hohe Frequenz von Kontakten notwendig ist, es kurzfristiger und/oder aufwändiger Interventionen unterschiedlicher Berufsgruppen bedarf, sich die Pflege aufwändig gestaltet und/oder es außerdem notwendig ist, engmaschige Anleitung und Begleitung bis hin zur Einzelbetreuung zu realisieren. Hinzu kommt ein erhöhter Aufwand für Abstimmung, Koordination und Kommunikation innerhalb und zwischen den Berufsgruppen. Werden die drei Dimensionen *Psy*, *Som* und *Soz* jeweils mit diesen zwei Bedarfsstufen unterlegt, entsteht grafisch ein Muster aus sechs Feldern. Der Regelbedarf ist mit der Ziffer 1 versehen, der erhöhte Bedarf mit der Ziffer 2.

Tab. 1   Die Behandlungs-Matrix

erhöhter Behandlungsbedarf	Psy_2	Som_2	Soz_2
Regelbedarf der Behandlung	Psy_1	Som_1	Soz_1

6.3 Die Grundidee der Bedarfs-Cluster

In dem hier gezeigten grafischen Muster kann nun jeweils für einen konkreten Patienten der konkrete Bedarf in den drei Dimensionen bestimmt werden; hier dargestellt mit einem blauen Punkt. In Tabelle 2 ist zunächst die Situation eines Patienten beschrieben, dessen Behandlungsbedarf in allen drei Dimensionen als regelhaft einzuschätzen ist.

Tab. 2   Bedarfs-Cluster 1 – Regelhafter Behandlungsbedarf in allen drei Dimensionen

erhöhter Behandlungsbedarf	Psy_2	Som_2	Soz_2
Regelbedarf der Behandlung	Psy_1 ●	Som_1 ●	Soz_1 ●

6.3 Die Grundidee der Bedarfs-Cluster

Das Muster für eine Patientin, die z.B. eine schwerwiegende somatische Komorbidität aufweist mit einem erhöhten Behandlungsbedarf in dieser Dimension, ist in Tabelle 3 dargestellt.

Tab. 3 Bedarfs-Cluster 2 – Erhöhter somatischer Bedarf

erhöhter Behandlungsbedarf	Psy_2	Som_2 ●	Soz_2
Regelbedarf der Behandlung	Psy_1 ●	Som_1	Soz_1 ●

Somit ergeben sich in unterschiedlichen Kombinationen aus Teilaspekten insgesamt acht Muster, die inhaltlich acht unterschiedlichen Konstellationen entsprechen, den sog. „Bedarfs-Clustern". Die Bedarfs-Cluster umfassen also in den drei Dimensionen *Psy*, *Som* und *Soz* regelhaften und erhöhten Bedarf, sodass folgende Konstellationen entstehen:

- der jeweils durchgängig regelhafte bzw. erhöhte Bedarf (Cluster 1 und 8),
- ein erhöhter Bedarf in je einer Dimension (Cluster 2–4),
- sowie der erhöhte Bedarf in je zwei Dimensionen (Cluster 5–7) (s. Abb. 1).

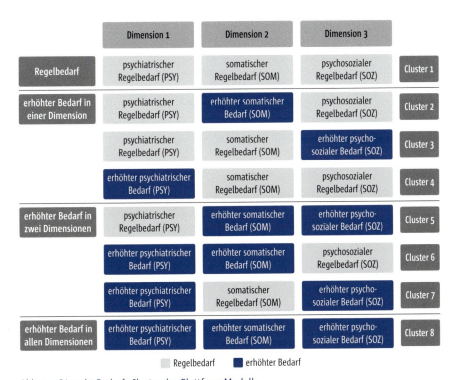

Abb. 1 Die acht Bedarfs-Cluster des Plattform-Modells

6.4 Vom Bedarfs-Cluster in die Alltagspraxis und zurück – die Beschreibung des Patientenbedarfs

Für die konkrete Beschreibung des Patientenbedarfs sind sowohl Skalen- bzw. Kriteriensysteme denkbar als auch das in der Medizin bewährte Mittel von Fallvignetten. Ausgehend von der Struktur der entwickelten Bedarfs-Cluster erschienen paradigmatische Fallbeschreibungen am ehesten geeignet, die Komplexität realer Patientenbedarfe in der klinischen Alltagspraxis zu erfassen, diese Komplexität angemessen zu reduzieren und deren Einstufung zu ermöglichen. Damit wurde ein Weg gewählt, die einzelnen Bedarfs-Cluster auf typische Behandlungsfälle herunter zu brechen, deren Nutzung den Mitarbeitenden aller Berufsgruppen grundsätzlich aus der Systematik der PsychPV bekannt ist und sich in der Anwendung im Alltag bewährt hat (Kunze u. Kaltenbach 1992). Dies ist einerseits notwendig, um anhand von in der klinischen Praxis verankerten Fällen den Behandlungsbedarf und den daraus resultierenden Behandlungsaufwand zu ermitteln, zu beschreiben und schließlich zu quantifizieren. Andererseits können paradigmatische Fallbeschreibungen die Eingruppierung von Patientenbedarfen in Bedarfs-Cluster erleichtern und somit die einrichtungsbezogene Ermittlung von Behandlungsaufwänden vergleichsweise unbürokratisch ermöglichen. Ferner können die gleichen Fallvignetten als Anschauungsmaterial dienen, wenn Mitarbeitende in die Umsetzung des Modells eingeführt werden.

Um typische Behandlungsfälle zu beschreiben und daraus Fallvignetten zu generieren, wurde nach dem Prinzip der Fallkontrastierung vorgegangen, wie es in der Methodik der qualitativen Sozialforschung verwendet wird (Kluge u. Kelle 1999). Ziel war es, Fallvignetten zu entwickeln, wie sie in der klinischen Praxis z.B. bei der Diagnosekodierung als Instrument zur realtypischen Beschreibung von Patientengruppen bekannt sind und genutzt werden. Um klinischen Experten eine Zuordnung von Patientenbedarfen zu regelhaftem oder erhöhtem Aufwand zu ermöglichen, ging es dabei um eine möglichst eindeutige soziobiographisch eingebettete Beschreibung einer Symptomkonstellation in den drei Dimensionen *Psy*, *Som* und *Soz*. Hierzu wurden für die Erwachsenenpsychiatrie und -psychotherapie und für die Kinder- und Jugendpsychiatrie- und psychotherapie in einer multiprofessionell zusammengesetzten Expertengruppe (= Redaktionsgruppe) für jedes Bedarfs-Cluster 3–5 Fallvignetten erarbeitet, mit dem Ziel die jeweilige Konstellation in unterschiedlichen Praxisbeispielen möglichst facettenreich abzubilden und zu illustrieren. Weitere Ziele lagen in der möglichst eindeutigen Zuordnung der Fallvignetten sowie in der weitgehend umfassenden inhaltlichen Breite der beschriebenen Konstellationen und den daraus erwartbar resultierenden Patientenbedarfen.

6.5 Die Validierung der Fallvignetten

Die Fallvignetten wurden hinsichtlich ihrer Konsistenz und Zuordnungssicherheit zu einem der acht Behandlungs-Cluster validiert. Ziel der Validierung der erarbeiteten Fallvignetten war vor allem die Überprüfung der Übereinstimmung in der Zuordnung dieser Fallvignetten zu den damit verbundenen regelhaften bzw. erhöhten Behandlungsbedarfen in den Bereichen psychiatrisch-psychotherapeutischer, somatischer und psychosozialer Bedarf. Aus diesen Fallvignetten sollten möglichst viele

6.5 Die Validierung der Fallvignetten

Experten vergleichbare Einschätzungen der erforderlichen Behandlungsbedarfe bzw. -aufwände und der damit verbundenen Tätigkeiten (Art/Zeit/Menge) vornehmen. Diese Vorgehensweise sollte dann im Ergebnis zu validierten paradigmatischen Fallbeschreibungen führen.

Um die Übereinstimmung der Zuordnung von paradigmatischen Fallbeschreibungen zu dem damit verbundenen regelhaften oder erhöhten Behandlungsaufwand in den Bereichen *Psy*, *Som* und *Soz* zu überprüfen, wurden für die Erwachsenen- und die Kinder- und Jugendpsychiatrie jeweils 15 in der psychiatrischen Alltagspraxis langjährig erfahrene Experten aller behandelnden Berufsgruppen gebeten, anhand der ihnen vorliegenden Fallvignetten eine Einschätzung darüber abzugeben, ob der beschriebene Patient von ihnen als regelhaft oder erhöht behandlungsbedürftig in einem der Bereiche *Psy*, *Som* und *Soz* eingestuft wird.

Diesen Teilnehmern wurden zur Vorbereitung vorab sowohl die Aufgabenstellung als auch die ihnen zugeordneten Fallvignetten zugesandt (s. Abb. 2). Den Experten waren weder die Cluster noch die Cluster-Logik bekannt, sodass alle Einschätzungen unbeeinflusst durch etwaiges Vorwissen vorgenommen wurden. So wurden den befragten Experten also innerhalb des Vorgehens der Fall-Validierung lediglich die Fallvignetten zur Verfügung gestellt, auf deren Basis sie ihre Einschätzung zu regelhaftem oder erhöhtem Behandlungsbedarf treffen sollten.

Zu jedem Bedarfs-Cluster gab es mehrere Fallbeschreibungen. Jeder Interviewleitfaden wurde individualisiert: Die Zuordnung und die Reihenfolge der Fälle erfolgte für jeden einzelnen Experten randomisiert. Den befragten Experten wurde jeweils ein Fall aus jedem der acht Bedarfs-Cluster per Zufallsprinzip zugewiesen. Daher ist es auch zu erklären, dass die Einschätzungen zu einzelnen Fällen nicht gleichmäßig verteilt sind und einige Fälle nicht in der Validierung abgefragt wurden. Damit sollte der Realität Rechnung getragen werden, in der die Fälle ebenfalls „so kommen, wie sie kommen".

Die Durchführung der Validierungsinterviews fand im Dezember 2018 statt. Diese standardisierten Interviews wurden nach Terminvereinbarung telefonisch geführt, indem die Interviewer Fall für Fall mit dem Einschätzenden durchgingen und dessen Begründungen zur Bedarfs-Cluster-Zuordnung protokollierten. Aufgrund des präsentierten psychiatrischen Falls sollten die Experten drei Einschätzungen vornehmen:

- Ist der vorstehende Fall mit regelhaftem oder erhöhtem psychiatrischen, somatischen und psychosozialen Behandlungsaufwand verbunden?
- Was begründet den regelhaften/erhöhten Behandlungsbedarf (in Halbsätzen/Stichworten)?
- Wie sicher sind Sie sich in Ihrer Einschätzung (auf einer siebenstufigen Skala von 1 = sehr sicher bis 7 = sehr unsicher)?

Die Ergebnisse der Validierung wurden in Arbeitstabellen nach folgenden Auswertungskriterien aufbereitet (s. Abb. 3):

- Anzahl der in dem Bedarfs-Cluster (= BC) bewerteten Fälle (z.B. 3 Fälle, 5 Fälle)
- Anzahl der Übereinstimmungen im Verhältnis zur Anzahl der vorgenommenen Einschätzungen (z.B. 3 von 5)
- Anzahl der Einschätzungen
- Anzahl der Übereinstimmungen bzw. Nichtübereinstimmungen

6 Bedarfs-Cluster und Fallbeschreibungen als Grundlage der Personalbemessung in der psychiatrischen Versorgung

Vorbemerkung:

Sie wurden von Mitgliedern der Plattform „Personal" der psychiatrischen, kinder- und jugendpsychiatrischen und psychosomatischen Fachgesellschaften als Expertin / Experte für die Einschätzung von Behandlungs- und Personalaufwand im Zusammenhang mit beispielhaften Fallbeschreibungen vorgeschlagen.

Grundlage für die Einschätzung des Personalaufwandes sind bestimmte Grundannahmen. Die Grundannahmen sind:

(1) Der <u>Behandlungsbedarf</u> hat drei Dimensionen:

  a) psychiatrisch-psychotherapeutischen / psychosomatisch-psychotherapeutischen / kinder- und jugendpsychiatrisch-psychotherapeutischen,
  b) somatischen und
  c) psychosozialen Bedarf.

(2) Differenzierung des <u>Behandlungsaufwands in zwei Stufen</u>: Regelbedarf und erhöhter Behandlungsaufwand.

  a) Regelbedarf der Behandlung: Dieser umfasst alle diagnostischen, therapeutischen, pflegerischen und darüber hinaus erforderlichen Tätigkeiten, die für die Behandlung der Patienten in der Regel erforderlich sind.
  b) Erhöhter Behandlungsbedarf: Dieser ist verknüpft mit einer hohen Frequenz von Kontakten und Gesprächen, kurzfristigen Interventionen aller Berufsgruppen, Anleitung und Begleitung, erhöhtem Pflegeaufwand, erhöhtem Aufwand für Abstimmung, Koordination, Kommunikation sowie Einzelbetreuungsanforderungen.

	Psychiatrisch/ psychotherapeutischer / psychosomatischer Behandlungsbedarf	Somatisch bedingter Behandlungsbedarf	Psychosozialer Behandlungsbedarf
Erhöhter Behandlungsbedarf	Psy_2	Som_2	Soz_2
Regelbedarf der Behandlung	Psy_1	Som_1	Soz_1

Auf Grundlage von Fallbeschreibungen sollen Sie nachfolgend eine Einschätzung vornehmen, ob die in den Fallbeschreibungen beschriebenen Patienten / Patientinnen zu regelhaftem bzw. erhöhtem psychiatrischen / somatischen / psychosozialen Aufwand führen und danach Ihre Einschätzung begründen.

Abb. 2   Auszug aus dem Interview-Leitfaden der Fall-Validierung (Teil 1)

6.5 Die Validierung der Fallvignetten

Fallbeschreibung 1:

Fall	Psychiatrisch / psychotherapeutischer / psychosomatischer Behandlungsbedarf	Somatisch bedingter Behandlungsbedarf	Psychosozialer Behandlungsbedarf
Mann, 50 J.	Suizidale / autoaggressive Krise nach schwerer narzisstischer Kränkung durch Fremdgehen der Ehefrau und Zurücksetzung am Arbeitsplatz.	Herzinfarkt in der Vorgeschichte	Arbeitslos, da impulsiv gekündigt, kaum soziale Kontakte

Kreuzen Sie in folgender Tabelle an, ob der vorstehende Fall mit regelhaftem oder erhöhtem psychiatrischen, somatischen und psychosozialen Behandlungsaufwand verbunden ist:

PSY 2	SOM 2	SOZ 2	
PSY 1	SOM 1	SOZ 1	

Was begründet den regelhaften / erhöhten Behandlungsbedarf (in Halbsätzen / Stichworten):

PSY 2	SOM 2	SOZ 2	
PSY 1	SOM 1	SOZ 1	

Wie sicher sind Sie sich in Ihrer Einschätzung, die Sie oben bezüglich des Behandlungs- und damit Personalaufwands seiner Höhe und seinen Dimensionen nach?

1 = sehr sicher   2 = sicher   3 = relativ sicher   4 = weder sicher noch unsicher   5 = relativ unsicher   6 = unsicher   7 = sehr unsicher

Abb. 2   Auszug aus dem Interview-Leitfaden der Fall-Validierung (Teil 2)

6 Bedarfs-Cluster und Fallbeschreibungen als Grundlage der Personalbemessung in der psychiatrischen Versorgung

BC 1		
Anzahl der Fälle		3
BC1F3	3/5	
BC1F4	0/1	
BC1F5	1/3	
Anzahl der Einschätzungen		9
Übereinstimmung		4
Keine Übereinstimmung		5

BC 2		
Anzahl der Fälle		5
BC2F1	1/1	
BC2F2	2/2	
BC2F4	1/3	
BC2F5	1/3	
BC2F6	1/1	
Anzahl der Einschätzungen		10
Übereinstimmung		6
Keine Übereinstimmung		4

BC 3		
Anzahl der Fälle		3
BC3F1	1/1	
BC3F3	4/5	
BC3F4	1/4	
Anzahl der Einschätzungen		10
Übereinstimmung		6
Keine Übereinstimmung		4

BC 4		
Anzahl der Fälle		4
BC4F1	2/2	
BC4F2	1/1	
BC4F3	3/3	
BC4F5	1/4	
Anzahl der Einschätzungen		10
Übereinstimmung		7
Keine Übereinstimmung		3

BC 5		
Anzahl der Fälle		5
BC5F1	0/1	
BC5F2	0/1	
BC5F3	0/2	
BC5F4	2/2	
BC5F5	0/4	
Anzahl der Einschätzungen		10
Übereinstimmung		2
Keine Übereinstimmung		8

BC 6		
Anzahl der Fälle		4
BC6F1	4/4	
BC6F2	0/2	
BC6F3	2/2	
BC6F5	2/2	
Anzahl der Einschätzungen		10
Übereinstimmung		8
Keine Übereinstimmung		2

BC 7		
Anzahl der Fälle		5
BC7F1	0/1	
BC7F2	2/2	
BC7F3	1/3	
BC7F4	1/1	
BC7F5	2/3	
Anzahl der Einschätzungen		10
Übereinstimmung		6
Keine Übereinstimmung		4

BC 8		
Anzahl der Fälle		5
BC8F1	1/1	
BC8F2	2/3	
BC8F3	1/1	
BC8F4	0/1	
BC8F5	3/3	
Anzahl der Einschätzungen		9
Übereinstimmung		7
Keine Übereinstimmung		2

Legende:

Anzahl der Fälle	Anzahl der insgesamt im jeweiligen Cluster abgefragten Fälle
BCxFx	Codierung des einzelnen Falls in BC (Bedarfscluster) und F (Fallnummer)
x/x	Anzahl der Übereinstimmungen im Verhältnis zu der Anzahl der vorgenommenen Schätzungen
Anzahl der Einschätzungen	Anzahl der Einschätzungen im gesamten Cluster über alle Fälle hinweg
Übereinstimmung	Anzahl der übereinstimmenden Einschätzungen der Fälle
Keine Übereinstimmung	Anzahl der abweichenden Einschätzungen der Fälle
Sicherheit	Frage danach, wie sicher sich der Befragte in seiner Einschätzung ist. Abstufung: 1 = sehr sicher 2 = sicher 3 = relativ sicher 4 = weder sicher noch unsicher 5 = relativ unsicher 6 = unsicher 7 = sehr unsicher

Abb. 3 Auswertung der Validierung (Beispiel der Erwachsenenpsychiatrie)

6.5 Die Validierung der Fallvignetten

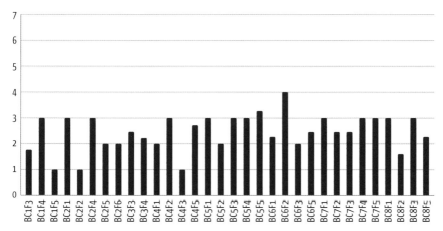

Abb. 4 Verteilung Sicherheit bei der Einschätzung der Fälle zu Regelbedarf oder erhöhtem Behandlungsbedarf der Erwachsenenpsychiatrie

Für die Erwachsenenpsychiatrie wurden von den 41 erarbeiteten Fällen 34 Fälle eingeschätzt. Bei 18 dieser 34 Fälle stimmten nicht alle Experten in ihrer Einschätzung mit dem jeweiligen Bedarfs-Cluster überein, wobei es meist nur in einer der drei abgefragten Dimensionen zu einer Fehleinschätzung kam. Daher wurden diese 18 Fallvignetten durch die Redaktionsgruppe noch einmal auf ihre Formulierung hin geprüft und überarbeitet.

Hinsichtlich der Sicherheit ihrer Einschätzung waren sich die Befragten der Erwachsenenpsychiatrie insgesamt recht sicher (s. Abb. 4). So gaben im Mittel alle Einschätzenden an, sich sehr sicher (= 1), sicher (= 2) oder relativ sicher (= 3) zu sein. Nur ein einziges Mal ergab die Sicherheitseinschätzung bezüglich eines Falls, dass sich die Befragten weder sicher noch unsicher waren (= 4).

Für die Kinder- und Jugendpsychiatrie wurden von 25 erarbeiteten Fällen 23 Fälle eingeschätzt. Bei 20 dieser 23 Fälle stimmten nicht alle Experten in ihrer Einschätzung mit dem jeweiligen Bedarfs-Cluster überein, wobei es auch hier meist nur in einer der drei abgefragten Dimensionen zu einer Fehleinschätzung kam. Daher wurden diese 20 Fallvignetten durch die Redaktionsgruppe noch einmal auf ihre Formulierung hin geprüft. Hinsichtlich der Sicherheit ihrer Einschätzung waren sich die Befragten der Kinder- und Jugendpsychiatrie recht sicher (s. Abb. 5). So gaben im Mittel alle Einschätzenden an, sich sehr sicher (= 1), sicher (= 2) oder relativ sicher (= 3) zu sein.

Auf der Basis dieser Ergebnisse wurde eine erneute Überarbeitung der durch die Experten eingeschätzten Fallvignetten durch die Redaktionsgruppe vorgenommen. Dabei wurden vor allem folgende Implikationen abgeleitet:

- Die einzelnen Fallvignetten wurden noch einmal genauer daraufhin untersucht, ob sie Begriffe enthielten, die direkte oder indirekte Hinweise auf eine Behandlung in einem bestimmten Setting, z.B. in einer Tagesklinik, enthielten. Das Ziel dieser Überarbeitung war es, dass das jeweilige Behandlungssetting und der präsentierte Fall nicht als Schwereverknüpfung miteinander kombiniert werden sollten. Die Tätigkeiten, die dem Behandlungssetting zuzuordnen sind, wurden in einem gesonderten Expertenworkshop in den Blick genommen.

6 Bedarfs-Cluster und Fallbeschreibungen als Grundlage der Personalbemessung in der psychiatrischen Versorgung

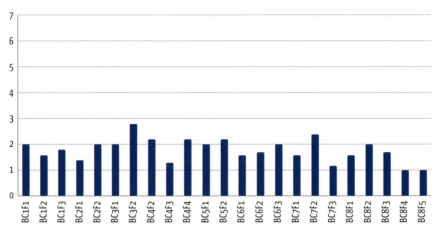

Abb. 5 Verteilung Sicherheit bei der Einschätzung der Fälle zu Regelbedarf oder erhöhtem Behandlungsbedarf der Kinder- und Jugendpsychiatrie

- Darüber hinaus wurde in den Texten sichergestellt, dass die aktuelle Situation des dargestellten Patienten und die jeweilige Vorgeschichte eindeutig voneinander getrennt dargestellt und entsprechend formuliert waren. Auch vereinzelte Angaben zum Pflegegrad des Patienten wurden entfernt, um eine verfälschende Einschätzung hinsichtlich des Betreuungsaufwands zu vermeiden.
- Weiterhin wurde innerhalb der Formulierung darauf geachtet, dass vor allem die aktuelle Beschwerdekonstellation und Leitsymptomatik beschrieben wird und nicht lediglich Diagnosen benannt werden.
- Um eine optische Beeinflussung der Einschätzung zu vermeiden, wurde die Länge der Formulierungen der paradigmatischen Fallbeschreibungen für regelhaften und erhöhten Behandlungsbedarf einander angeglichen.
- Insgesamt wurde innerhalb jeder Fallbeschreibung noch einmal sichergestellt, dass vor allem der somatische Teil einer Fallbeschreibung noch besser von denen der psychiatrisch-psychotherapeutischen als auch der psychosozialen Teile abgegrenzt formuliert war und diese sich nicht indirekt vermischen.
- Zuletzt wurden die so überarbeiteten Fallbeschreibungen auch noch einmal auf das Auftreten sprachlicher Artefakte geprüft, um Überinterpretationen hinsichtlich des eigenen Fachbereichs zu vermeiden und die Vertreter der einzelnen Berufsgruppen nicht unbewusst dazu zu ermuntern, vermehrt den Aufwand ihres eigenen Fachbereichs wahrzunehmen.

Auch die bei der Validierung nicht abgefragten Fallvignetten wurden auf Basis dieser Kriterien erneut überarbeitet.

Nachfolgend ist beispielhaft eine der überarbeiteten Fallvignetten, Fall 5 des ersten Bedarfs-Clusters, illustriert (s. Tab. 4. u. 5). Hier hatten zwei der einschätzenden Experten die Dimension psychiatrisch-psychotherapeutischen Behandlungsbedarf in der Kategorie „Erhöhter Behandlungsbedarf" eingeschätzt, obwohl in dieser Fallvignette die Darstellung des Regelbedarfs der Behandlung intendiert war. Die beiden anderen Dimensionen somatischer und psychosozialer Behandlungsbedarf wurden hingegen von allen befragten Experten im Bereich des Regelbedarfs der Behandlung verortet, sodass diese nicht verändert wurden.

6.5 Die Validierung der Fallvignetten

Tab. 4 Ursprüngliche Fallvignette für Fall 5 des ersten Bedarfs-Clusters

erhöhter Behandlungsbedarf	Psy_2	Som_2	Soz_2
Regelbedarf der Behandlung	Psy_1 ●	Som_1 ●	Soz_1 ●
Mann, 91 Jahre	Aktuell Beginn der Besserung einer depressiven Symptomatik, keine Suizidalität. Vorgeschichte: Nachdem er seine dritte Frau im Sterbeprozess begleitet hat, über eine Trauerreaktion hinausgehend mittelschwer depressiv-dekompensiert. Wegen initial hohem Suizidrisiko stationäre Behandlung.	Außer einer im 2. Weltkrieg verlorenen Hand, künstlichen Augenlinsen und künstlichen Hüftgelenken körperlich gesund.	Pensionierter Lehrer, mehrfach verwitwet, mehrer Kinder, z.T. in der Nähe lebend, gute familiäre Kontakte.

Tab. 5 Angepasste Formulierung für Fall 5 des ersten Bedarfs-Clusters

erhöhter Behandlungsbedarf	Psy_2	Som_2	Soz_2
Regelbedarf der Behandlung	Psy_1 ●	Som_1 ●	Soz_1 ●
Mann, 91 Jahre	Aktuell Beginn der Besserung einer depressiven Symptomatik, keine Suizidalität. Nicht mehr suizidal (bei Krankheitsbeginn initial hohes Suizidrisiko, deshalb stationäre Behandlung)	Außer einer im 2. Weltkrieg verlorenen Hand, künstlichen Augenlinsen und künstlichen Hüftgelenken körperlich gesund.	Pensionierter Lehrer, mehrfach verwitwet, mehrere Kinder, z.T. in der Nähe lebend, gute familiäre Kontakte.

Weitere Überprüfungsschritte hinsichtlich der Konsistenz der so entwickelten paradigmatischen Fallbeschreibungen wurden darüber hinaus zum einen innerhalb der Stichtagserhebung und zum anderen während des ersten Workshops zur Schätzung der Zeitwerte der Machbarkeitsstudie vorgenommen.

Im Zuge der Stichtagserhebungen wurden die paradigmatischen Fallbeschreibungen innerhalb der durchgeführten Schulung genutzt, um das System der Bedarfs-Cluster zu veranschaulichen und zu der gewohnten Stichtagserhebung der Psych-PV-Kategorien abzugrenzen.

Innerhalb des ersten Workshops der Machbarkeitsstudie im April 2019 wurden die paradigmatischen Fallbeschreibungen in impliziter Weise im Rahmen der Zeitschätzungen noch einmal validiert. Dabei zeigte sich erneut, dass diese zur Einschätzung der Bedarfs-Cluster sehr gut geeignet waren. Gleichzeitig wurde jedoch auch klar, dass sie für die Zuordnung des Verlaufsstatus über die Gesamtdauer des Aufenthalts eines Patienten hinweg nicht ausreichend geeignet waren, da beispielsweise der diagnostische Behandlungsaufwand eines Patienten zu unterschiedlichen Zeitpunkten seines Aufenthalts variiert.

Im Folgenden wird je Cluster eine paradigmatische Fallbeschreibung beispielhaft dargestellt. Eine komplette Übersicht der paradigmatischen Fallbeschreibungen steht im Anhang zur Verfügung.

6.6 Fallbeschreibungen konkret in der Erwachsenenpsychiatrie und -psychotherapie

Ein typisches Beispiel für **Bedarfs-Cluster 1** ist der Fall eines 35-jährigen Mannes, der aufgrund einer Angstsymptomatik mit erheblichem Vermeidungsverhalten (Psy) der Behandlung mit den Mitteln des Krankenhauses bedarf. Es ist ein kompensierter Bluthochdruck multifaktorieller Genese bekannt (Som). Der Patient ist verheiratet, Vater von zwei Kindern und lebt in einer Regelfamilie. Er ist berufstätig und fungiert als Hauptverdiener der Familie, sein soziales Umfeld kann als intakt beschreiben werden (Soz). In allen drei Dimensionen besteht durchgängig ein regelhafter Behandlungsbedarf (s. Tab. 6).

Tab. 6 Regelhafter Bedarf in drei Dimensionen

erhöhter Behandlungsbedarf	Psy_2	Som_2	Soz_2
Regelbedarf der Behandlung	Psy_1 ●	Som_1 ●	Soz_1 ●

Ein typisches Beispiel für **Bedarfs-Cluster 2** ist der Fall einer 52-jährigen Frau, die mit einer schizodepressiven Episode mit abnormem Bedeutungserleben und depressiver Verstimmung zur Aufnahme kommt. Es besteht eine terminale Niereninsuffizienz, zum Einstufungszeitpunkt beginnt die Hämodialyse. Die Patientin ist geschieden, lebt in einer neuen Partnerschaft in insgesamt stabilen sozialen Verhältnissen. Es besteht ein erhöhter somatischer Behandlungsbedarf. In den Dimensionen PSY und SOZ ist der Bedarf regelhaft (s. Tab. 7).

Tab. 7 Erhöhter somatischer Bedarf

erhöhter Behandlungsbedarf	Psy_2	Som_2 ●	Soz_2
Regelbedarf der Behandlung	Psy_1 ●	Som_1	Soz_1 ●

Ein typisches Beispiel für **Bedarfs-Cluster 3** ist der Fall einer 76-jährigen Frau, die im Vorfeld unter Angstzuständen litt. Es zeigen sich bei Aufnahme Orientierungslosigkeit und eingeschränkte Kommunikationsfähigkeit bei im leichten Stadium diagnostizierter, jetzt mittelschwerer Alzheimer-Demenz. Im stationären Umfeld ruhige und euthyme Stimmung, allerdings zeigen sich einzelne Fehlhandlungen sowie eine

6.6 Fallbeschreibungen konkret in der Erwachsenenpsychiatrie und -psychotherapie

Störung des Tag-Nacht-Rhythmus. Früher war die Patientin Leistungssportlerin. Den Sport hat sie nie ganz aufgegeben, sie befindet sich in guter körperlicher Verfassung. Die Patientin lebt allein. Wohnformwechsel gegen den erklärten Willen der Patientin ist notwendig und im Interesse der Patientin. Es ist eine behutsame Überleitung in eine adäquate und für die Patientin letztlich akzeptable Wohnform zu suchen. Es besteht ein erhöhter psychosozialer Behandlungsbedarf. In den Dimensionen *Psy* und *Som* ist der Bedarf regelhaft (s. Tab. 8).

Tab. 8   Erhöhter psychosozialer Bedarf

erhöhter Behandlungsbedarf	Psy_2	Som_2	Soz_2 ●
Regelbedarf der Behandlung	Psy_1 ●	Som_1 ●	Soz_1

Ein typisches Beispiel für **Bedarfs-Cluster 4** ist der Fall eines 19-jährigen jungen Mannes, der mit einer ersten, schweren polymorph psychotischen Episode zur Aufnahme kommt. Er erlebt lebhafte akustische Halluzinationen und optische Verkennungen und seine Kommunikationsfähigkeit ist stark eingeschränkt. Er räumt regelmäßigen Cannabiskonsum ein, zuletzt bei Feiern zum Abitur auch Speed und Liquid Ecstasy. Körperliche Erkrankungen scheinen nicht zu bestehen (Ausschlussdiagnose). Gerade hat er sein Abitur gemacht. Er lebt bei den Eltern, die bisher nichts vom Drogenkonsum wussten. Seine Vorstellungen zur Zukunft sind noch unklar. Es besteht ein erhöhter psychiatrisch/psychotherapeutischer Behandlungsbedarf. In den Dimensionen *Som* und *Soz* ist der Bedarf regelhaft (s. Tab. 9).

Tab. 9   Erhöhter psychiatrischer Bedarf

erhöhter Behandlungsbedarf	Psy_2 ●	Som_2	Soz_2
Regelbedarf der Behandlung	Psy_1	Som_1 ●	Soz_1 ●

Ein typisches Beispiel für **Bedarfs-Cluster 5** ist der Fall eines 92-jährigen Mannes, der im Rahmen einer depressiven Episode mit Stimmungstief und mäßiger Antriebshemmung zwischenzeitlich Panikattacken erlebt. Es besteht keine Suizidalität. Die kognitive Testung ergab einen MMST Wert von 27. Vorbeschrieben ist ein Plasmozytom. Der Patient beklagt Übelkeit und Erbrechen bei laufender Chemotherapie. Er ist deutlich verlangsamt, ansonsten mit Rollator aber mobil. Bei Alltagshandlungen ist er mit geringer Unterstützung selbständig. Er lebt allein und hat keine Angehörigen. Täglich geht er im Stadtteil zum Mittagstisch. Es läuft eine Räumungsklage wegen Verkauf der Wohnung und Eigenbedarfskündigung. Es bestehen erhöhte somatische und psychosoziale Behandlungsbedarfe. In der Dimension PSY ist der Bedarf regelhaft (s. Tab. 10).

Tab. 10   Erhöhter somatischer und psychosozialer Aufwand

erhöhter Behandlungsbedarf	Psy_2	Som_2 ●	Soz_2 ●
Regelbedarf der Behandlung	Psy_1 ●	Som_1	Soz_1

6 Bedarfs-Cluster und Fallbeschreibungen als Grundlage der Personalbemessung in der psychiatrischen Versorgung

Ein typisches Beispiel für **Bedarfs-Cluster 6** ist der Fall eines 24-jährigen Mannes, der wegen einer suizidalen Krise bei bekannter Borderline-Persönlichkeitsstörung behandelt wird. Mehrere ambulante Behandlungen hat er abgebrochen. Es besteht zudem eine Polytoxikomanie in deren Folge sich ein vegetatives Entzugssyndrom entwickelt hat. Aufgrund eines schlechten Zahnstatus kommt es zu akuten Zahnschmerzen. Er studiert Schauspiel und hatte bereits Engagements. Er beschreibt häufig wechselnde Beziehungen. Der psychiatrisch/psychotherapeutische und der somatische Behandlungsbedarf sind erhöht. In der Dimension SOZ ist der Bedarf regelhaft (s. Tab. 11).

Tab. 11 Erhöhter psychiatrischer und somatischer Bedarf

erhöhter Behandlungsbedarf	Psy_2 ●	Som_2 ●	Soz_2
Regelbedarf der Behandlung	Psy_1	Som_1	Soz_1 ●

Ein typisches Beispiel für **Bedarfs-Cluster 7** ist der Fall einer 53 Jahre alten Frau, die sich seit 67 Wochen aufgrund eines therapieresistenten depressiven Syndroms mit erheblicher Antriebsminderung in ambulanter Behandlung befindet. Sie spricht kaum noch und ist wenig zugänglich im Kontakt. Die Patientin benötigt Motivierung zur Durchführung einfachster Alltagshandlungen. Es bestehen rezidivierende Gastritiden, die gut auf Medikation ansprechen. Sie lebt mit ihrer 83-jährigen blinden Mutter in einer Zweiraumwohnung, ist schon lange arbeitsunfähig. Soziale Kontakte fehlen. Der psychiatrisch/psychotherapeutische Behandlungsbedarf ist wie auch der psychosoziale Behandlungsbedarf erhöht. In der Dimension *Som* ist der Bedarf als regelhaft einzustufen (s. Tab. 12).

Tab. 12 Erhöhter psychiatrischer und psychosozialer Bedarf

erhöhter Behandlungsbedarf	Psy_2 ●	Som_2	Soz_2 ●
Regelbedarf der Behandlung	Psy_1	Som_1 ●	Soz_1

Ein typisches Beispiel für **Bedarfs-Cluster 8** ist der Fall einer 23-jährigen Frau mit bekannter PTBS, die im Rahmen exazerbierter emotionaler Instabilität zur Aufnahme kommt. Es kam zu mehrfachen Suizidversuchen und immer wieder zu selbstverletzendem Verhalten. Sie leidet unter einem schwer einstellbaren Diabetes mellitus Typ 1. Die Selbstverletzungen erfordern Wundversorgung. Die Patientin lebt in einer therapeutischen Wohngemeinschaft, aber der Träger wünscht wegen gravierender Probleme in der Interaktion mit Mitbewohnern die Kündigung. Die Patientin lebt von Grundsicherung und hat keine Ausbildung. In allen drei Dimensionen besteht ein erhöhter Behandlungsbedarf (s. Tab. 13).

Tab. 13 Erhöhter Bedarf in allen drei Dimensionen

erhöhter Behandlungsbedarf	Psy_2 ●	Som_2 ●	Soz_2 ●
Regelbedarf der Behandlung	Psy_1	Som_1	Soz_1

6.7 Fallbeschreibungen konkret in der Kinder- und Jugendpsychiatrie und -psychotherapie

Eine Besonderheit der Kinder- und Jugendpsychiatrie und -psychotherapie besteht darin, dass die Patienten sich neben ihrer psychischen Störung zugleich in Entwicklung ihrer geistigen, psychomotorischen, psycho-emotionalen und psychosozialen Fähigkeiten befinden. Der Entwicklungsstand ist interindividuell höchst unterschiedlich und nicht unbedingt kongruent mit dem Lebensalter. Dies trifft insbesondere für entwicklungsverzögerte Kinder zu. Kinder unterhalb einem Entwicklungsalter von acht Jahren sind unselbstständig und haben daher für die emotionale und Handlungsbegleitung im Alltag einen deutlich erhöhten Bedarf. Um diesen in den Bedarfs-Clustern des Plattform-Modells abzubilden, wurde den einschätzenden Experten vorgegeben, Fälle, bei denen ein Entwicklungsalter unter acht Jahren besteht, in der Kategorie PSY mit erhöhtem Aufwand einzustufen.

Ein typisches Beispiel für **Bedarfs-Cluster 1** ist der Fall eines 14-jährigen Jungen, der nach frühkindlicher Vernachlässigung in einer Pflegefamilie lebt und dort bis auf eine bestehende Geschwisterrivalität gut integriert ist. Er leidet an multiplen motorischen Tics im Gesichts- und Schulterbereich seit er 9 Jahre alt ist und wird von Mitschülern deswegen gemobbt. Zugleich besteht eine Pubertätsakne (im Bereich des Gesichts, der Brust und des Rückens) und damit verbundene Verunsicherung. Die medikamentöse Therapie der Tics wurde aufgrund geringer Wirkung eingestellt. Ambulante Psychotherapie wurde von dem Jungen beendet, da sie ihm „nichts bringt", er sich nicht verstanden fühlte und die Hilfe nicht schnell genug kam.

Ein typisches Beispiel für **Bedarfs-Cluster 2** ist der Fall eines 8-jährigen Jungen mit einer Aufmerksamkeitsstörung ohne Hyperaktivität. Er ist ausgeprägt verträumt, bekommt fast nichts vom Unterricht mit, seine Schulleistungen sind sehr schwach, die Intelligenz ist durchschnittlich. Sein Selbstwert ist stark reduziert und er leidet unter seiner Symptomatik. Dadurch besteht bei ihm eine hohe Motivation zur Mitarbeit. Seit Alter 2 Jahre besteht eine Epilepsie in Form von tonischen Grand-mal-Anfällen mit Aura, welche medikamentös sehr schwierig einzustellen ist. Die medikamentöse Einstellung des ADS konnte ambulant nicht erfolgen aufgrund der gehäuften Anfälle trotz antiepileptischer Medikation. Er hat auf Station während der medikamentösen ADS-Behandlung Anfälle. Der Junge besucht die zweite Grundschulklasse einer Körperbehindertenschule, die Mutter ist leicht überbehütend.

Ein typisches Beispiel für **Bedarfs-Cluster 3** ist der Fall eines 13-jährigen Jungen mit somatoformer Störung mit Kopf- und Bauchschmerzen und dadurch eingeschränkter allgemeiner Leistungsfähigkeit. Es bestehen keine somatischen Begleiterkrankungen, dies wurde vor der aktuellen Behandlung bereits durch umfangreiche Diagnostik ausgeschlossen. Begleitend besteht eine leichte depressive Symptomatik, die in Anforderungssituationen ausgeprägter ist. Der Junge ist im stationären Kontext entlastet. Die Familie entstammt der gehobenen Mittelschicht, der Vater ist Konrektor eines Gymnasiums, die Mutter ist Japanerin und Hausfrau seit Abbruch des Musikstudiums aufgrund der Familiengründung. Die Eltern schätzen ihren Sohn hochbegabt ein, er spielt mehrere Instrumente, die Leistungsanforderungen durch Eltern sind überspitzt, der Junge hat keine Freizeit, sein Alltag besteht aus Lernen und Musik, er darf sich nicht mit Freunden treffen. Es erfolgen drastische Bestrafungen durch die Mutter bei Nichtbefolgen ihrer Anweisungen. Ein zusätzlicher psychosozialer Hilfebedarf wird von den Eltern bisher strikt abgelehnt, eine Prüfung auf Kinderschutzfall ist erforderlich.

Ein typisches Beispiel für **Bedarfs-Cluster 4** ist der Fall eines 15-jährigen Jungen mit seit drei Wochen bestehender manischer Symptomatik in Form von stark gesteigertem Selbstwertgefühl, Größenwahn, stark beschleunigtem und phasenweise zerfahrenem Denken sowie gesteigertem Antrieb. Er läuft den ganzen Tag umher, kommt nicht zur Ruhe, ist logorrhoisch. Zudem ist er unkritisch und hat daher kein Gefahrenbewusstsein. Es besteht eine ausgeprägte Schlafstörung mit mehrfach hintereinander durchwachten Nächten. Seine Libido ist erhöht, der Junge spricht Mädchen an und betatscht sie auch. Es ist ein sehr hohes externes Monitoring bis hin zur Einzelbetreuung notwendig. Seine Stimmung ist gesteigert, zum Teil sehr fröhlich, zum Teil stark gereizt bis aggressiv mit unvorhersehbarem Wechsel. Trotz gesteigertem Essensdrang ist während der Krankheitsepisode bisher keine Gewichtszunahme erfolgt. Der Jugendliche besucht die zehnte Klasse des Gymnasiums mit sehr guten Leistungen. Seit drei Wochen ist krankheitsbedingt kein Schulbesuch mehr möglich. Er lebt bei seiner Mutter gemeinsam mit dem 18-jährigen Bruder, die Eltern sind geschieden, es besteht ein regelmäßiger Kontakt zum Vater. Die Eltern ziehen bezüglich der Kinder an einem Strang.

Ein typisches Beispiel für **Bedarfs-Cluster 5** ist der Fall eines 11-jährigen Mädchens mit einer emotionalen Störung des Kindesalters mit sozialer Ängstlichkeit. Es besteht ein zunehmender sozialer Rückzug. Aufgrund eines kindlichen Rheumas (seit Alter 5 Jahre), welches progredient und medikamentös nur schwer beherrschbar ist, ist das Gehen wegen Kontrakturen und Schmerzen nicht mehr möglich. Seit einem Jahr besteht Rollstuhlpflicht. Die Schwerbehinderung ist anerkannt, die Schule jedoch nicht behindertengeeignet. Die Eltern sind stark auf die Behinderung fixiert und „schützen" das Mädchen vor möglichen altersgleichen Kontakten; die Jugendhilfe wird aus Angst vor möglichen Interventionen des Jugendamts („Mischen sich in Familie ein") abgelehnt.

Ein typisches Beispiel für **Bedarfs-Cluster 6** ist der Fall eines 13-jährigen Mädchens mit Anorexia nervosa mit einem Untergewicht entsprechend 12. BMI Altersperzentile, Amenorrhoe, Obstipation, erhöhter Bewegungsdrang und heimlich exzessives Wassertrinken. Es besteht keinerlei Krankheitseinsicht, sie wünscht weitere Gewichtsabnahme, was durch Daueraktivität auf Station auch erfolgt ist. Die Gewichtskurve ist stagnierend bzw. undulierend. Sie benötigt 1:1 Betreuung beim Essen, sowie engmaschige Überwachung des Bewegungsverhaltens. Es bestehen Dekubitus-Stellen auf den Sitzhöckern, regelmäßiges Wundmanagement ist erforderlich; zudem besteht ein relevanter Perikarderguss mit kardiologischer Kontrollbedürftigkeit. Das Mädchen benötigt 1:1 Betreuung bei der Körperpflege, sofern sie diese zulässt. Sie entstammt einer leistungsorientierten, formal heilen Familie mit einer sehr kooperativen, aber mit dem Leben unzufriedenen und überprotektiven Mutter.

Ein typisches Beispiel für **Bedarfs-Cluster 7** ist der Fall eines 11-jährigen Jungen mit leichter Intelligenzminderung mit Verhaltensstörung in Form von Hyperaktivität, erhöhter Impulsivität mit lautem Schimpfen und Beleidigen, verbalem Bedrohen von Mitschülern, Verweigerungsverhalten in Schule und Familie. Sein Intelligenzalter entspricht maximal einem 7-Jährigen. Er besucht die Schule für Geistig Behinderte, kann seinen Namen schreiben, ebenso geübte einzelne Wort, kann einfache und dysgrammatische Zwei-Wort-Sätze schreiben, erkennt Mengen bis 5, addiert sicher bis 10, das Subtrahieren ist nicht möglich. Der Junge benötigt Begleitung und Unterstützung bei der Körperpflege, beim Ankleiden, bei der Tagesstrukturierung und Handlungsplanung und bei der Selbstregulation. Die Sauberkeitsentwicklung ist abgeschlossen. Es liegen keine somatischen Erkrankungen vor. Er ist seit drei Monaten aufgrund der Verweigerung und dem lauten Schreien und Schimpfen nicht mehr beschulbar. Die Eltern (Vater LKW-Fahrer, nur am Wochenende zu Hause, Mutter Hausfrau, Förderschulabschluss) sind mit der Erziehung und mit der Alltagsstrukturierung überfordert. Die Wohnung ist in desolatem Zustand, der 8-jährige Bruder besucht die Förderschule, der 5-jährige Bruder einen heilpädagogischen Kindergarten aufgrund globaler Entwicklungsverzögerung. Bisher ist keine Jugendhilfemaßnahme installiert, die Eltern sehen trotz Empfehlung durch die Schule dazu keinen Bedarf.

Ein typisches Beispiel für **Bedarfs-Cluster 8** ist der Fall eines 16-jährigen Jungen mit Abhängigkeit von MDMA, Cannabinoiden und Alkohol. Es besteht eine Entzugssymptomatik mit starkem Craving und körperlichen Entzugserscheinungen, jedoch lehnt der Junge generell medikamentöse Unterstützung ab. Es besteht eine sehr wechselhafte Behandlungsmotivation mit Abbruchstendenzen. Wegen Trebegang und unregelmäßigem Essen ist der Junge untergewichtig (BMI 15), es besteht zudem eine Scabiesinfektion der Haut. Ein HIV-Test wurde von dem Jungen bisher abgelehnt. Der Zahnstatus ist ruinös mit Schmerzen. Zumeist ist er im Obdachlosenmilieu unterwegs, besucht seine Herkunftsfamilie nur noch alle paar Tage zum Essen und Duschen. Es bestehen wahrscheinlich Erfahrungen auf dem Jungenstrich. Es liegen etliche Strafanzeigen vor wegen Diebstahl, Dealen, Drogenbesitz, Bedrohung, Widerstand gegen Polizeibeamte und Schwarzfahren. Kein Schulbesuch seit 1,5 Jahren, bis dahin besuchte er die Hauptschule ohne Abschluss bei früherer Sekundarschulempfehlung und bereits zwischenzeitlichem Abstieg auf die Hauptschule nach Klassenwiederholung.

6.8 Fazit für den Behandlungsalltag

Bedarfs-Cluster und paradigmatische Fallbeschreibungen wurden in unterschiedlichen gruppendiskursiven Verfahren entwickelt und validiert. Sie bilden die in der psychiatrisch-psychotherapeutischen Alltagspraxis vorkommenden Bedarfe von Patienten bezüglich der Diagnostik und Behandlung mit den Mitteln des Krankenhauses annähernd umfassend ab. Sie sind damit plausibler, praktikabler und valider Ausgangspunkt für die Ableitung notwendiger Behandlungs- und Personalanforderungen für unterschiedliche Patientengruppen. In folgenden Evaluationsschritten wird es darum gehen, diese Bedarfs-Cluster und paradigmatischen Fallbeschreibungen anhand größerer Stichproben in einem Kontrollgruppendesign zu untersuchen mit dem Ziel das Modell für einen systematischen Einsatz in der Personalbemessung vorzubereiten.

6.9 Kurzfassung für Einsteiger

Ein modernes Instrument zur Personalbemessung in Psychiatrie und Psychotherapie sollte analog zu den Konzepten des informed consent und der geteilten Entscheidungsfindung (shared decision making) von den Bedarfen der Patienten ausgehen, die sich in eine Behandlung mit den Mitteln des Krankenhauses begeben. In Anlehnung an das bio-psycho-soziale Modell psychischer Störungen werden diese drei Dimensionen als Teilaspekte des Behandlungsbedarfes benannt: psychiatrisch/psychotherapeutisch (Psy), somatisch (Som) und sozial (Soz). Der Behandlungsbedarf kann für jede dieser Dimensionen als regelhafter oder als erhöhter Behandlungsbedarf eingestuft werden. Es ergeben sich daraus insgesamt 6 Felder, die in 8 verschiedenen Kombinationen auftreten können und „Bedarfs-Cluster" genannt werden. Diese „Bedarfs-Cluster" sind als Muster des Behandlungsbedarfes zu verstehen, die jeweils einer Kombination von psychiatrisch/psychotherapeutischen, somatischen und sozialen Aspekten in Diagnostik und Behandlung entsprechen. Für jedes Bedarfs-Cluster wurde eine Anzahl kontrastreicher, unterschiedlicher Fallvignetten entwickelt, die in annähernd umfassender Breite typische Beispiele der klinischen Alltagspraxis darstellen. Anschließend wurden die Fallvignetten durch externe Experten validiert. Die so generierten paradigmatischen Fallbeschreibungen bewährten sich sowohl bei der Zuordnung von Patienten in die Bedarfs-Cluster als auch bei der Ableitung der notwendigen Behandlungsanforderungen. Im Rahmen der Machbarkeitsstudie zeigte sich, dass es ohne erheblichen Aufwand möglich ist, Rater, die in der Psych-PV-Systematik geübt sind, in einer ein- bis zweistündigen Gruppenveranstaltung in der Systematik der Bedarfs-Cluster und Fallbeschreibungen mit am Ende sicherer Zuordnung zu schulen.

Literatur

Engel GL (1977) The need for a new medical model: A challenge for biomedicine. Science 196 (4286) 129–36

Härter M, Buchholz A, Nicolai J et al. (2015) Partizipative Entscheidungsfindung und Anwendung von Entscheidungshilfen. Deutsches Ärzteblatt, 112: 672–9

Kluge S, Kelle U (1999) Vom Einzelfall zum Typus: Fallvergleich und Fallkontrastierung in der qualitativen Sozialforschung. Wiesbaden: Springer Fachmedien

Kunze H, Kaltenbach L (1992) Psychiatrie-Personalverordnung. Verlag W. Kohlhammer Stuttgart

von Uexküll T, Wesiack W (1986) Wissenschaftstheorie und psychosomatische Medizin, ein bio-psycho-soziales Modell. In: von Adler R, Herrmann JM, Köhle K et al. (Hrsg.) Psychosomatische Medizin, 3. Auflage. Urban & Schwarzenberg München, S. 1–30

7 Die Aktualisierung der Tätigkeitsprofile – Aufgaben und Personalbemessung in der Psychiatrie

Peter Brückner-Bozetti, Iris Hauth, Arno Deister, Dorothea Sauter und Marianne Klein

7.1 Die Rolle von Tätigkeiten und Personalbemessung

Die im Plattform-Modell angelegte Systematik der Personalbemessung verdeutlicht die Relevanz von Tätigkeiten für die Ermittlung des Personalbedarfs (s. Abb. 1). Die Tätigkeiten sind eine wesentliche Voraussetzung, um das Personal bemessen zu können. Dabei sind nicht nur quantitative Größenordnungen des Arbeitsaufwandes beispielsweise in Minutenwerten zu berücksichtigen, sondern auch mit der Tätigkeit verbundene notwendige Qualifikationsanforderungen und damit auch berufliche bzw. akademische Abschlüsse (Röschlau 1990; Spengler et al. 2019). Dies spiegelt sich in der Systematik des Plattform-Modells, in der nach Beschreibung von Tätigkeiten jeweils die konkrete Zuordnung zu Professionen bzw. dem Deutschen Qualifikationsrahmen (DQR) vorsieht. Damit wird der Personalbedarf nicht nur quantitativ, sondern qualitativ hergeleitet.

Ähnlich ging im Übrigen auch die PsychPV vor: Es wurden Tätigkeitsprofile entwickelt, auf deren Grundlage Zeitwerte durch Expertengruppen ermittelt wurden. Grundlage für die Ableitung der Zeitwerte war eine konkrete Definition von Regelaufgaben für jede Berufsgruppe (Kunze et al. 2010). Diese bereits in den 1990er-Jahren entwickelten Regelaufgaben wurden nie fortgeschrieben und in der seit 01.01.2020 gültigen PPP-RL unverändert übernommen.

Die qualitativen und quantitativen Anforderungen sind nicht statisch. Neben den sich fortlaufend ändernden Versorgungs- und Hilfebedarfen der Bevölkerung erfordern innovative Entwicklungen in der medizinischen, psychiatrischen und psychosozialen Versorgung, neue Formen der Arbeitsorganisation und der Technik (bspw.

7 Die Aktualisierung der Tätigkeitsprofile – Aufgaben und Personalbemessung in der Psychiatrie

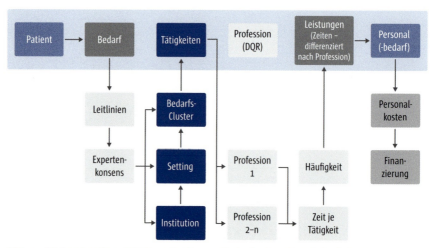

Abb. 1 Die Systematik zur Erhebung des Personalbedarfs – Vom Bedarf der Patienten zum Personalbedarf.

Digitalisierung), Weiterentwicklungen der Handlungskompetenzen in den Berufen, rechtliche oder politische Anforderungen an die Behandlung von Patienten wie auch veränderte (strategische) Anforderungen der Organisationspolitik (Röschlau et al. 1990, S. 62) eine regelmäßige Anpassung. Eine zeitgemäße Personalbemessung muss den skizzierten Veränderungen wie auch Qualitätsanforderungen der psychiatrischen und psychosozialen Versorgung gerecht werden: mehr Zeit für die Beziehung, ein multiprofessioneller Behandlungsansatz, Sicherstellung der Teilhabe des Patienten an der Gesellschaft, die Vermeidung von Zwang (s. Kap. 2).

Für die Pflege wird in diesem Kontext auch in kritischer Auseinandersetzung mit der PPP-RL reklamiert, dass die dort relevanten Listen der Regelaufgaben die aktuellen Anforderungen nicht mehr adäquat widerspiegeln, die Tätigkeiten haben sich erweitert, Therapie- und Pflegebedarfe sind komplexer geworden: „Weder die Regelaufgaben noch die damit verbundenen Minutenwerte wurden je aktualisiert" (Sauter et al. 2020). Dies war der Hintergrund dafür, dass im Plattform-Modell die Tätigkeitsprofile grundsätzlich einer Revision unterzogen wurden.

7.2 Die Zielsetzungen der Aktualisierung der Tätigkeitsprofile

Die Aktualisierung der Tätigkeitsprofile soll als Grundlage für die Einschätzung der mit den (Behandlungs-)Bedarfen der Patienten verbundenen Aufwendungen (in Minuten) dienen. Die Zielsetzungen waren vor diesem Hintergrund:

- eine Anpassung und Weiterentwicklung der Tätigkeiten an die veränderten Anforderungen
- eine Vereinheitlichung der Tätigkeitsprofile aller Berufsgruppen die in ihrer Struktur am Behandlungsprozess orientiert sein sollen
- die Berücksichtigung von Nahtstellen zwischen den an der Behandlung beteiligten Berufsgruppen im multiprofessionellen Behandlungsteam

7.3 Die Methodik zur Entwicklung der Tätigkeitsprofile

Eine Arbeitsgruppe von Experten der an der Behandlung beteiligten Berufsgruppen – Ärzte, Psychologen, Pflegefachpersonen, Fach- und Spezialtherapeuten, Sozialarbeiter/Sozialpädagogen – erarbeiteten von Mai bis November 2018 in drei Workshops neue Tätigkeitsprofile. Die (Zwischen-)Ergebnisse wurden gemeinsam in den Plenar-Workshops der Plattform „Personal" beraten und angepasst (s. Kap. 4). Daraus entstand eine erste Fassung der Tätigkeitsprofile (s. Kap. 7.4). Die Entscheidung über die Auswahl der Berufsgruppen orientierte sich an den Berufsgruppen der PsychPV, um die im Plattform-Modell geschätzten Daten mit der PsychPV vergleichen zu können. Diese erste Fassung der Tätigkeitsprofile war die Basis für die Herleitung der Aufgabenfelder in den Expertenworkshops nach der Delphi-Methode (= vier Delphi-Runden) von April bis Dezember 2019 (s. Kap. 4).

Die Neuentwicklung der Tätigkeitsprofile hatte im ersten Schritt die Regelaufgaben der PsychPV als Orientierungsgrundlage. Der Expertengruppe wurde allerdings im Rahmen ihrer Arbeiten deutlich, dass eine Orientierung der Fortschreibung der Tätigkeitsprofile an den Regelaufgaben der PsychPV für eine, an veränderte Anforderungen orientierte Ableitung von Tätigkeitsprofilen, eher hinderlich ist. Dabei sollte die Struktur der Aufgabenfelder den Behandlungsablauf von der Aufnahme des Patienten bis zu dessen Entlassung widerspiegeln. Für die Entwicklung der Aufgabenfelder im Bereich des Settings wurden aktuelle Untersuchungen (Blume et al. 2018) zu Tätigkeiten ohne Patientenbezug (strukturelle und organisatorische Maßnahme, Maßnahmen zur Förderung von Qualität, interprofessionelle Tätigkeiten etc.) herangezogen.

Im Rahmen der Expertenschätzungen in den Delphi-Runden wurde ersichtlich, dass die Unterteilung in Aufgabenfelder mit direktem Patientenbezug (= Individuum) und Tätigkeitsfelder mit indirektem Patienten- und Behandlungsbezug (= Setting) eine trennscharfe Zuordnung von Tätigkeiten erschwerte. Beispielsweise sind Supervisionen – in der ersten Fassung der Tätigkeitsprofile dem Setting zugeordnet – sowohl mittelbar dem Patienten (bei Fall-Supervisionen) als auch dem Setting (im Fall von Team-Supervisionen) zuzuordnen. Darum wurden im Zeitkorridor zwischen Mai und Oktober 2019 die Tätigkeitsprofile noch einmal einer Revision unterzogen (s. Abb. 3). Dabei wurden die Experten aus den Delphi-Runden einbezogen, damit Erkenntnisse aus den neuen Tätigkeitsprofilen bei den Zeitschätzungen berücksichtigt werden konnten. Die Aufgabenfelder wurden in den Delphi-Runden jedoch nicht an die neuen Profile angepasst, um eine Vergleichbarkeit der Minutenschätzungen für die einzelnen Aufgabenfelder zwischen den Delphi-Runden zu erlauben.

7.4 Die Tätigkeitsprofile – orientiert am Bedarf-, Leitlinien- und Expertenkonsens

Die in der ersten Fassung erarbeitete Struktur der Tätigkeitsprofile lautete wie folgt:

Tätigkeitsfelder mit dem Patienten (Individuum)
- Herstellung und Aufrechterhaltung einer haltgebenden therapeutischen Beziehung
- Diagnostik
- medizinische Grundversorgung

7 Die Aktualisierung der Tätigkeitsprofile – Aufgaben und Personalbemessung in der Psychiatrie

- Aufklärung, partizipative Entscheidungsfindung und kontinuierliche Behandlungsplanung
- patienten- und störungsspezifische Behandlung/Psychotherapie
- Krisenintervention
- Einschätzung und Maßnahmen zur Herstellung von Sicherheit für den Patienten
- Nachsorgeplanung und Entlassmanagement

Tätigkeitsfelder mit indirektem Patienten- und Behandlungsbezug (Setting)
- strukturelle und organisatorische Maßnahmen zur Herstellung von Sicherheit
- Maßnahmen zur Förderung von Qualität
- interprofessionelle Tätigkeiten Management von Aufnahme- und Entlassungsprozessen
- Koordination/Kommunikation mit Behörden und Kostenträgern
- Leitungstätigkeiten
- Netzwerkarbeit
- Dokumentation
- Fort- und Weiterbildung

Die Differenzierung in die zwei Tätigkeitsbereiche „Individuum" und „Setting" führte im Rahmen der Minutenschätzungen zu dem Problem, dass bei den individuumbezogenen Aufgabenfeldern eine Reihe von Überschneidungen zum Setting entstanden, die die eindeutige Zuordnung von Tätigkeiten erschwerte (teilweise zu Dopplungen in den Zeitschätzungen der Experten). Daher wurde eine neue Differenzierung der Tätigkeitsprofile vorgenommen (s. Abb. 2). Nun wurde unterschieden zwischen in-

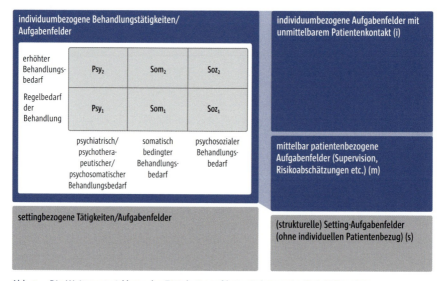

Abb. 2 Die Weiterentwicklung der Tätigkeitsprofile im Rahmen der Delphi-Runden

7.4 Die Tätigkeitsprofile – orientiert am Bedarf-, Leitlinien- und Expertenkonsens

individiumbezogene Behandlungstätigkeiten – unmittelbar und mittelbar
Aufnahme des Patienten
Herstellung einer haltgebenden therapeutischen Beziehung
Durchführung Pflegeprozess
Management psychosozialer und körperlicher Funktionseinschränkungen
Aufklärung, partizipative Entscheidungsfindung
Herstellung von Umweltbezug und Einbeziehung des Umfeldes
patientenbez. störungsspezifische Interventionen (leitlinienorientiert, geplant, bez. auf multiprof. Behandlungsziele)
medizinische Versorgung
Krisenintervention
Präsenz, Begleitung, Support
Förderung von Gesundheit, Problemlösung, Inklusion und Ressourcen
Maßnahmen zur Herstellung von Sicherheit (Fremd-/Selbstgefährdung)
Maßnahmen zur Förderung von Qualität (patientenbezogen)
interprofessionelle Tätigkeiten (im Zusammenhang mit der Patientenversorgung)
Netzwerkarbeit/Zusammenarbeit in der gemeindepsychiatrischen Versorgung (patientenbezogen)
Pflegedokumentation (patientenbezogen)
Entlassmanagement
strukturelle Setting-Tätigkeiten
Aufnahmemanagement
milieubezogenes Handeln
Maßnahmen zur Herstellung von Sicherheit (strukturell)
Maßnahmen zur Förderung von Qualität (strukturell)
interprofessionelle Tätigkeiten (Team, Arbeitsorganisation, Führung, Weiterbildung)
Management der Netzwerkarbeit/Zusammenarbeit in regionalen Versorgungsstrukturen
Stationsorganisation
Leitungstätigkeiten (Führung und Organisation der Behandlungseinheit)
Fort- und Weiterbildung
Serviceleistungen außerhalb der Dienstzeit von Servicekräften

Abb. 3 Die Weiterentwicklung der Tätigkeitsprofile – am Beispiel der Pflege (EP)

dividuumbezogenen Behandlungstätigkeiten bzw. Aufgabenfeldern, die zum einen unmittelbar mit Patienten realisiert werden (alle Interventionen mit Patientenkontakt, Psychotherapie, Gruppentherapie), zum anderen mittelbar mit dem Patienten zusammenhängen, beispielsweise fallbezogene Supervisionen und Risikoabschätzungen im Kontext mit dem Patienten. Neben diesen zwei Tätigkeitsbereichen sind dann (strukturelle) Setting-Aufgabenfelder zu berücksichtigen, die ohne Patientenbezug sind.

Aus dieser Neustrukturierung ergab sich dann die in Abbildung 3 beispielshaft für die Pflege dargestellte Weiterentwicklung der Tätigkeitsprofile. Der Katalog der Aufgabenfelder beginnt mit der Aufnahme des Patienten bzw. der Patientin sowie der Herstellung einer haltgebenden therapeutischen Beziehung, umfasst dann die Aufklärung des und die partizipative Entscheidungsfindung mit dem Patienten, es folgt die Herstellung von Umweltbezug und erst dann folgen die bedarfs- und störungsspezifischen Interventionen. Am Ende steht das „Entlassmanagement" bzw. die Entlassung des Patienten.

7 Die Aktualisierung der Tätigkeitsprofile – Aufgaben und Personalbemessung in der Psychiatrie

individuumbezogene Behandlungstätigkeiten - unmittelbar und mittelbar
Aufnahme des Patienten
Herstellung einer haltgebenden therapeutischen Beziehung
Diagnostik
Aufklärung, partizipative Entscheidungsfindung im Rahmen von...
Herstellung von Umweltbezug und Einbeziehung des Umfeldes
patientenbezogene störungsspezifische Interventionnen (leitlinienorientiert, geplant, bezogen auf multiprof. Behandlungsziele)
Kriseninterventionen
Maßnahmen zur Herstellung von Sicherheit (Fremd-/Selbstgefährdung)
Maßnahmen zur Förderung von Qualität (patientenbezogen)
interprofessionelle Tätigkeiten (im Zusammenhang mit der Patientenversorgung)
Koordination/Kommunikation mit Behörden und Kostenträgern
Netzwerkarbeit/Zusammenarbeit in regionalen Versorgungsstrukturen (patientenbezogen)
Dokumentation (patientenbezogen)
Nachsorgeplanung und Entlassmanagement
Leitungstätigkeiten (Fallbesprechungen, Supervisionen u. Ä.)

strukturelle Setting-Tätigkeiten
Management von Aufnahme- und Entlassungsprozessen
Herstellung einer haltgebenden therapeutischen Beziehung
Maßnahmen zur Förderung von Qualität (strukturell)
interprofessionelle Tätigkeiten (Team, Arbeitsorganisation, Führung, Weiterbildung)
Netzwerkarbeit/Zusammenarbeit in regionalen Versorgungsstrukturen
Dokumentation (organisationsbezogen)
Leitungstätigkeiten (Führung und Organisation der Behandlungseinheit)
Fort- und Weiterbildungen

Abb. 4 Das Tätigkeitsprofil der Psychologischen Psychotherapeuten (EP)

Alle Tätigkeitsprofile orientieren sich am Behandlungsprozess (siehe bspw. die Tätigkeiten von Pflegedienst, Psychologischen Psychotherapeuten und Ärzten in den Abbildungen 3-5). Dabei werden über alle Berufsgruppen identisch formulierte Items (bspw. „Herstellen einer haltgebenden therapeutischen Beziehung") von den jeweiligen Berufsgruppen spezifisch ausgestaltet. Andere Tätigkeiten sind nur für die jeweilige Berufsgruppe von Relevanz. So sind der „Pflegeprozess", das „Management psychosozialer und körperlicher Funktionseinschränkungen", die „Präsenz, die Begleitung, der Support", das „Entlassmanagement", das „milieubezogene Handeln", die „Stationsorganisation" und die „Serviceleistungen außerhalb der Dienstzeit von Servicekräften" ausschließlich der Pflege zugeordnete Tätigkeiten (s. Abb. 3). Eine ähnliche Differenzierung gibt es noch zwischen den Tätigkeitsprofilen von psychologischen Psychotherapeuten und Ärzten (s. Abb. 4 u. 5), in der die „Medizinische Versorgung" ausschließlich den Ärzten zugeordnet ist (s. Abb. 5).

Den Aufgabenfeldern als Grundstruktur der Tätigkeitsprofile sind in der Regel jeweils unmittelbar patientenbezogene bzw. mittelbar-patientenbezogene Einzelaufgaben zugeordnet wie in Tabelle 1 sichtbar wird. Das Aufgabenfeld „Durchführung Pflege-

7.4 Die Tätigkeitsprofile – orientiert am Bedarf-, Leitlinien- und Expertenkonsens

individuumbezogene Behandlungstätigkeiten - unmittelbar und mittelbar
Aufnahme des Patienten
Herstellung einer haltgebenden therapeutischen Beziehung
Diagnostik
Aufklärung, partizipative Entscheidungsfindung im Rahmen von...
Herstellung von Umweltbezug und Einbeziehung des Umfeldes
patientenbezogene störungsspezifische Interventionen (leitlinienorientiert, geplant, bezogen auf multiprof. Behandlungsziele)
medizinische Versorgung
Kriseninterventionen
Maßnahmen zur Herstellung von Sicherheit (Fremd-/Selbstgefährdung)
Maßnahmen zur Förderung von Qualität (patientenbezogen)
interprofessionelle Tätigkeiten (im Zusammenhang mit der Patientenversorgung)
Koordination/Kommunikation mit Behörden und Kostenträgern
Netzwerkarbeit/Zusammenarbeit in regionalen Versorgungsstrukturen (patientenbezogen)
Dokumentation (patientenbezogen)
Nachsorgeplanung und Entlassmanagement
Leitungstätigkeiten (Fallbesprechungen, Supervisionen u. Ä.)
strukturelle Setting-Tätigkeiten
Management von Aufnahme- und Entlassungsprozessen
Herstellung einer haltgebenden therapeutischen Beziehung
Maßnahmen zur Förderung von Qualität (strukturell)
interprofessionelle Tätigkeiten (Team, Arbeitsorganisation, Führung, Weiterbildung)
Management der Netzwerkarbeit/Zusammenarbeit in regionalen Versorgungsstrukturen
Dokumentation (organisationsbezogen)
Leitungstätigkeiten (Führung und Organisation der Behandlungseinheit)
Fort- und Weiterbildung

Abb. 5 Das Tätigkeitsprofil der Ärzte (EP)

Tab. 1 Ausdifferenzierung der Tätigkeitsprofile in Aufgabenfelder und Aufgaben (EP)

Aufgabenfeld	unmittelbar patientenbezogene Aufgaben
Durchführung Pflegeprozess	▪ Pflegeassessment incl. Risikoscreenings und Pflegediagnostik ▪ Mitwirkung an der multiprofessionellen Diagnostik ▪ Pflegeplanung ▪ Verlaufs-Monitoring und Pflegeevaluation ▪ geplante Einzelgespräche
Management psychosozialer und körperlicher Funktionseinschränkungen	▪ Aufsicht, Motivation, Training, Assistenz oder stellv. Übernahme von Aktivitäten des Täglichen Lebens wie Nahrungsaufnahme, Mobilität, Eigenhygiene, Kommunikation etc. ▪ Aufsicht, Motivation, Training, Assistenz oder stellv. Übernahme von Instrumentellen Aktivitäten des Täglichen Lebens wie Haushaltsführung, Einkaufen, Behördenbesuch, Spielen, Wahrnehmung sozialer Rollen incl. Elternrolle etc.

7 Die Aktualisierung der Tätigkeitsprofile – Aufgaben und Personalbemessung in der Psychiatrie

Tab. 2 Die Aufgaben von Psychologischen Psychotherapeuten – Beispiele: Störungsspezifische Interventionen und Krisenintervention (EP)

Aufgabenfeld	unmittelbar patientenbezogene Aufgaben	mittelbar patientenbezogene Aufgaben
patientenbezogene störungsspezifische Interventionen (leitlinienorientiert, geplant, bezogen auf multiprofessionelle Behandlungsziele)	<ul><li>patientenindividuelle Einzelpsychotherapie</li><li>Gruppenpsychotherapie</li><li>spezielle psychosoziale Interventionen</li><li>spezielle Therapie- und Trainingsprogramme</li><li>Familientherapie</li></ul>	<ul><li>Angehörigengespräche</li></ul>
Krisenintervention	<ul><li>Krisengespräch</li><li>präventive Tätigkeiten und individuelle Deeskalation; auch Erstellen von individuellen Krisenplänen</li><li>Nachsorgehandeln nach Krisenintervention</li><li>Maßnahmen zur Herstellung von Sicherheit für den Patienten</li><li>Kommunikation der notwendigen Schritte und Maßnahmen mit dem Patienten</li></ul>	<ul><li>Kommunikation der notwendigen Schritte und Maßnahmen mit den Angehörigen, mit externen Stellen (z.B. Betreuern, Gerichten)</li></ul>

prozess" umfasst das „Pflege-Assessment", inklusive Risikoscreenings und Pflegediagnostik als Basis des Pflegeprozesses, die „Mitwirkung an der multiprofessionellen Diagnostik", die „Pflegeplanung", das „Verlaufs-Monitoring" und die „Pflegeevaluation", „geplante Einzelgespräche". Analog wurde bei der Ausdifferenzierung des „Managements psychoszialer und körperlicher Funktionseinschränkungen" verfahren.

Diese Ausdifferenzierung der Aufgabenfelder dient der genaueren Einschätzungen der notwendigen Zeiten im jeweiligen Behandlungs-Cluster sowie der Erfüllung von Qualitätsstandards der Behandlung.

Die Vereinheitlichung der Grundstruktur erleichtert die Vergleichbarkeit bzw. den multiprofessionellen Bezug der Aufgabenfelder. Dies wird beispielsweise deutlich an den Tätigkeitsprofilen der psychologischen Psychotherapeuten und der Ärzte. Die Tabellen 2 und 3 machen die hohe Überschneidung in den Tätigkeitsprofilen dieser beiden Berufsgruppen deutlich. Dies hatte bei der Durchführung der Delphi-Runden zur Folge, dass es zu einer gemeinsamen Bewertung der Behandlungsbedarfe der Patienten durch Ärzte und Psychologen kam, um auf diese Art und Weise die gemeinsame Arbeit zu verdeutlichen und gleichzeitig Dopplungen in den Zeitschätzungen zu vermeiden. Ähnlich wurde auch bei den anderen Berufsgruppen vorgegangen, sofern es Überschneidungen zwischen Aufgaben gibt.

Die Tätigkeitsprofile der Pflege veranschaulichen das breite Aufgabenfeld der Pflege im Behandlungsprozess. Störungsspezifisches Handeln und psychotherapeutische Tätigkeiten finden zunehmend auch bei der Pflege Berücksichtigung (Umsetzung oder Begleitung von Therapieschritten, Beteiligung an Gruppentherapien, Teilnahme an Familientherapien – s. Tab. 4, s. auch Kap. 8) (Scheydt et al. 2019).

Eine besondere Rolle spielt die Pflege bei der Krisenintervention, insbesondere im Rahmen der 1:1-Betreuung (s. Tab. 5). Dies findet sich in den unmittelbar patientenbezogenen Aufgaben im Aufgabenfeld „Krisenintervention": „intensive Betreuung

7.4 Die Tätigkeitsprofile – orientiert am Bedarf-, Leitlinien- und Expertenkonsens

Tab. 3 Die Aufgaben von Ärzten – am Beispiel von Störungsspezifischen Interventionen, Medizinischer Versorgung und Krisenintervention (EP)

Aufgabenfeld	unmittelbar patientenbezogene Aufgaben	mittelbar patientenbezogene Aufgaben
patientenbezogene störungsspezifische Interventionen (leitlinienorientiert, geplant, bezogen auf multiprofessionelle Behandlungsziele)	▪ patientenindividuelle Einzelpsychotherapie ▪ Gruppenpsychotherapie ▪ Mitbehandlung somatischer Erkrankungen ▪ Diagnose und Behandlung somatischer Erkrankungen bei EP ▪ spezielle psychosoziale Interventionen ▪ spezielle Therapie- und Trainingsprogramme ▪ Familientherapie	▪ Angehörigengespräch
medizinische Versorgung	▪ Medikation ▪ Kontrolle auf unerwünschte Arzneimittelwirkungen und Interaktionen ▪ Kontrollen auffälliger somatischer Befunde ▪ Mitbehandlung somatischer Erkrankungen	▪ Koordination und Auswertung konsiliarischer Diagnostik und Mitbehandlung durch andere somatische Fachabteilungen des Krankenhauses ▪ Supervision der medizinischen Grundversorgung (OÄ)
Krisenintervention	▪ Krisengespräch ▪ präventive Tätigkeiten und individuelle Deeskalation; auch Erstellen von individuellen Krisenplänen ▪ Indikationsstellung, Anordnung und Durchführung von freiheitsentziehenden Maßnahmen und Zwangsmedikation (inklusive Einholen der richterlichen Genehmigung) ▪ Nachsorgehandeln nach Krisenintervention ▪ Maßnahmen zur Herstellung von Sicherheit für den Patienten ▪ Kommunikation der notwendigen Schritte und Maßnahmen mit dem Patienten	▪ Kommunikation der notwendigen Schritte und Maßnahmen mit den Angehörigen, mit externen Stellen (z.B. Betreuern, Gerichten)

in Krisen", „Durchführung von freiheitsentziehenden Maßnahmen", „intensive Einzelbetreuung zur Vermeidung von freiheitsentziehenden Maßnahmen" und „Betreuung von Einzelmaßnahmen bei Isolierung, Fixierung oder sonstigen Zwangsmaßnahmen" oder auch bei der „Begleitung Sterbender".

Die Analogie der Struktur verdeutlicht sich auch in den Tätigkeitsprofilen der Fach- und Spezialtherapeuten, wie beispielhaft am Tätigkeitsprofil der Bewegungstherapeuten (EP) in Abbildung 6 deutlich wird.

Die Tätigkeitsprofile im Bereich der Kinder- und Jugendpsychiatrie sind an der gleichen Struktur orientiert wie die Profile der Erwachsenenpsychiatrie. Es gibt jedoch eine Reihe von Besonderheiten: die Pflege in der Kinder- und Jugendpsychiatrie hat nicht nur die Aufgabe der Pflege im engeren Sinne, sondern insbesondere auch die Aufgabe erzieherisch tätig zu werden (s. Abb. 7). Alle Tätigkeitsprofile sind im Anhang dieses Buches dokumentiert.

7 Die Aktualisierung der Tätigkeitsprofile – Aufgaben und Personalbemessung in der Psychiatrie

Tab. 4 Die Aufgaben der Pflege im Rahmen störungsspezifischer Interventionen (EP)

Aufgabenfeld	unmittelbar patientenbezogene Aufgaben
patientenbezogene störungsspezifische Interventionen (leitlinienorientiert, geplant, bezogen auf multiprofessionelle Behandlungsziele	■ Patientenberatung, Psychoedukation ■ Durchführung von strukturierten/manualisierten (psychotherapeutischen Maßnahmen, z.B. Adhärenztherapie, MI, Themengruppen, DBT-Tools etc.) – Einzel/Gruppe ■ Achtsamkeitsübungen, Entspannungs- und ähnliche Verfahren – Einzel/Gruppe ■ Skillstraining, weitere Trainingsprogramme (z.B. Memorytraining, Medikamententraining, Genusstraining etc.) – Einzel/Gruppe ■ Maßnahmen im Rahmen des Symptom- und Verhaltensmanagements (z.B. Realitätsorientierung, Emotionsregulierung, Verhaltensrückmeldung etc.; auch Schmerzmanagement oder Interventionen zur Schlafförderung) ■ Umsetzung oder Begleitung von Therapieschritten (wie z.B. Essbegleitung, begleitete Expositionen, Umsetzung VT-Pläne, Anwendung Verstärkerprogramme) ■ Beteiligung an Gruppentherapien ■ Teilnahme an Familientherapien ■ Reflexionsgespräche

Tab. 5 Die Aufgaben der Pflege im Rahmen der Krisenintervention (EP)

Aufgabenfeld	unmittelbar patientenbezogene Aufgaben
Krisenintervention	■ präventive Tätigkeiten und individuelle Deeskalation; Maßnahmen zur Herstellung von Sicherheit für Patienten und Mitpatienten ■ Erstellen von individuellen Krisenplänen ■ intensive Betreuung in Krisen ■ Begleitung und Kontrollen (z.B. der Nahrungsaufnahme, Medikamenteneinnahme, Toilettengänge; Körper- und Zimmerkontrollen) ■ Durchführung von freiheitsentziehenden Maßnahmen (einschl. Kommunikation der notwendigen Schritte mit allen Beteiligten inkl. Betreuern, Gerichten) ■ intensive Einzelbetreuung zur Vermeidung von freiheitsentziehenden Maßnahmen und Betreuung von Einzelmaßnahmen bei Isolierung, Fixierung oder sonstigen Zwangsmaßnahmen ■ Nachsorgehandeln nach Kriseninterventionen ■ Begleitung Sterbender

individuumbezogene Behandlungstätigkeiten - unmittelbar und mittelbar
Herstellung einer haltgebenden therapeutischen Beziehung
Diagnostik
Aufklärung, partizipative Entscheidungsfindung im Rahmen von...
Herstellung von Umweltbezug und Einbeziehung des Umfeldes
patienten- und störungsspezifische Interventionen (leitlinienorientiert, geplant, bezogen auf multiprof. Behandlungsziele)
Krisenintervention
Maßnahmen zur Förderung von Qualität (patientenbezogen)
interprofessionelle Tätigkeiten (im Zusammenhang mit der Patientenversorgung)
Netzwerkarbeit/Zusammenarbeit in regionalen Versorgungsstrukturen (patientenbezogen)
Dokumentation (patientenbezogen)
Nachsorgeplanung und Entlassmanagement (mit anderen Berufsgruppen) auf der Basis des (fortlaufenden) Assessments
Leitungstätigkeiten (Fallbesprechungen, Supervisionen u.Ä.)

strukturelle Setting-Tätigkeiten
Herstellung einer haltgebenden therapeutischen Beziehung
Maßnahmen zur Förderung von Qualität (strukturell)
interprofessionelle Tätigkeiten (Team, Arbeitsorganisation, Führung, Weiterbildung)
Management der Netzwerkarbeit/Zusammenarbeit in regionalen Versorgungsstrukturen
Leitungstätigkeiten (Führung und Organisation der Behandlungseinheit)
Fort- und Weiterbildung

Abb. 6   Das Tätigkeitsprofil der Bewegungstherapeuten (EP)

7.5 Die neuen Tätigkeitsprofile und ihre Relevanz für die Personalbemessung

Die vorliegenden Tätigkeitsprofile wurden im Rahmen der Einschätzungen der jeweiligen Aufwände durch die Experten inhaltlich intensiv diskutiert. Diese Delphi-Runden waren auch ein Test auf deren Validität. Im Ergebnis liegen nun zeitgemäße Tätigkeitsprofile vor, die eine Zuordnung von Aufgaben und Aufwänden auf die einzelnen Berufsgruppen erlaubt.

Die Relevanz neuer, durch Leitlinien und Expertenkonsens neu in die Profile eingebrachter Tätigkeiten wie beispielsweise „Aufklärung und partizipative Entscheidungsfindung", Psychotherapie sowie „Umweltbezug" wurde durch die Minutenschätzungen bestätigt (s. Kap. 4): zwischen 35 bis 40% des Behandlungsaufwandes sind diesen Feldern zugeordnet.

Die Strukturierung der Aufgabenfelder am Behandlungsprozess hat sich während der Delphi-Runden ebenfalls bewährt. So war durch die Vergleichbarkeit der Aufgaben über die Berufsgruppen hinweg eher eine kritische Bewertung von Nahtstellen und Dopplungen bei den Zeitschätzungen möglich. War diese Strukturierung hilfreich, so wurde während des Delphi-Prozesses aber auch manifest, dass die detaillierte Differenzierung der Aufgabenfelder zwar eine gute Grundlage für die Minutenschätzungen war, aber auch den Effekt hatten, dass die Addition von Minutenschät-

7 Die Aktualisierung der Tätigkeitsprofile – Aufgaben und Personalbemessung in der Psychiatrie

individuumbezogene Behandlungstätigkeiten - unmittelbar und mittelbar
Aufnahme des Patienten
Herstellung einer haltgebenden therapeutischen Beziehung
Durchführung Pflegeprozess (mit Patienten, wenn entwicklungsbedingt möglich)
Aufklärung, partizipative Entscheidungsfindung im Rahmen von…
Herstellung von Umweltbezug und Einbeziehung des Umfeldes, Inklusion
patientenbezogene störungsspezifische Interventionen (leitlinienorientiert, geplant, bezogen auf multiprof. Behandlungsziele)
medizinische Versorgung
Krisenintervention
erzieherische Tätigkeiten
Präsenz, Begleitung, Support
Maßnahmen zur Herstellung von Sicherheit (Fremd-/Selbstgefährdung)
Maßnahmen zur Förderung von Qualität (patientenbezogen)
interprofessionelle Tätigkeiten (im Zusammenhang mit der Patientenversorgung)
Netzwerkarbeit/Zusammenarbeit in der gemeindepsychiatrischen Versorgung (patientenbezogen)
Pflegedokumentation (patientenbezogen)
Entlassmanagement

strukturelle Setting-Tätigkeiten
Aufnahmemanagement
Herstellung einer haltgebenden therapeutischen Beziehung
milieubezogenes Handeln
Maßnahmen zur Herstellung von Sicherheit (strukturell)
Maßnahmen zur Förderung von Qualität (strukturell)
interprofessionelle Tätigkeiten (Team, Arbeitsorganisation, Führung, Weiterbildung)
Management der Netzwerkarbeit/Zusammenarbeit in regionalen Versorgungsstrukturen
Aufnahme-/Entlass-Management
Stationsorganisation
Leitungstätigkeiten (Führung und Organisation der Behandlungseinheit)
Fort- und Weiterbildung
Serviceleistungen außerhalb der Dienstzeit von Servicekräften

Abb. 7   Das Tätigkeitsprofil der Pflege bzw. Erziehungsdienstes in der KJP

zungen bei den einzelnen Aufgaben möglicherweise dazu führte, dass der Gesamtaufwand für ein Aufgabenfeld höher eingeschätzt wurde, als auch bei einer Bewertung des Soll-Aufwands, real zu erwarten ist. Dies war zumindest eine Hypothese, die von Experten im Prozess formuliert wurde. In der Realität werden gerade durch die Arbeitsteilung im multidisziplinären Team Aufgaben auch parallel erledigt, so der Hinweis der Experten. Zwar wurde durch das iterative Verfahren in den einzelnen Delphi-Runden – Vergleich der Minutenwerte innerhalb der Berufsgruppen zum Bedarfs-Cluster 1 als Basiswert in der 2. Delphi-Runde sowie der Vergleich der Minutenwerte innerhalb der Aufgabenfelder zwischen den Berufsgruppen in Delphi-Runde 3 sowie der abschließenden Validierung in Delphi-Runde 4 – meist eine entsprechende

7.5 Die neuen Tätigkeitsprofile und ihre Relevanz für die Personalbemessung

Anpassung von Minutenschätzungen vorgenommen, trotzdem ist dieser Hinweis aus der Machbarkeitsstudie ein Aspekt, der bei der Weiterentwicklung des Plattform-Modells berücksichtigt werden sollte. Insgesamt wurde deutlich, dass neben den Fallvignetten (s. Kap. 6) die aktualisierten Tätigkeitsprofile eine wesentliche Voraussetzung für die Schätzung des Behandlungsaufwandes sind.

Literatur

Blume A, Brückner-Bozetti P, Steinert T (2018) Tätigkeiten ohne Patientenkontakt. Der Nervenarzt, April 2018. DOI: 10.1007/s00115-018-0520-6

Kunze H, Kaltenbach L, Kupfer K (2010) Psychiatrie-Personalverordnung. 6. Aktualisierte und erweiterte Auflage. Verlag W. Kohlhammer, Stuttgart

Röschlau (1990) RKW-Handbuch Personalplanung. Hermann Luchterhand Verlag, Neuwied und Frankfurt am Main

Sauter D, Löhr M, Scheydt S et al. (2020) Die Tätigkeiten der Pflege in der klinischen Erwachsenpsychiatrie und Psychosomatik – ein Update. Pflege & Gesellschaft, 25(4), 293–306. DOI: 10.3262/P&G2004293

Scheydt S, Holzke M, Sauter D (2019) Aufgaben und Tätigkeiten der Pflege in der stationären Allgemeinpsychiatrie – Ergebnisse einer Delphi-Studie. Psychiatrische Praxis, 46(6), 324–329. DOI: 10.1055/a-0853-0187

Spengler T, Methger O, Volkmer T (2019) Moderne Personalplanung. Modelle, Methoden, Fallbeispiele. Springer, Wiesbaden

8 Die Abbildung der Pflege im Plattform-Modell

Dorothea Sauter, Michael Löhr und Peter Brückner-Bozetti

8.1 Einleitung

Psychiatrische Pflege ist im Rahmen der Krankenhausbehandlung die personenstärkste Gruppe und nimmt eine breite Rollenvielfalt wahr. Von allen in der klinischen Psychiatrie tätigen Berufsgruppen dürfte die Pflege das heterogenste Aufgabenfeld besetzen (Kocks et al. 2014). Damit stellt die psychiatrische Pflege auch die komplexesten Anforderungen an eine Personalbedarfsberechnung. Zu klären ist, ob alle mit der Aufgaben- und Rollenvielfalt der Pflege verbundenen Personalbedarfe im Plattform-Modell sichtbar werden und ob sich die Schwankungsbreiten im Personalbedarf der Pflege über die Themen psychiatrisch-psychotherapeutische, somatische und psychosoziale Behandlungsbedarfe angemessen abbilden lassen.

Im Folgenden wird zunächst das Aufgabenfeld der Pflege vier Themenfeldern zugeordnet. Überprüft wird bei jedem der vier Themen, inwieweit das Plattform-Modell allen strukturellen Anforderungen an die Personalbedarfsberechnung gerecht wird. Der Ergebnisdarlegung folgt ein Ausblick über die wünschenswerten und erwartbaren Veränderungen in den nächsten Jahren. Das Fazit sei vorweggenommen: das Plattform-Modell bildet Aufwände der psychiatrischen Pflege zwar in vielerlei Hinsicht, jedoch nicht sicher ausreichend differenziert ab.

8.2 Die Aufgaben der Pflege im psychiatrischen/psychosomatischen Krankenhaus

Eine stationäre und teilstationäre psychiatrische und psychosomatische Krankenhausbehandlung dient nicht nur der therapeutischen Beeinflussung des Krankheitsgeschehens. Weitere Ziele sind u.a. die Krisenbewältigung, das verbesserte Krankheitsmanagement, die Linderung von Symptomlast sowie die Gewährleistung von Sicherheit und Schutz bei Selbst- und Fremdgefährdung. Oft machen Unterstützung, Entlastung (bzgl. Alltagsaufgaben, Ängste und Sorgen etc.) und teilweise auch engmaschige Verlaufskontrollen Therapie erst möglich.

Die psychiatrische Pflege unterstützt die Patienten bei der Bewältigung von Alltagsanforderungen, beim Umgang mit Bedürfnissen, beim Streben nach Wohlbefinden und bei der Erhaltung, Anpassung oder Wiederherstellung physischer, psychischer und sozialer Funktionen sowie im Umgang mit existenziellen Erfahrungen (Abderhalden et al. 2011). In den letzten Dekaden haben sich die Aufgaben der psychiatrischen Pflege stark erweitert (Sauter et al. 2019), zum breiten Aufgabenfeld gibt es hohen Konsens innerhalb der Berufsgruppe (Sauter et al. 2020).

Die Heterogenität der Pflegeaufgaben ist mit unterschiedlichen Anforderungen an die Personalberechnung verknüpft. Die vielfältigen Pflegeaufgaben werden hinsichtlich dieser Anforderungen in vier Aufgabenfelder gruppiert. Für jede der vier Aufgabenfelder soll geprüft werden, ob das Plattform-Modell die Aufwände gut abbildet.

1. **Mitwirkung an der Behandlung/therapiebezogenes Handeln**: Psychiatrische Pflege übernimmt, orientiert an entsprechenden Leitlinien, therapeutische und cotherapeutische Aufgaben. Pflegefachpersonen tragen mit Screenings und Assessments sowie der Krankenbeobachtung zur Diagnostik bei. Sie verabreichen nicht nur Medikamente, sie beobachten Nebenwirkungen und beraten die Patienten hinsichtlich Einnahme, Umgang mit Nebenwirkungen und Förderung der Adhärenz. Pflege wirkt mit bei psychotherapeutischen Verfahren, diese Rolle dürfte künftig noch steigen (Wabnitz et al. 2019). Dabei darf festgehalten werden: 168 h/Woche sind eine diagnostisch und therapeutisch wirksame Zeit – nicht nur ca. 45 h/Woche, in denen andere Berufsgruppen Hilfen anbieten. Abends, nachts und an Wochenenden werden Therapieschritte ins Alltagshandeln überführt, Medikationen besprochen, Symptome beeinflusst und gemanagt, Verhaltensweisen beobachtet, Protokolle geführt, u.v.a.m.
2. **Rund-um-die-Uhr-Präsent-sein**: Pflege ist als einzige Berufsgruppe ständig unmittelbar für die Patienten (und im Übrigen auch für die Angehörigen) ansprechbar. Damit sind Pflegefachpersonen die ersten Ansprechpartner bei allgemeinen Fragen, unbefriedigten Bedürfnissen und Alltagsbelangen einerseits, wie auch in Krisen-, Gefährdungs- und ausgeprägten Leidenssituationen der Patienten. Präsenz im Sinne von da-sein („being there") vermittelt aufgrund der Ansprechbarkeit und Verfügbarkeit, aber auch der achtsamen Wahrnehmung den Patienten Sicherheit und Entlastung. Auch außerhalb der festen Therapiezeiten müssen die Patienten situative Nöte und akute Bedürfnisse adressieren können. Pflegefachpersonen überbrücken dabei auch die Zeiten, in denen Vertretende anderer Berufsgruppen noch nicht für ein dringliches Anliegen des Patienten verfügbar sind. Diese Form der Präsenz brauchen auch Angehörige-

Präsenz im Sinne von dabei-sein („being with") meint die Begleitung der Patienten in Phasen hoher Symptomlast, ausgeprägter Bedürftigkeit oder in Phasen akuter Gefährdung. Diese Begleitung ist mit supportivem Handeln, entlastenden und ermutigenden Gesprächen und der Schaffung von Erzählräumen für den Patienten, teilweise auch mit medizinischer Überwachung verbunden.

3. **Management von Funktionseinschränkungen und kompensierende Hilfen:** Viele Patienten weisen dauerhaften Hilfebedarf auf, der sich auf physische, psychische oder psychosoziale Funktionalitäten beziehen kann. Diese Patienten nehmen vor und nach der Krankenhausbehandlung nichtärztliche Hilfen in Anspruch oder sie erfahren familiäre/informelle Unterstützung. Während der stationären Behandlung werden diese Hilfeangebote von der Pflege übernommen. Zudem haben sehr viele Patienten im Kontext akuter Krankheitssymptomatik funktionale Einschränkungen, beispielsweise hinsichtlich Realitätswahrnehmung oder Orientierung. Bis die Symptome abklingen, können kompensierende Hilfen das richtige Angebot sein, häufig müssen diese Hilfen mit übenden Verfahren kombiniert werden.

4. **Stations- und milieubezogene Aufgaben:** Pflegefachpersonen gestalten sehr wesentlich das förderliche Milieu und den therapeutischen Rahmen, sie gewährleisten Tagesstruktur, Beschäftigung, Privatheit, Orientierung, Sicherheit, Wohlbefinden, Reizsteuerung, Struktur und sie tragen Sorge, dass alle Patienten miteinander aus- und in Kontakt kommen. Die Pflege organisiert Abläufe und erhält den Stationsbetrieb aufrecht, dazu gehört auch das Aufnahme- und Belegungsmanagement. Seit März 2020 übernimmt v.a. die Pflege vielfältigste zusätzliche Aufgaben um den Hygieneanforderungen im Kontext der Corona-Pandemie gerecht zu werden. Diese Pflegehandlungen können sich an einzelne Patienten oder an Patientengruppen richten.

8.3 Die Abbildung therapiebezogener Aufgaben

Die Psychiatrie-Personal-Verordnung („PsychPV"; Kunze et al. 2010) beschrieb das therapiebezogene Pflegehandeln unter der Kategorie „2.2. Spezielle psychiatrische Pflege". Diese Tätigkeiten wurden über die verschiedenen vollstationären Behandlungsbereiche hinweg mit zwischen 23 und 44% der Pflegeminuten berechnet (Löhr et al. 2016). Eine 14-tägige Multimomentaufnahme in einer Universitätsklinik kam auf 35% der Pflegezeit (Wolff et al. 2015), in einer neuen Studie von Löhr u. Sauter 2020 wurden von Experten für diese Aufgabe ca. 25–30% der Pflegezeit eingeschätzt.

Das Plattform-Modell will den behandlungsbezogenen Personalaufwand berechnen, dabei sollen die Leitlinien und fachlichen Standards, der Schutz des Patienten und die Sicherstellung des psychosozialen Funktionsniveaus gewährleistet sein (s. Kap. 3). Die 8 Behandlungs-Cluster bilden berufsgruppenübergreifend, also auch für die Pflege, sehr gut diejenigen Mehraufwände ab, die durch psychiatrisch-psychotherapeutische, somatische und psychosoziale Behandlungsbedarfe entstehen. Explizit schließt der „Regelbedarf" alle diagnostischen, therapeutischen, pflegerischen und darüber hinaus erforderlichen Tätigkeiten ein. Die Fallvignetten (s. Kap. 6) zeigen, dass der „erhöhte Behandlungsbedarf" mit Mehraufwänden aufgrund von Gefährdungen, Akuität, Komorbidität, Symptomlast, Krisen und Notlagen jeder Genese assoziiert ist. Therapiebezogene Pflegeaufgaben sind damit im Plattform-Modell gut abgebildet, die 8 Behandlungs-Cluster entsprechen auch in der Pflege unterschiedlichen Aufwandsgruppen.

8.4 Die Abbildung von Präsenz und Begleitung

Stationäre Patienten haben auch außerhalb der „klassischen Therapieangebote", die von verschiedenen Berufsgruppen in der Regel von Montag bis Freitag zwischen 8:00 und 17:00 erbracht werden, einen Hilfebedarf und brauchen Unterstützung und Behandlung, sonst wäre diese Form der Krankenhausbehandlung nicht erforderlich. Das Cluster-Modell berechnet folgerichtig die Personalaufwände und Tätigkeiten, die rund um die Uhr an 7 Tagen in der Woche gewährleistet werden müssen.

Der ärztliche- und der Pflegedienst sind abends, nachts und das ganze Wochenende für die Patienten verfügbar, die Ärzte bei Aufnahmen sowie in Akut- und Krisensituationen, die Pflegefachpersonen permanent. Die Pflege führt planbare Angebote entsprechend der individuellen Therapie- und Pflegeplanung rund um die Uhr durch. Die Aufwände für planbare Aufgaben lassen sich über Minutenwerte gut abbilden. Anders verhält es sich bei der Präsenz.

Präsent sein im Sinne von „Da-sein" und Verfügbarkeit ist als Vorhalteaufgabe zu sehen. Es fallen nicht unbedingt konkrete (und schon gar nicht planbare oder zeitlich näher bestimmbare) Handlungen an, dennoch muss eine Fachperson abrufbar und ansprechbar sein und bei Bedarf Zeit haben. Um ausreichend Präsenz zu gewährleisten wird der Mindestbedarf in der Pflege international häufig als Verhältniszahlen („Nurse-to-Patient Ratio") angegeben, ergänzende Personalbedarfsverfahren werden dann zusätzlichen Pflegebedarfen gerecht (Simon u. Mehmecke 2017).

Im Plattform-Modell ist „Präsent-sein" als Tätigkeit aller Berufsgruppen gelistet, es wurden bezogen auf die Woche und Station für diese Aufgabe Minutenwerte geschätzt und mitkalkuliert. Im Rahmen der Machbarkeitsstudie ist keine Überprüfung und Gegenrechnung der geschätzten Minutenwerte erfolgt. Da gewährleistet sein muss, dass im Verhältnis zur Patientenzahl rund um die Uhr eine ausreichende Anzahl Pflegefachpersonen präsent und verfügbar ist, muss diese Prüfung noch erfolgen.

Präsent sein im Sinne von „Dabei-sein" meint die enge Begleitung von Patienten in besonders belastenden oder in Krisensituationen.

Im Plattform-Modell wurden entsprechende Zeiten in der Rubrik „Krisenintervention" von allen Berufsgruppen eingeschätzt. Pflege leistet darüber hinaus in großem Umfang die sehr ressourcenintensive 1:1-Betreuung von akut gefährdeten, hochbelasteten oder fixierten oder isolieren Patienten (Nienaber et al. 2016). 1:1-Betreuungen werden in den Kliniken als PEPP-Kode erfasst, damit sind hier verlässliche Daten generierbar. Diese Daten wurden in der vierten Expertenrunde (Validierung) auf der Basis konkreter empirischer Daten von Klinikverbünden aus dem Jahr 2018 mit einem einheitlichen Minutenwert berücksichtigt. Im Rahmen der geplanten Validierung des Plattform-Modells sollten diese Daten differenziert nach Clustern betrachtet werden.

8.5 Die Abbildung des Managements von Funktionsbeeinträchtigungen

Funktionsbeeinträchtigungen können dauerhaft und situativ auftreten. Dauerhafte Einschränkungen sind möglicherweise völlig unabhängig vom aktuellen Behandlungsgeschehen und in der Regel mit langfristigem Unterstützungsbedarf verbunden. Vorübergehende Funktionsbeeinträchtigungen während einer Krankenhausbehandlung entstehen in der Regel im Kontext der Krankheitssymptomatik, wie beispielsweise Orientierungsstörungen während eines Delirs. Physische wie psychische Funktionsbeeinträchtigungen müssen kompensiert werden. Sofern die Funktionsbeeinträchtigungen und ihre Folgen beeinflussbar sind, kommen auch motivierende, übende und edukative Aufgaben hinzu.

Funktionsbeeinträchtigungen treten in sehr unterschiedlichem Ausmaß auf. Sie können zu erheblichen Aufwänden führen, beispielsweise bei Orientierungsstörungen evtl. im Kontext mit Antriebssteigerung, kognitiven oder kommunikativen Beeinträchtigungen wie auch bei somatischen, hier v.a. motorischen Störungen. Weil die Pflegeaufwände zwischen unterschiedlichen Patienten enorm schwanken, macht es Sinn, die Funktionsbeeinträchtigungen über „Aufwandsgruppen" darzustellen.

Die Aufwandsgruppen im Plattform-Modell spiegeln psychiatrische-psychotherapeutische, somatische und psychosoziale Bedarfe. Funktionsbeeinträchtigungen korrelieren nur sehr bedingt mit diesen Themen. In allen acht Clustern beschreiben die verschiedenen Fallvignetten die Patienten mit sehr heterogenen Funktionsbeeinträchtigungen. Dies führte dazu, dass es in der Pflege innerhalb einzelner Cluster zu großen Schwankungsbreiten eingeschätzten Zeitwerten kam – in allen Clustern deutlich höhere Zeiten für die Pflege bei den jeweiligen Fallbeispielen mit hohen funktionalen Beeinträchtigungen geschätzt wurden (s. Kap. 4).

8.6 Die Abbildung des milieu- und stationsbezogenen Handelns

Professionelle psychiatrische Pflege ist das Herz der Organismen psychiatrischer Krankenhäuser. Sie gewährleistet durch ihre Präsenz und ihren Handlungsauftrag nicht nur die Sicherheit und das Wohlbefinden der Patienten, sondern sie gestaltet maßgeblich das Milieu und das „Miteinander" und sie hält die Stationsabläufe aufrecht. Wie Aufwände für Präsenz abgebildet werden sollten, ist in Kapitel 8.4 beschrieben.

Die weiteren Aufgaben im Stationsbezug, wie die Milieugestaltung, werden im Plattform-Modell über die „settingbezogenen Aufwände" abgebildet – dabei werden die Settings „Stationär – Teilstationär – und Stationsäquivalente Behandlung" unterschieden.

Löhr und Sauter (2020) haben für die Pflege ein Personalberechnungsmodell im Settingbezug entwickelt. Auch in diesem Modell wurden über Experteneinschätzungen erforderliche Sollzeiten ermittelt. In dieser Studie zeigte sich, dass auf Stationen mit Versorgungsverpflichtung (und damit einem Anteil unfreiwilliger/unruhiger Aufnahmen) bei allen – nicht nur den akutaufgenommenen – Patienten der Pflegeaufwand steigen kann. Es ist gut nachvollziehbar und in der Praxis eine Alltagserfahrung, dass manche Patienten unter Mitpatienten leiden; und dass dadurch ein Bedarf an Gesprächen, Steuerung, Konfliktmanagement und Support entstehen kann. Auch dieses Thema hat vorrangig oder ausschließlich für die Pflege Relevanz.

Das Plattform-Modell will die Personalaufwände im Patientenbezug ermitteln, settingbezogene Aufwände sollen nur zwischen stationär – tagesklinisch und stationsäquivalent unterschieden werden. Damit können Mehraufwände, die im Kontext von Stationsstrukturen bei Mitpatienten entstehen, nicht abgebildet werden.

8.7 Professionelle psychiatrische Pflege heute und Morgen

Das Wissen in Psychiatrie und Psychologie wird immer komplexer. Die Halbwertzeit solchen Wissens beträgt heute noch 4–5 Jahre. In dieser rasanten Weiterentwicklung stehen unterschiedliche Berufsgruppen, die im Krankenhaus vereint eine gemeinsam organisierte und verantwortete Patientenversorgung gewährleisten sollen, in besonderer Kooperation. Die psychiatrische Pflege ist nur eine Akteurin in diesem Kanon der Berufsgruppen. Die Anforderung des Gesetzgebers, die Versorgung basierend auf neuesten wissenschaftlichen Erkenntnissen und damit gesicherter Evidenz zu realisieren, gilt für die Pflege gleichsam wie für die Medizin. Vor diesem Hintergrund strebt die Berufsgruppe in den letzten Jahrzehnten auch in Deutschland nach zunehmender Professionalisierung. Hinsichtlich der Qualität der Leistungserbringung ist zu hoffen, dass bundesweite Mindeststandards für die berufliche *Fort*bildung definiert werden. Die *Weiter*bildung über psychiatrische Fachweiterbildungsstätten hatte in der Psychiatrie Enquete ihren Ursprung. Daneben haben sich in den letzten 10 Jahren an unterschiedlichen Orten der Republik Studiengänge etabliert. Mit diesem Schritt schließt die psychiatrische Pflege langsam aber kontinuierlich an die internationalen Entwicklungen in diesem Fachgebiet an. Während die erste Professorin für psychiatrische Pflege 1934 in den USA einen Lehrstuhl besetzte wurde in Deutschland die erste Professur im Jahre 2011 besetzt. Damit ist die Akademisierung in der psychiatrischen Pflege in Deutschland knapp 10 Jahre alt. Fachverbände fordern eine Fachkraftquote von 30–50% (Hemkendreis u. Theune 2016) im Arbeitsfeld Psychiatrie, der Deutsche Wissenschaftsrat (2012) eine Akademisierungquote von 10–20% für die Pflegeberufe. Leider liegen keine Zahlen zu diesen Quoten vor, aller Erfahrung nach ist die Praxis weit von diesen Quoten entfernt.

Neben der skizzierten Entwicklung, die vor allem im Kontext von Berufsabschlüssen oder auch Hochschulabschlüssen zu sehen ist („Grade"), gab es und gibt es in der psychiatrischen Pflege viele Formen der beruflichen Qualifikation und Fortbildung. Vielfältige Bildungsangebote zu spezifischen Themen vermitteln (oft berufsgruppenübergreifend) relevante Fertigkeiten (Skills) ohne formalen beruflichen Abschluss. Neben dem Zusammenspiel von unterschiedlichen Abschlüssen und unterschiedlichen Kompetenzen innerhalb der Berufsgruppe spielt die Frage von Grade- und Skill-Mix auch zwischen den Berufsgruppen im Krankenhaus eine große Rolle.

Unterschiedliche Abschlüsse bringen unterschiedliche Verantwortungsaspekte mit sich und einen erweiterten Kompetenzrahmen. So können je nach Abschluss auch im Kontext der Pflege therapeutische Aufgaben an Pflegende delegiert werden und in der Durchführung von diesen verantwortet werden. Bei der Entwicklung eines neuen Personalbemessungsinstruments in der Psychiatrie sollten unbedingt Grade- und Skill-Mix Aspekte diskutiert werden um qualifizierte leitliniengerechte Hilfen rund um die Uhr zu gewährleisten und um die Möglichkeiten in der Kooperation auszuschöpfen (s. Kap. 9).

8.8 Diskussion

In dieser Ausarbeitung wurde geprüft, ob das Plattform-Modell die Aufwände der psychiatrischen Pflege ausreichend abbildet. Es hat sich gezeigt, dass die Aufwandsgruppen der acht Cluster behandlungsbezogene Aufwände auch in der Pflege sehr gut anzeigen. Ob gewährleistet ist, dass die ermittelten Werte eine ausreichende Präsenz der Pflege im Sinne des „being there" ermöglichen, muss noch näher geprüft werden. Ein Prüfauftrag gilt auch für die Frage, ob in einer Behandlungseinheit zusätzliche Zeiten für eine mögliche Aufnahmeverpflichtung berechnet werden sollten.

Sehr unwahrscheinlich scheint, dass das Plattform-Modell den Pflegeaufwänden bezüglich des Managements von Funktionseinbußen gerecht wird. Mit größeren Datenmengen durch mehr Experteneinschätzungen wären genauere Analysen der Schwankungsbreiten der Pflegezeiten innerhalb der acht Cluster möglich. Dann ließen sich die Zusatzaufwände für das Management von Funktionseinbußen klarer quantifizieren, daher sollte dieser Schritt noch geleistet werden.

Das einzige in Deutschland je genutzte Modell für die Pflegepersonalberechnung in der Somatik war die Pflegepersonal-Regelung „PPR", die 1992 in Kraft trat und 1996 bereits wieder ausgesetzt wurde. In der PPR sind zwei unterschiedliche Aufwandsgruppen beschrieben: Aufwände für „allgemeine Pflege" und für „Spezielle Pflege". Während die Stufen der „Speziellen Pflege" krankheitsbezogene Aufwände differenzieren, bilden die Stufen der „allgemeinen Pflege" die unterschiedlichen Aufwände bezüglich Funktionseinschränkungen ab. Aktuell gibt es Bestrebungen die PPR leicht modifiziert als PPR 2.0 wieder gültig zu setzen, das Instrument scheint aufwandssensitiv und gut umsetzbar zu sein (Fleischer 2020). Im Plattform-Modell wäre die Abbildung der Aufwände bezüglich Funktionsbeeinträchtigungen möglicherweise über ein einfaches Zusatztool gut möglich.

Es bestätigt sich, dass die Pflege mit ihren heterogenen Rollen und Aufgaben sehr breite Anforderungen an die Personalberechnung stellt. Für nichtpflegerische Berufsgruppen sind minutengenaue Ressourcenzuordnungen erheblich leichter, weil der Anteil an planbaren Tätigkeiten höher und der Anteil Vorhalteaufgaben geringer ist. Das Plattform-Modell spiegelt mit den acht Behandlungs-Clustern die berufsgruppenübergreifend typischen Mehraufwände im Kontext psychiatrischer Behandlung, zeigt jedoch Aufwände im Kontext von Funktionseinbußen nicht ausreichend an.

Ohne entsprechende Prüfungen und gegebenenfalls Nachbesserungen bezüglich der Pflegeaufwände drohen Risiken: es sind vor allem Menschen im höheren Lebensalter oder Menschen mit dauerhaften Behinderungen bzw. Pflegebedarf nach SGB XI, die hohe Funktionseinbußen aufweisen. Aktuell gilt für gerontopsychiatrische Stationen eine deutliche höhere Personalmindestbesetzung als für Stationen mit jüngeren Patienten. Spezialisierte Behandlungseinheiten, z.B. für Menschen mit intellektueller Entwicklungsbeeinträchtigung, haben zu Recht Sonderpflegesätze. Es darf kein Berechnungsmodell etabliert werden, das den Bedarfen dieser hochvulnerablen Gruppen nicht gerecht wird. Ein zukunftsfähiges Personalberechnungsmodell muss darüber hinaus klare Aussagen zum Grade- und Skill-Mix der Pflege im multiprofessionellen Kontext machen.

8.9 Fazit

Vor einer abschließenden Bewertung der Frage, ob das Plattform-Modell allen Rollen und Aufgaben der Pflegeberufe ausreichend gerecht wird, müssen weitere Sachverhalte geprüft werden. Wahrscheinlich ist, dass für die angemessene Personalbedarfsberechnung hinsichtlich einzelner Aspekte des Pflegeauftrags noch Zusatztools entwickelt werden müssen.

Literatur

Abderhalden C, Needham I, Wolff S et al. (2011) Auffassung von Pflege. In: Sauter D, Abderhalden C, Needham I, Wolff S (Hrsg) Lehrbuch psychiatrische Pflege. 3. Aufl., 43–56, Verlag Hans Huber, Bern

Deutscher Wissenschaftsrat (2012) Empfehlungen zu hochschulischen Qualifikationen für das Gesundheitswesen (13.07.2012). URL: http://www.wissenschaftsrat.de/download/archiv/2411-12.pd (abgerufen am 07.05.2021)

Fleischer S (2020) Pre-Test einer modernisierten Pflegepersonal-Regelung für Erwachsene, PPR 2.0. URL: https://www.dkgev.de/fileadmin/default/Mediapool/2_Themen/2.5._Personal_und_Weiterbildung/2.5.0._PPR_2.0/Abschlussbericht_DKG_Pre-Test_PPR2.0_final.pdf (abgerufen am 07.05.2021)

Hemkendreis B, Theune M (2016) Positionspapier: „Qualifizierte psychiatrische Pflege als verpflichtende Größe führt zu einer verbesserten Patientenversorgung". URL: https://dfpp.de/wp-content/uploads/2016/12/2016-12-01-SN-DFPP-BAPP_PsychPflege-2016_final.pdf (abgerufen am 07.05.2021)

Kocks A, Michaletz-Stolz R, Feuchtinger J et al. (2014): Pflege, Patientensicherheit und die Erfassung pflegesensitiver Ergebnisse in deutschen Krankenhäusern. Z Evid Fortbild Qual Gesundhwes 108, 18–24

Kunze H, Kaltenbach L, Kupfer K (2010) Psychiatrie-Personalverordnung: Textausgabe mit Materialien und Erläuterungen für die Praxis. 6. Auflage. Kohlhammer Verlag Stuttgart

Löhr M, Sauter D (2020) Personalbedarf der Pflege in unterschiedlichen Settings der Erwachsenenpsychiatrie und Psychosomatik: Eine Studie der Bundesfachvereinigung Leitender Krankenpflegepersonen der Psychiatrie e.V. URL: https://bflk.de/artikel_content/rklessmann/BFLK-Studie-2020.pdf (abgerufen am 07.05.2021)

Löhr M, Liekenbrock A, Vilsmeier F et al. (2016) The nursing-to-patient ratio in psychiatry and psychosomatic medicine (PPR-PP) – basic nursing staff necessities in the treatment of adults. Z Psychosom Med Psychother, 62(2), 150–166. doi:10.13109/zptm.2016.62.2.150

Nienaber A, Schulz M, Noelle R et al. (2016) Häufigkeit und Kosten der 1:1-Betreuung in der Erwachsenenpsychiatrie in Deutschland – Eine deskriptive Analyse anhand des VIPP-Datensatzes. Psychiatrische Praxis, 43(04), 205–212

Sauter D, Löhr M, Scheydt S et al. (2020) Die Tätigkeiten der Pflege in der klinischen Erwachsenpsychiatrie und Psychosomatik – ein Update. Pflege und Gesellschaft 25(4), 293–306

Sauter D, Nienaber A, Richter D et al. (2019) Exkurs: Psychiatrische Pflege. In: Deutsche Gesellschaft für Psychiatrie, Psychotherapie und Nervenheilkunde (DGPPN) (Hrsg), S3-Leitlinie Psychosoziale Therapien bei schweren psychischen Erkrankungen: S3-Praxisleitlinien in Psychiatrie und Psychotherapie (S. 127–128). Springer, Berlin

Simon M, Mehmecke S (2017) Nurse-to-Patient Ratios. Ein internationaler Überblick über staatliche Vorgaben zu einer Mindestbesetzung im Pflegedienst der Krankenhäuser. URL: https://www.boeckler.de/pdf/p_fofoe_WP_027_2017.pdf (abgerufen am 07.05.2021)

Wabnitz P, Löhr M, Schulz M et al. (2019) Perspektiven und Chancen für pflegerisch-psychotherapeutische Interventionen in der stationären psychiatrischen Behandlung [Perspectives and Opportunities for Psychotherapeutic Interventions in Inpatient Psychiatric Treatment Delivered by Nurses]. Psychiatrische Praxis, 46(3), 156–161

Wolff J, McCrone P, Berger M et al. (2015) A work time study analysing diffrences in resource use between psychiatric inpatients. Soc Psychiatry Psychiatr Epidemiol 50, 1309–1315

9 Bedarfsgerechte Personalbedarfsbemessung mithilfe eines Skill-Grade-Mix am Beispiel der Pflege

Andreas Fraunhofer, Christian Hampel und Margitta Borrmann-Hassenbach

9.1 Hintergrund

In den letzten zwanzig Jahren haben sich Abschlüsse im Bereich der Pflege u.a. aufgrund der rasanten Entwicklungen im Gesundheitsbereich deutlich ausdifferenziert (Robert Bosch Stiftung 2018). Menschen, die sich für den Pflegeberuf interessieren, haben seit dem 01.01.2020 die Wahl von einer ein- bzw. zweijährigen Helferausbildung über die dreijährige, generalistische Ausbildung mit oder ohne fachliche Vertiefung, einem Studienabschluss bis hin zur pflegewissenschaftlichen Promotion (zu den Hintergründen auch Westerfellhaus 2020; Robert Bosch Stiftung 2018). Pflege ist allein deshalb schon einige Jahre mit der Frage konfrontiert, nach welcher Systematik welche Tätigkeiten qualifikationsspezifisch innerhalb der Berufsgruppe verteilt werden können. Die Diskussionen zur Problemstellung der Personalbemessung und der leitliniengerechten Versorgung und daraus folgend der Personaluntergrenzen in der Psychiatrie (PPP-RL) werfen diese Fragen erneut auf. Um dieses Problem zu lösen, hat das kbo-Isar-Amper-Klinikum ein Projekt gestartet, um einen theoretisch fundierten und zugleich möglichst realisierbaren Skill-Grade-Mix der Pflege im Sinne einer Machbarkeitsstudie zu erarbeiten. Hierbei beschreibt der Grade-Mix die Mischung der unterschiedlichsten Ausbildungsabschlüsse, der Skill-Mix dagegen die unterschiedlichen Berufserfahrungen und Kompetenzen der Mitarbeitenden. Entsprechende Kompetenzen gelten in diesem Zusammenhang als Voraussetzung, um auch in ungewissen Situationen Handlungssicherheit zu behalten und komplexe Aufgaben eigenständig zu lösen (Grieser 2016).

9 Bedarfsgerechte Personalbedarfsbemessung mithilfe eines Skill-Grade-Mix am Beispiel der Pflege

Ziel dieses Projektes war es auch eine Systematik zu entwickeln, die auf andere Berufsgruppen übertragen werden kann, sodass die hier beschriebene Methodik nach der individualisierten Anpassung der Kompetenzklassifizierung (s. Kap. 9.2) auch in anderen Professionen Anwendung finden kann, wenngleich der vorliegende Artikel die Pflege fokussiert.

Der zunehmende Fachkräftemangel im Gesundheitswesen erschwert kontinuierlich die geforderte leitliniengerechte Versorgung. Nachdem den Leistungserbringern die größten personellen Engpässe im Bereich der pflegerischen Versorgung noch bevorstehen, ist es gerade hier von besonderer Bedeutung, neue Wege zu gehen, um die Versorgungsqualität trotz des Fachkräftemangels hoch zu halten (Fraunhofer u. Lewin 2016). So können durch eine Aufgabenumverteilung im Sinne eines bedarfsgerechten Skill-Grade-Mix Effizienzpotenziale gehoben werden, um zugleich eine finanzierbare und qualitativ hochwertige Gesundheitsversorgung sicherzustellen. Hierbei gilt es jedoch auch, die multiprofessionelle Arbeit im Blick zu haben und die aktuelle, professionsspezifische Arbeitsaufteilung zu reflektieren. Vor diesem Hintergrund wird der Skill-Grade-Mix des Öfteren als Plädoyer verstanden, jegliche Professionsgrenzen aufzulösen. Auch wenn dies nicht das deklarierte Ziel des Projektes ist, sondern mit dem Skill-Grade-Mix für ein konzertiertes, gleichberechtigtes und gleichgerichtetes Handeln aller Akteure zu sorgen, dürfen professionsübergreifende Lösungsansätze nicht von Beginn an ausgeklammert werden. Eine kompetenzorientierte Neuausrichtung zugunsten der zu versorgenden Menschen, bei der ein Behandlungsteam gemeinsam mit den Patienten, die Gesundheitsbedarfe erhebt, zielgerichtete Interventionen verhandelt, plant, umsetzt und evaluiert, muss das deklarierte Ziel eines solchen Modells sein (Matzke 2018). Wie die Ergebnisse unter anderem von Aiken et al. (2017), Schubert et al. (2018) aber auch McCaughey et al. (2020) zeigen, trägt der Einsatz von akademisch qualifizierten Pflegenden in diesem Prozess zu besseren Patientenergebnissen bei. Es lässt sich beispielsweise ein signifikanter Zusammenhang zwischen einem höheren Anteil an akademischen Pflegefachpersonen und niedrigeren Todesfallraten, niedrigeren Raten an Krankenhauswiedereintritten oder einer kürzeren Krankenhausverweildauer feststellen (Aiken et al. 2017). Speziell bezogen auf ANP-Angebote (vertiefte Pflegepraxis auf Master-Niveau) weisen die Studien im Langzeitpflegebereich auf einen Zusammenhang zwischen dem Einsatz von ANPs und einer Senkung von Depressions-, Harninkontinenz- und Dekubitusraten, sowie der Reduktion von freiheitsbeschränkenden Maßnahmen hin (Schubert et al. 2018).

Die Akademisierung der Pflege befindet sich in der aktuellen deutschen Versorgungslandschaft erst am Anfang. Es existiert zwar eine große Zahl von Qualifizierungsmöglichkeiten und Studiengängen, jedoch findet der Einsatz der Absolventen bislang noch keine systematische Verankerung in der Versorgungspraxis (Robert Bosch Stiftung 2018). Die Einführung eines Skill-Grade-Mix, der die vorhandenen personellen Ressourcen bedarfsgerecht und qualifikationsspezifisch im pflegerischen Arbeitsprozess verteilt, stellt somit einen tiefgreifenden Kulturwandel in den Kliniken dar, was im Change-Prozess von Beginn an berücksichtigt werden muss.

> „Der Qualifikationsmix wird hier verstanden als die Kombination von unterschiedlich ausgebildeten und qualifizierten professionell Pflegenden, die in der direkten Versorgung von Patienten eingesetzt sind. Er umfasst alle professionell Pflegenden, angefangen von der ein- oder zweijährig ausgebildeten Pflegehelferin bis zur Pflegeexpertin APN (Advanced Practice Nurse) mit einem Masterabschluss oder einer Promotion" (Keinath 2019, 50)

Die Differenzierung des Arbeitsalltages nach bestimmten Grades und Skills führt auch immer zu arbeitsorganisatorischen Veränderungen. Mit dem Vergleich zur Funktionspflege liegt darin auch häufig die Kritik an den Skill-Grade-Mix-Modellen begründet. Doch auch wenn ein segmentierter Arbeitsprozess mit spezifischer Aufgabenteilung entsteht, der dem tradierten Arbeitsalltag der Pflege teils widerspricht, darf dies nicht von den Chancen ablenken, die diese Entwicklung bietet.

9.2 Methodik der Entwicklung

Entwicklung einer Kompetenz-Matrix für die Pflege nach den Maßgaben des DQR

Lernen ist ein nicht endender Prozess, der weder nach der Schule, noch nach der Ausbildung oder nach dem Studium abgeschlossen wird, sondern ein Leben lang fortgeführt wird. Aus diesem Grund fokussierte sich die Auswahl auf kompetenzorientierte Kategoriensysteme, die sowohl formale und non-formale aber auch informelle Kompetenzen berücksichtigen. Insbesondere im Gesundheitsbereich erleben wir seit mehreren Jahren eine verstärkte Arbeitsmigration, weshalb auch die internationale Einschlussfähigkeit von besonderer Bedeutung ist. Um die vorhandenen Kompetenzlevels von Menschen mit unterschiedlichen Abschlüssen (formale und non-formale Kompetenzen bzw. Grades) und erfahrungsgeleiteten Fähigkeiten (informelle Kompetenzen bzw. Skills) vergleichbar zu machen, empfehlen Loroff et al. (2011, 87) die Verwendung von Qualifikationsrahmen oder einer Taxonomie für die Niveaubestimmung.

Aus diesen Gründen haben wir uns bei der Qualifikationskategorisierung auf den DQR geeinigt, der sowohl informelle Kompetenzen kategorisieren kann, als auch international anerkannt ist und auf dem Europäischen Qualifikationsrahmen (EQR) aufbaut.

Europäischer Qualifikationsrahmen

Nach der Definition der Europäischen Kommission (2015) stellt der EQR ein gemeinsames europäisches Referenzsystem dar, welches als Verknüpfungsinstrument für die verschiedenen nationalen Qualifikationssysteme und -rahmen dient (s. Anhang). Dabei besteht der EQR aus den Kategorien „Kenntnisse", „Fertigkeiten" sowie „Kompetenzen" und umfasst die Niveaustufen 1 bis 8 (Europäische Kommission 2015). Durch dieses internationale Fundament gelingt es, den Skill-Grade-Mix auch bei Menschen mit ausländischen Abschlüssen anzuwenden.

Deutscher Qualifikationsrahmen (DQR)

Der DQR ist ein daraus abgeleitetes nationales Referenzsystem und stellt zugleich die Basis der Trennung dieses Skill-Grade-Mix dar. Der Qualifikationsrahmen umfasst dabei acht Niveaustufen und die Niveauindikatoren Fachkompetenz (mit den Bestandteilen Wissen und Fertigkeiten) sowie personale Kompetenzen (mit den Bestandteilen Sozialkompetenz und Selbstständigkeit). Die Niveaustufen sind wie folgt definiert (entnommen aus dem Handbuch zum Deutschen Qualifikationsrahmen: BLK 2013, 17–22):

- **Niveau 1**: beschreibt Kompetenzen, die zur Erfüllung einfacher Anforderungen in einem überschaubar und stabil strukturierten Lern- oder Arbeitsbereich benötigt werden. Die Erfüllung der Aufgaben erfolgt unter Anleitung. Es handelt sich dabei um Menschen, die unter Anleitung lernen oder arbeiten. Das eigene und das Handeln anderer einschätzen und Lernberatung annehmen.
- **Niveau 2**: beschreibt Kompetenzen, die zur fachgerechten Erfüllung grundlegender Anforderungen in einem überschaubar und stabil strukturierten Lern- oder Arbeitsbereich benötigt werden. Die Erfüllung der Aufgaben erfolgt weitgehend unter Anleitung.
- **Niveau 3**: beschreibt Kompetenzen, die zur selbstständigen Erfüllung fachlicher Anforderungen in einem noch überschaubaren und zum Teil offen strukturierten Lernbereich oder beruflichen Tätigkeitsfeld benötigt werden.
- **Niveau 4**: beschreibt Kompetenzen, die zur selbstständige Planung und Bearbeitung fachlicher Aufgabenstellungen in einem umfassenden, sich verändernden Lernbereich oder beruflichen Tätigkeitsfeld benötigt werden.
- **Niveau 5**: beschreibt Kompetenzen, die zur selbstständigen Planung und Bearbeitung umfassender fachlicher Aufgabenstellungen in einem komplexen, spezialisierten, sich verändernden Lernbereich oder beruflichen Tätigkeitsfeld benötigt werden.
- **Niveau 6**: beschreibt Kompetenzen, die zur Planung, Bearbeitung und Auswertung von umfassenden fachlichen Aufgaben- und Problemstellungen sowie zur eigenverantwortlichen Steuerung von Prozessen in Teilbereichen eines wissenschaftlichen Faches oder in einem beruflichen Tätigkeitsfeld benötigt werden. Die Anforderungsstruktur ist durch Komplexität und häufige Veränderungen gekennzeichnet.
- **Niveau 7**: beschreibt Kompetenzen, die zur Bearbeitung von neuen komplexen Aufgaben- und Problemstellungen sowie zur eigenverantwortlichen Steuerung von Prozessen in einem wissenschaftlichen Fach oder in einem strategieorientierten beruflichen Tätigkeitsfeld benötigt werden. Die Anforderungsstruktur ist durch häufige und unvorhersehbare Veränderungen gekennzeichnet.
- **Niveau 8**: beschreibt Kompetenzen, die zur Gewinnung von Forschungserkenntnissen in einem wissenschaftlichen Fach oder zur Entwicklung innovativer Lösungen und Verfahren in einem beruflichen Tätigkeitsfeld benötigt werden. Die Anforderungsstruktur ist durch neuartige und unklare Problemlagen gekennzeichnet.

Konkretisierung der pflegerelevanten DQR Berufsgruppen

Die Verwendung des DQR bietet zwar den Vorteil, dass das Bundesamt für Bildung und Forschung (BMBF) bestehende berufliche und akademische Abschlüssen gemäß dieser Systematik kategorisiert und veröffentlicht (aktuelle Liste einzusehen unter www.dqr.de/media/content/2019_DQR_Liste_der_zugeordneten_Qualifikationen_01082019.pdf). Insbesondere bei der Zuordnung der pflegerischen Abschlüsse zu den einzelnen Niveaustufen zeigt sich indes eine Inkongruenz zwischen der vom BMBF vorgenommenen Kategorisierung und dem Arbeitsalltag der Pflegenden, weshalb wir im Projekt diese Zuordnung differenziert haben (s. Tab. 1).

Dadurch ist folgende Systematik entstanden:

9.2 Methodik der Entwicklung

Tab. 1   DQR-Stufen

DQR Stufe	Titel der Tätigkeit	Abschlüsse
1	Stationshilfe	ungelernte, angelernte Stationshilfen
2	aktuell keine relevanten Tätigkeiten	aktuell keine relevanten Abschlüsse
3	Gesundheits- und Krankenpflegehelfer	1-jährig ausgebildete Gesundheits- und Krankenpflegehelfer
4	Diese Niveaustufe ist insbesondere für die Umsetzung der Vorbehaltstätigkeiten des Pflegeberufegesetzes zu unspezifisch und wurde dementsprechend auf folgende Unterkategorien aufgeteilt	
4a	Stationssekretär	Medizinischer Fachangestellter, Bürokauffrau/-mann
4b	Gesundheits- und Krankenpflegehelfer	2-jährig ausgebildete Gesundheits- und Krankenpflegehelfer
4c	examiniertes Personal	Gesundheits- und Krankenpfleger, Gesundheits- und Kinderkrankenpfleger, Altenpfleger, Pflegefachfrauen/- männer
5	examiniertes Personal mit Sonderqualifikation	Praxisanleiter, Wundmanager, weitergebildete Casemanager, einjährige weitergebildete Gerontofachkraft
6	Wird die tägliche Arbeit der Fachpflegenden auf Station analysiert und in Bezug zum DQR gesetzt, zeigt sich, dass insbesondere die psychiatrische Fachpflege unseres Erachtens nicht realitätskonform eingruppiert ist. In der DQR Stufe 6 ist beschrieben, dass diese Personen „Kenntnisse zur Weiterentwicklung eines [...] beruflichen Tätigkeitsfeldes besitzen. Über einschlägiges Wissen an Schnittstellen zu anderen Bereichen verfügen [...] und über ein sehr breites Spektrum an Methoden zur Bearbeitung komplexer Probleme in [...] einem beruflichen Tätigkeitsfeld verfügen. Neue Lösungen erarbeiten und unter Berücksichtigung unterschiedlicher Maßstäbe beurteilen, auch bei sich häufig ändernden Anforderungen." (s. BMBF 2021). Aufgrund dessen haben wir die Personen mit einem psychiatrischen Fachweiterbildungsabschluss auf die Niveaustufe 6 gehoben und diese aufgrund der unterschiedlichen Tätigkeiten in a und b getrennt.	
6a	psychiatrische Fachpflege	Gesundheits- und Krankenpfleger, Gesundheits- und Kinderkrankenpfleger, Altenpfleger, Pflegefachfrauen/- männer mit Fachpflegeweiterbildung Psychiatrie
6b	Pflegende mit Hochschulabschluss (Bachelor)	Bachelor psychiatrische Pflege, Bachelor Pflege etc.
7	Pflegende mit Hochschulabschluss (Master)	Master ANP, Master Mental Health etc.
8	Pflegende mit Hochschulabschluss (Doktor)	Doktor der Pflegewissenschaft (rer. med.; rer. medic.; rer. cur. etc.)

Ähnliches zeigt sich bei den therapeutischen und medizinischen Abschlüssen. Daneben zeigt sich diese Inkongruenz auch in einzelnen Vorgaben, Richtlinien und Gesetzen. Obwohl z.B. die Kompetenzbeschreibung der Anlage 2 der PflAPrV gemäß der beschriebenen Taxonomien eindeutig an das DQR Niveau 6 angelehnt ist, was Bachelor Niveau entspricht, wird Pflege auch weiterhin durch das BMBF auf Niveau 4 eingruppiert. Noch deutlicher zeigt dies die europäische Vorgabe dieser Kompetenzbeschreibung. So basiert die Anlage 2 der PflAPrV auf der Richtlinie 2013/55/EU, die als Zugangsvoraussetzung zum Pflegeberuf i.d.R. eine 12-jährige allgemeine Schulbildung voraussetzt und Pflege gemäß deren Aufgaben im tertiären Bildungssektor verortet.

9.3 Entwicklung des Skill-Grade-Mix

Co-Creation und das Gruppendelphi als methodischer Rahmen

Nachdem das verwendete Kategoriensystem mit seiner Adaption beschrieben ist, richtet sich der Fokus auf die Methodik der Zuordnung. Der Entwicklungsprozess des bedarfsgerechten Skill-Grade-Mix orientiert sich an den Leitgedanken des Co-Creation Modells, sodass die Entwicklung stets mit und nicht für die Nutzer durchgeführt wird. „Die Kernidee von Co-Creation ist es, durch die Integration von Kunden bzw. Stakeholdern in Lern- und Innovationsprozesse, einzigartige und von Kunden nachgefragte Produkte, Dienstleistungen und Erfahrungen zu generieren" (Vorbach et al. 2018, 299). Um diesen Gedanken stringent verfolgen zu können, erweist sich das Gruppendelphi-Verfahren – eine Modifikation des klassischen Delphi-Verfahrens – als besonders geeignet (Niederberger u. Renn 2018, 27; Häder u. Häder 2000, 13ff.). Das Gruppendelphi behält die iterative grundlegende Struktur und den Aufbau des klassischen Verfahrens, wobei die Befragungssituation von einer anonymen hin zu einer diskursiven Variante verändert wird, bei der die Beteiligten über einen ähnlichen Status verfügen (Niederberger u. Renn 2018, 27f.).

Beschreibung der Teilnehmenden

Die Auswahl der Teilnehmenden folgt einerseits dem Prinzip des *Extrem Case Samplings*, andererseits wurden die folgenden, proklamierten Punkte von Niederberger und Renn (2017, 54) berücksichtigt, um die spätere Verwertbarkeit und Akzeptanz der Ergebnisse zu erhöhen (Polit u. Beck 2012, 306).

Die Experten

- vertreten die gesamte Bandbreite an Perspektiven bzgl. der interessierenden Fragestellung
- verfügen über ein hohes Maß an fachlicher und kommunikativer Kompetenz
- verfügen über einen vergleichbaren Status und Seniorität
- sind männlich und weiblich

Dieses Vorgehen bei der Auswahl der Teilnehmer bietet einerseits den Vorteil, dass Repräsentanten verschiedener Anspruchsgruppen anwesend waren und die Fragestellungen im Rahmen des Projektes offen diskutieren werden konnten. Andererseits folgt die Zusammenstellung der Expertengruppe dadurch auch den Richtlinien für *Focus Groups*, die verwendet werden um Forschungsfragen zielgruppengerecht, pra-

9.3 Entwicklung des Skill-Grade-Mix

xisnah, anschaulich und ressourcenschonend zu bearbeiten (Schulz et al. 2012, 7ff. u. 41). So zeigt sich, dass in unserem Fall der methodische Rahmen des Gruppendelphi in den diskursiven Teilen *Focus Groups* beinhaltet.

Entwicklung der Kompetenz-Matrix am Beispiel der Pflege

> In dem Projekt „Plattform-Modell" wurde es bewusst ermöglicht je Fachbereich einen individuellen Skill-Grade-Mix zu gestalten, um eine genauere Differenzierung zu gewährleisten.

Der Prozess des Gruppendelphi-Verfahrens wurde hier auf die Bedarfslage adaptiert. Während die Pflegewissenschaftler die gängigen Datenbanken (cinahl, scholar, pubmed, livivo etc.) nach bereits bestehenden Skill-Grade-Mix- und Arbeitsorganisationsmodellen durchsuchten, haben die Praktiker den Auftrag bekommen eine deskriptive, chronologische Analyse des pflegerischen Alltags ihrer Stationen anzufertigen. Insbesondere bei der Analyse des Alltags wurde zusätzlich auf das Wissen von weiteren Pflegenden der unterschiedlichen Fachbereiche zurückgegriffen, sodass die Teilnehmer nicht nur ihre eigene Sichtweise vertraten, sondern Repräsentanten ihrer Station bzw. ihres Fachbereiches waren. In regelmäßigen Projektsitzungen wurde die Prozessbeschreibung vorgestellt und kritisch durch das Expertengremium geprüft, mit dem Ziel, eine Perspektivplanung zu erstellen und Tätigkeiten nicht ausschließlich aufgrund ihrer Tradierung zu belassen. Anschließend wurden die Systematisierungen der Pflegenden von dem Pflegewissenschaftler in Bezug auf leitliniengerechte Pflege und Erkenntnisse aus der internationalen Literatur reflektiert, bevor eine Synthese zwischen den empirischen Daten und den Tätigkeiten (s. Tab. 2), die im „Plattform-Modell" hinterlegt sind, vollzogen wurde.

> Hier wird ersichtlich, dass die Kompetenz-Matrix *Pflege*, basierend auf dem Tätigkeitskatalog *Pflege* des Plattformprojekts den Fragebogen bzw. die Diskussionsgrundlage des Expertenworkshops im Sinne der Methode des Gruppendelphie-Verfahrens darstellt.

Dabei wurden die deskriptiven Tätigkeiten den aggregierten Kategorien des Plattform-Modells zugeordnet. Zum einen kann durch dieses sequenzielle Vorgehen eine möglichst valide Zuordnung von individueller Empirie und überindividuellen Tätigkeitskategorien sichergestellt werden. Zum anderen ist das übergeordnete Modell zu einem individualisierten mit eigenen Subkategorien geworden, was zu einer höheren Akzeptanz in der Praxis führt. Diese Synthese bietet zudem den Vorteil, dass die individuell erhobenen Tätigkeiten mit den evidenzbasierten, aufwandspezifischen Minutenwerten des Plattform-Modells in Bezug gebracht werden.

Die Experten hatten im Verlauf des Gruppendelphie-Verfahrens, das sich über mehrere Wochen gestreckt hat, je Workshop-Sitzungen verschiedene Aufgabenstellungen zu bewältigen, die wie folgt strukturiert waren:

9 Bedarfsgerechte Personalbedarfsbemessung mithilfe eines Skill-Grade-Mix am Beispiel der Pflege

Tab. 2   Kompetenz-Tätigkeits-Matrix

Aufgaben	Vorbehalt (J = ja/ N = nein)	regelhafter Bedarf und notwendige Qualifikation nach DQR	erhöhter Bedarf und notwendige Qualifikation nach DQR	Welche Berufsgruppen/Professionals können grundsätzlich die Tätigkeiten ausführen?	multiprofessionelle Gestaltung der Aufgabe (J = ja/N = nein)	Kommentar
Patientenberatung, Psychoedukation	N	4b	7	■ Arzt ■ Psychologe ■ Sozialpädagoge ■ Heilerziehungspfleger (Regelbedarf)	N	neuer Oberbegriff im neuen Katalog: patientenbezogene störungsspezifische Interventionen (leitlinienorientiert, geplant, bezogen auf multiprofessionelle Behandlungsziele)
Durchführung von strukturierten/manualisierten (psycho-therapeutischen Maßnahmen (z.B. Adhärenztherapie, MI, Themengruppen, DBT-Tools etc.) (Einzel/Gruppe)	N	4b	6a	■ Arzt ■ Psychologe ■ Sozialpädagoge ■ Heilerziehungspfleger (Regelbedarf)	N	
Achtsamkeitsübungen, Entspannungs- und ähnliche Verfahren (Einzel/Gruppe)	N	4b	6a	■ Arzt ■ Psychologe ■ Sozialpädagoge ■ Heilerziehungspfleger (Regelbedarf)	N	
Skillstrainings, weitere Trainingsprogramme (z.B. Memorytraining, Medikamententraining, Genusstraining etc.) (Einzel/Gruppe)	N	4b	6a	■ Arzt ■ Psychologe ■ Sozialpädagoge ■ Heilerziehungspfleger (Regelbedarf)	N	
Maßnahmen im Rahmen des Symptom- und Verhaltensmanagements (z.B. Realitätsorientierung, Emotionsregulierung, Verhaltensrückmeldung etc., auch Schmerzmanagement oder Interventionen zur Schlafförderung)	N	4b	6b	■ Arzt ■ Psychologe ■ Sozialpädagoge ■ Heilerziehungspfleger (Regelbedarf)	N	
Umsetzung oder Begleitung von Therapieschritten (z.B. Essbegleitung, begleitete Expositionen, Umsetzung VT-Pläne, Anwendung Verstärkerprogramme)	N	4b	6a	■ Arzt ■ Psychologe ■ Sozialpädagoge ■ Heilerziehungspfleger (Regelbedarf)	N	

- Wie verteilen sich prozentual die Kompetenzstufen nach DQR auf die einzelnen Tätigkeiten des vorgegebenen, berufsgruppenspezifischen Tätigkeitskatalogs des Plattform-Modells?
- Zu welchen Verschiebungen kommt es bei der zeitlichen und kompetenzbezogenen Tätigkeitsbewertung bei differenzierter Betrachtung bzgl. Regel- und erhöhtem Bedarf der Patienten?
- Welche Tätigkeiten können, gem. der DQR-Systematik, auf andere Berufsgruppen verschoben werden? Bei welchen handelt es sich um Vorbehaltstätigkeiten?

Die Ergebnisse dieser Fragestellungen wurden strukturiert aufbereitet und der Systematik des Plattform-Modells zugeordnet, wodurch eine Kompetenz-Matrix entstanden ist, die in Tabelle 2 ausschnittsweise dargestellt wird. Je nach zu beantwortender Fragestellung setzt sich die Kompetenz-Matrix aus verschiedenen Achsen zusammen:

- Stets: Tätigkeiten aus dem berufsgruppenspezifischen Tätigkeitskatalog des Plattform-Modells (i.d.R. in den Zeilen der Matrix)
- Zuordnung auf andere Berufsgruppen verschiebbarer Tätigkeiten vs. Vorbehaltstätigkeiten
- Zuordnung DQR-Kompetenzstufen zu den Tätigkeiten, ggfs. differenziert nach Regel- und erhöhtem Bedarf
- Zuordnung der prozentualen Verteilung der Einzeltätigkeiten bezogen auf das jeweilige Tätigkeits-Cluster, aus dem diese stammen, ggfs. differenziert nach Regel- und erhöhtem Bedarf
- Zuordnung der zeitlichen Verteilung der Einzeltätigkeiten bezogen auf die Gesamtzeit, die dem jeweiligen Tätigkeits-Cluster zugeordnet ist, ggfs. differenziert nach Regel- und erhöhtem Bedarf
- Zuordnung, ob die Tätigkeit nur im multiprofessionellen Team bewältigt werden kann.

9.4 Skill-Grade-Mix als Basis einer Fachkarriereplanung

In dem Projekt haben wir aus den qualifikationsspezifischen Tätigkeitsprofilen ein Personalplanungstool mithilfe einer Excel Matrix entwickelt. In der Matrix sind alle Tätigkeitsprofile mit den dazugehörigen Minutenwerten hinterlegt und nach den DQR Stufen gegliedert, sodass sich für jedes Patienten-Cluster individuelle Minutenwerte, gegliedert nach den DQR Stufen, ergeben. Durch eine logische Verknüpfung der einzelnen Felder verändern sich die Minutenwerte je DQR Stufe automatisch. Zu Beginn der Matrix wird der User nach der typischen Stationsverteilung gefragt und aufgefordert die Anzahl der Patienten je Bedarfs-Cluster einzutragen (s. Tab. 3).

Nachdem sich eine typische Patientenverteilung in den einzelnen Fachbereichen (wie z.B. Allgemeinpsychiatrie, Gerontopsychiatrie, Suchtmedizin, Psychosomatik) vermutlich stark unterscheiden wird, haben wir für die prototypische Berechnung die Segmentierung der PPP-RL übernommen, wenngleich sich hinter den Clustern die gleichen Minutenwerte verbergen.

9 Bedarfsgerechte Personalbedarfsbemessung mithilfe eines Skill-Grade-Mix am Beispiel der Pflege

Tab. 3 Typische Stationsverteilung

Stationsverteilung	Cluster (Anzahl)								Summe der Patienten
	1	2	3	4	5	6	7	8	
typische Stationsverteilung									
allgemeinpsychiatrische Station	5	2	3	3	3	2	1	1	20
Sucht Station	1	1	5	8	2	2	2	1	22
gerontopsychiatrische Station	1	1	1	2	5	3	4	3	20

Die hinterlegten Formeln summieren die Minutenwerte je DQR Stufe und transferieren sie gemäß der tariflich geregelten Arbeitszeit in vollzeitäquivalente (VK) Stellenanteile, die zur Personalplanung benötigt werden (s. Tab. 4). Eine weitere Tabelle ist mit der tariflichen Entgelttabelle verknüpft, sodass die Anwender neben den VK Stellenanteilen auch immer das konkrete Budget sehen, welches benötigt wird, um diesen Skill-Grade-Mix zu finanzieren.

Vorteil dieses Vorgehens ist u.a. auch, dass sich einerseits die VK Anteile gemäß des Patientenklientels verändern und dementsprechend die Basis für eine bedarfsgerechte Personalbemessung liefern. Zur besseren Übersicht ist der Prozess, welcher zur stations- und klientelspezifischen Personalausstattung führt, in Abbildung 1 noch einmal schematisch dargestellt:

Andererseits stellt die eben beschriebene, qualifikationsspezifische Personalplanung auch eine Möglichkeit dar, der Personalflucht, die man insbesondere in den Pflegeberufen seit mehreren Jahren beobachten kann entgegenzuwirken. Es sind u.a. die

Tab. 4 VK-Stellen je Station

Skill-Grade-Mix auf Basis des Plattform-Modells	VK Stellen		
DQR Stufe	A	S	G
DQR1 (ungelernter Helfer)	0,40	0,43	0,55
DQR2	0,00	0,00	0,00
DQR3 (Pflegehelfer 1 Jahr)	3,35	3,06	4,34
DQR4a (MFA; Bürokauffrau/-mann)	1,77	1,19	2,55
DQR4b (Pflegehelfer 2 Jahre)	0,00	0,00	0,00
DQR4c (Gesundheits- und Krankenpflegende; Pflegefachfrau/-mann)	8,49	8,95	11,49
DQR5 (Wundmanager; Praxisanleiter)	0,45	0,43	0,51
DQR6a (Fachpfleger)	1,84	1,78	2,45
DQR6b (MA mit Bachelorabschluss)	2,08	2,18	2,24
DQR7 (MA mit Masterabschluss)	1,01	0,92	1,15
DQR8 (Dr.)	0,00	0,00	0,00
Gesamt	19,39	18,94	25,28

9.4 Skill-Grade-Mix als Basis einer Fachkarriereplanung

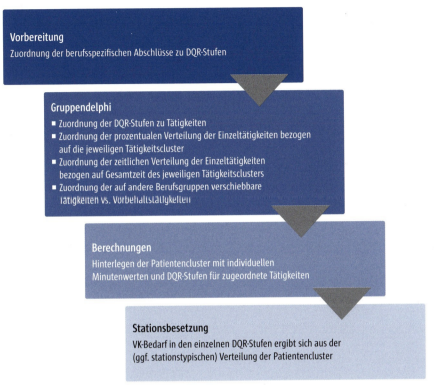

Abb. 1 Erstellen einer kompetenzbasierten und stationsspezifischen Personalausstattung (eigene Darstellung; Ronja Ofner)

Studien zu Magnet-Hospitals (McCaughey et al. 2020) oder auch die RN4Cast Studie (Aiken et al. 2017), die aufzeigen, dass sich Perspektiven positiv auf die Mitarbeiterzufriedenheit auswirken und folglich ein wichtiges Mitarbeiterbindungsinstrument sind. Fehlende Möglichkeiten zur vertikalen, beruflichen Weiterentwicklung stellen demnach einen häufigen Ausstiegsgrund dar. So eröffnet sich in Deutschland i.d.R. nach der beruflichen Ausbildung zwar die Perspektive einer in sich geschlossenen Weiterbildung (z.B. Fachpflege- und/oder Praxisanleiterweiterbildung), wobei darauffolgende Anschlussperspektiven oft fehlen. Sicherlich können weitere Fort- und Weiterbildungen (Aromatherapie etc.) zur horizontalen Weiterentwicklung absolviert werden, ein vertikaler Aufstieg im Sinne einer (Fach-)Karriere, der sich auch finanziell „auszahlt", stellt hingegen eine Seltenheit dar.

> Die Ausnahme bildet hier der Managementkarriereweg, sodass die Stationsleiterweiterbildung rechtlich den Weg zur Pflegedienstleitung und/oder zum Pflegedirektor ermöglicht, wenngleich auch hier die Mitarbeitenden ohne akademischen Abschluss mittlerweile oft an die gläserne Decke stoßen.

9 Bedarfsgerechte Personalbedarfsbemessung mithilfe eines Skill-Grade-Mix am Beispiel der Pflege

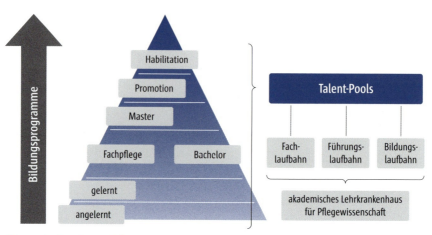

Abb. 2   Fachkarrieremodell

Aus diesem Grund haben wir die hier entwickelte Systematik des Skill-Grade-Mix zugleich in ein Karrieremodell (s. Abb. 2) überführt, das ein vertikales Aufsteigen, auch in der direkten Patientenversorgung ermöglicht (aktuell befindet sich das Karrieremodell noch im Aufbau und in der Konzeptphase).

Durch die Koppelung der Aufgabenverteilung mit individualisierbaren und passgenauen Bildungsangeboten entsteht eine vertikale Durchlässigkeit, welche Perspektiven schafft und Pflegefachkarrieren ermöglicht. Jede Ebene in der o.a. Pyramide entspricht einer Stufe (s. Tab. 4) im Skill-Grade-Mix. In begleitenden Bildungsprogrammen (Fort- und Weiterbildungen, Modulstudien, Studiengängen etc.) werden spezifische Kompetenzen vermittelt, die für einen Stufenaufstieg benötigt werden, sodass die Mitarbeitenden sich gezielt für einen vertikalen Aufstieg von einer ungelernten Kraft bis zum habilitierten Professor oder zur habilitierten Professorin weiterbilden können. Durch dieses Modell können somit Karrierepfade und Weiterentwicklungsperspektiven im Klinikum transparent gemacht werden, was einen Teilbereich des akademischen Lehrkrankenhauses für Pflegewissenschaft darstellt.

Ferner eignet sich das Modell auch um eine qualitative Unternehmensentwicklung und Mitarbeiterbindung zu betreiben. Leistungsträger werden durch Scouts (z.B. Fachliche Leitungen) identifiziert und in einem Talentpool registriert.

> Ein Talent ist eine Person, die Weiterentwicklungspotential in sich trägt, ungeachtet der aktuellen Kompetenzniveaustufe.

In Entwicklungsgesprächen werden den Leistungsträgern die drei Laufbahnen offengelegt. Nachdem sich die Mitarbeitenden selbst entschieden haben, welche Laufbahn sie wählen wollen, wird ein individueller Fort- und Weiterbildungsplan erstellt. Ziel ist diesen Prozess mit einer psychometrischen Kompetenzdiagnostik zu operationalisieren, damit passgenaue Mitarbeiterentwicklung nicht dem Zufall überlassen wird.

9.5 Limitationen und Ausblick

Das hier beschriebene Projekt stellt eine Machbarkeitsstudie dar und erhebt keinen Anspruch auf empirische Repräsentativität. Zudem weist der Prozess dieses Machbarkeitsprojektes folgende Limitationen auf:

- Während der empirischen Konkretisierungsphase des Plattform-Modells wurden die Tätigkeitskataloge präzisiert, sodass die neuen Tätigkeitskataloge mit deren Unterpunkte durch Experten validiert werden sollten.
- Die Teilnehmenden des Expertengremiums stammen zwar aus unterschiedlichen Fachbereichen, jedoch alle samt aus einer Einrichtung. Deren Perspektive unterliegt vermutlich einer betrieblichen Verzerrung. Es wird deshalb empfohlen, beispielsweise ein Gruppendelphi-Verfahren mit Mitgliedern unterschiedlicher Einrichtungen zur Validierung der Ergebnisse durchzuführen.
- Die Minutenwerte des Plattform-Modells beziehen sich ausschließlich auf die gesetzten Überpunkte (Durchführung Pflegeprozess mit dem Patienten), die Aufteilung der Werte auf die Unterpunkte wurde über eine prozentuale Verteilung in der Expertengruppe geschätzt. Diese Schätzung gilt es nun zu validieren und zu konkretisieren.
- Die Tätigkeitsaufwände je DQR Stufe sind ebenso eine Schätzung der Expertengruppe im Sinne von Hypothesen, die es ebenfalls empirisch zu validieren gilt.
- Die entstandene Matrix ist ein Planungsinstrument, das die Basis für ein Steuerungsinstrument darstellt. Dieses gilt es mit den benötigten Managementtools im weiteren Verlauf zu entwickeln. Gerade für den Pflegedienst, der sich seit jeher über Dienstpläne organisiert, würde sich als ein mögliches Managementtool ein algorithmusbasierter Grunddienstplan anbieten. Dieser bietet die Möglichkeit, Arbeitszeitmuster entsprechend unternehmerischer Vorgaben/Überlegungen (z.B. nach Qualifikation oder Kompetenzstufe) systematisch zu planen und umzusetzen.

Am Ende dieses Beitrags gilt es noch hervorzuheben, dass ein Skill-Grade-Mix nicht automatisch zum gewünschten qualitativen Anstieg führt (Stiftungsallianz 2020, 80). Schließlich eignet sich dieses Instrument auch hervorragend, um es für die Erreichung ökonomischer Ziele zu missbrauchen. Werden die Kompetenzniveauzuordnungen zu niedrig im Sinne eines Mindestkompetenzbedarfs (satt und sauber) getroffen, ergibt sich eine Scheinlegitimation, sehr gut ausgebildete Fachkräfte durch weniger gut ausgebildetes Personal zu ersetzen. Dies ist sehr gefährlich, da die Attraktivität eines Mangelberufs – hier exemplarisch skizziert an der Pflege – nicht steigt, wenn man die Verantwortung i.S. des Primary Nursing zwar erhöht, aber zugleich die nötigen Rahmenbedingungen für solche Konzepte nicht schafft. Ferner zeigt sich aber auch, dass gut gemeint nicht zugleich gut gemacht ist. Die Entwicklung und Umsetzung eines Skill-Grade-Mix muss stets bereits während des Prozesses evaluiert werden, um zu verhindern, dass gut ausgebildete Pflegekräfte zu bloßen Organisatoren werden und dennoch die Verantwortung für den Pflegeprozess übernehmen müssen.

9 Bedarfsgerechte Personalbedarfsbemessung mithilfe eines Skill-Grade-Mix am Beispiel der Pflege

> *„Sie sollen den Pflegebedarf einschätzen, Pflegemassnahmen [sic!] planen und die Pflege evaluieren. Dafür sind sie zwar gut ausgebildet, können dies aber häufig nicht wahrnehmen, weil die Pflege von weniger qualifiziertem Personal durchgeführt wird"* (Müller-Staub u. Leoni-Scheiber 2019, 20)

Die Einführung eines Skill-Grade-Mix gleicht einem Kulturwandel der sehr sensibel, individualisiert und partizipativ eingeführt werden muss, um die Rahmenbedingungen für alle Berufsgruppen zu verbessern.

In der hier beschriebenen Machbarkeitsstudie ist eine exemplarische Kompetenz-Matrix mit der anschließenden Verwertbarkeit für die Fachaufgaben der Pflege entstanden, die jedoch, wie eingangs angemerkt, ebenso auf alle anderen Berufsgruppen übertragen werden kann. Eine zusätzliche Herausforderung, die beispielsweise im ärztlichen Bereich entsteht, ergibt sich daraus, dass der überwiegende Teil der Ärzte auf dem DQR 8 Niveau (Doktor) akademisiert ist, sodass die Trennung ausschließlich über das DQR Niveau nicht zielführend ist. Eine individuelle, möglichst trennscharfe Differenzierung, wie es im Kapitel 9.2 beschrieben wird, ist unerlässlich.

Ferner kann hier sicherlich auch kritisch angemerkt werden, dass man durch die Fokussierung auf eine Berufsgruppe die Chance verwirkt hat, einen multiprofessionellen Skill-Grade-Mix mit der strukturierteren Übertragung von Tätigkeiten zu entwickeln. Aber auch dies wirft die Frage auf, wie Multiprofessionalität hier verstanden wird bzw. werden soll. Seit einigen Jahren wird diese Frage sehr kontrovers diskutiert. Die diametralen Pole der Diskussion können u.a. anhand zwei aktueller Artikel bzw. Kommentierungen exemplarisch dargestellt werden. Während Scheydt, Holzke und Sauter (2019) auch die eigenständige Übernahme von ärztlichen Tätigkeiten durch die Pflege als Steigerung der Professionalität und Multiprofessionalität sehen, argumentieren Brieger und Menzel (2019) dagegen. Sie sehen in einer verbesserten Kommunikationsstruktur und -kultur, was durch einen Skill-Grade-Mix gefördert werden kann, den Mehrwert für die Multiprofessionalität. Eine sehr weit gefasste Übernahme der Tätigkeiten lehnen sie ab. Auch auf Bundesebene wird um dieses Thema gerungen. So wurde beispielsweise eine Fachkommission nach § 53 PflBG gegründet, die unter anderem einen Rahmenplan zur Übertragung heilkundlicher Tätigkeiten für § 14 PflBG nach § 63 Abs. 3c, SGB V entwickeln soll.

> *„Pflegeberufe sind Heilberufe gem. Art. 74 Nr. 19 des Grundgesetzes [Dies stellt auch die Grundlage für die Übertragung heilkundlicher Tätigkeiten dar; Autoren]. Dass sie bislang ärztlich vorbehaltene Heilkunde auch selbständig ausüben können, ist seit 2012 gesetzlich geregelt, so im § 63 Abs. 3c SGB V, der sogenannten Richtlinie zur Heilkundeübertragung im Rahmen von Modellvorhaben. Diese Möglichkeiten sind aber bislang kaum genutzt worden, weil die bürokratischen Hürden des Verfahrens sehr hochgesteckt waren".* (Stiftungsallianz 2020, 81)

Eine Übernahme, nicht im Sinne einer Delegation, sondern einer Übertragung soll hier exemplarisch sondiert werden, wenngleich u.a. der Pflegebevollmächtigte der Bundesregierung immer betont, dass Pflegekräfte auch Pflegekräfte bleiben und nicht zu „kleinen" Ärzten mutieren sollen.

9.5 Limitationen und Ausblick

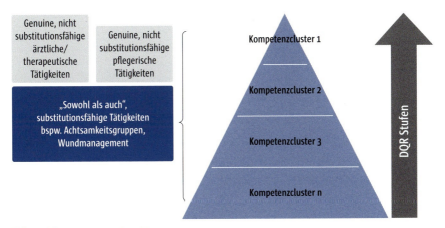

Abb. 3   Versorgungssystematik

Der Devise „Big Nurses statt little Doctors" und der Theorie des professionellen Handelns von Ulrich Oevermann (1996) folgend, haben wir, die Autoren, uns vorerst für eine singuläre Betrachtung entschieden. Auch der US-amerikanische Medizinsoziologe Eliot Freidson (1984) weist darauf hin, dass zuerst der eigene Fachbereich differenziert beleuchtet und das professionsspezifische Kernelement der Versorgung herausgearbeitet werden muss, bevor nachhaltige, professionsübergreifende Lösungen entwickelt werden können. So lehnen wir eine Übertragung und professionsübergreifende Vermengung der Tätigkeiten nicht kategorisch ab, wie es u.a. auch aus Tabelle 2 ersichtlich wird. Die hier beschriebene Vorgehensweise bietet somit auch die Möglichkeit, zuerst eine Ausdifferenzierung in den einzelnen Fachdisziplinen vorzunehmen, diese in DQR Stufen zu kategorisieren und anschließend unter Umständen zu öffnen. Auch die Trennung in substitutionsfähige und nichtsubstitutionsfähige Aufgaben ist unerlässlich. Diese Trennung soll dabei nicht nur die gesetzlichen Regelungen beispielsweise Vorbehaltstätigkeiten in der Pflege oder nichtdelegationsfähige Aufgaben in der Medizin, sondern auch fach- und professionsspezifische Kategorisierungen, sowie die Bedarfsorientierung der Patienten berücksichtigen. Eine Übertragung fände somit nur in substitutionsfähigen Bereichen auf Basis einer validierten Kompetenzstruktur (DQR) statt, sodass die Tätigkeit und die benötigte Kompetenz zur Voraussetzung einer Übertragung heranwachsen würden (s. Abb. 3).

Folgt man dieser Vision weiter, würde dies – mit Ausnahmen der genuinen nichtsubstitutionsfähigen Tätigkeiten – zu einem Verschwimmen der Professionsgrenzen führen. Die Multiprofessionalität nähert sich der Transdisziplinarität, bei der im Team die Tätigkeiten gemäß dem Motto: wer es kann, soll/darf es, kompetenzorientiert verteilt wären. In dieser Vision wäre fortan ausschließlich das Kompetenzniveau, ermittelt durch formale, nonformale und informelle Kompetenzen, ungeachtet der beruflichen Herkunft, für die Übernahme von Tätigkeiten im Versorgungsprozess.

Literatur

Aiken LH, Sloane D, Griffiths P et al. (2017) Nursing skill mix in European hospitals: cross-sectional study of the association with mortality, patient ratings, and quality of care. In BMJ Journals 26 (7): 559–568. URL: https://qualitysafety.bmj.com/content/26/7/559.full (abgerufen am 19.05.2021)

BLK, Bund-Länder-Koordinierungsstelle für den Deutschen Qualifikationsrahmen für lebenslanges Lernen (2013) Handbuch zum Deutschen Qualifikationsrahmen Struktur – Zuordnungen – Verfahren – Zuständigkeiten. https://www.kmk.org/fileadmin/pdf/PresseUndAktuelles/2013/131202_DQR-Handbuch__M3_.pdf (abgerufen am 10.09.2021)

BMBF (2021) DQR: Niveau 6. URL: https://www.dqr.de/content/2336.php (abgerufen am 13.09.2021)

Brieger P, Menzel S (2019) Multiprofessionelle Kooperation und Begegnung im Trialog erweitern die Kompetenz aller in der Psychiatrie Tätigen. Kommentar zum Artikel von Scheydt S, Holzke M, Sauter D. Aufgaben und Tätigkeiten der Pflege in der stationären Allgemeinpsychiatrie – Ergebnisse einer Delphi-Studie. In: Psychiatr Prax 2019; 46(08): 476–477

Europäische Kommission (2015) Der Europäische Qualifikationsrahmen für lebenslanges Lernen. URL: https://ec.europa.eu/assets/eac/education/ects/users-guide/glossary_de.htm (abgerufen am 01.09.2021)

Fraunhofer A, Lewin D (2016) Erfolgreich studieren. Ein Szenario aus Bayern. In: Pflegewissenschaften. (18). S. 491–502

Freidson E (1984) The Changing Nature of Professional Control. In: Annual Review of Sociology 10, 1–20

Grieser M (2016) Analyse von Aufgaben und Abläufen in der Pflege. In: Psychiatrische Pflege 2016: 1(05): 33–37

Häder M, Häder S (2000) Die Delphi-Technik in den Sozialwissenschaften. Methodische Forschungen und innovative Anwendungen. Springer, Wiesbaden

Keinath E (2019) Qualifikationsmix in der Praxis. In: HEILBERUFE 1.2019. Heft 71. S. 50–51

Loroff C, Stamm-Riemer I, Hartmann E (2011) Anrechnung: Modellentwicklung, Generalisierung und Kontextbedingungen. In: Buhr R (Hrsg.) Gestaltungsfeld Anrechnung – Hochschulische und berufliche Bildung im Wandel. Waxmann, 2011. S. 77–117, Münster

Matzke U (2018) Personalgewinnung und -bindung im Wandel. In: Simon A (Hrsg.) Akademisch ausgebildetes Pflegefachpersonal. Entwicklung und Chancen, S. 116–133. Springer, Berlin

McCaughey D, McGhan GE, Rathert CW et al. (2020) Magnetic work environments: Patient experience outcomes in Magnet versus non-Magnet hospitals. In: Health Care Management Review 45 (1): 21–31

Müller-Staub M, Leoni-Scheiber C (2019) Genügend Pflegefachpersonen retten Leben und sparen Millionen. In: Krankenpflege | Soins infirmiers | Cure infermieristiche 03/2019. S. 20–23

Niederberger M, Renn O (2018) Das Gruppendelphi-Verfahren. Vom Konzept bis zur Anwendung. Springer, Wiesbaden

Oevermann U (1996) Theoretische Skizze einer revidierten Theorie professionellen Handelns. In: Pädagogische Professionalität. Combe A, Helsper W (Hrg.) 70–182. Suhrkamp Verlag, Frankfurt am Main

Polit DF, Beck CT (2012) Nursing research. Generating and assessing evidence for nursing practice. Ninth Edition. Wolters Kluwer Health/Lippincott Williams & Wilkins, Philadelphia

Robert Bosch Stiftung (1992) Pflege braucht Eliten. Denkschrift zur Hochschulbildung für Lehr- und Leitungskräfte in der Pflege. Bleicher, Gerlingen

Robert Bosch Stiftung (2000) Pflege neu denken. Zur Zukunft der Pflegeausbildung. Schattauer, Stuttgart/New York

Robert Bosch Stiftung (2018) 360° Pflege – Qualifikationsmix für den Patienten. URL: https://www.bosch-stiftung.de/sites/default/files/documents/2018-02/485_17-2018-02-07_RBS_Broschuere_360%C2%B0_Pflege_A4_WEB_ES.pdf (abgerufen am 19.05.2021)

Scheydt S, Holzke M, Sauter D (2019) Aufgaben und Tätigkeiten der Pflege in der stationären Allgemeinpsychiatrie – Ergebnisse einer Delphi-Studie. In: Psychiatr Prax 2019; 46(06): 324–329

Schubert M, Herrmann L, Spichiger E (2018) Akademisierung der Pflege – Evidenz und Wirksamkeitsforschung. In: Simon A (Hrsg.) Akademisch ausgebildetes Pflegefachpersonal. Entwicklung und Chancen, S. 85–100. Springer, Berlin

Schulz M, Mack B, Renn O (2012) Fokusgruppen in der empirischen Sozialwissenschaft. Von der Konzeption bis zur Auswertung. Springer, Wiesbaden

Schulz M, Renn O (2009) Das Gruppendelphi. Konzept und Fragebogenkonstruktion. Springer, Wiesbaden

Stiftungsallianz (2020) Pflege kann mehr! Positionspapier der Stiftungsallianz für eine neue Rolle der professionellen Pflege im Gesundheitswesen. In: Pflege & Gesellschaft 25. Jg. 2020 H.1 S. 78–85

Vorbach S, Müller C, Nadvornik L (2018) Der „Co-Creation Square" – Ein konzeptioneller Rahmen zur Umsetzung von Co-Creation in der Praxis. In: Redlich T, Moritz M, Wulfsberg JP (Hrsg.) Interdisziplinäre Perspektiven zur Zukunft der Wertschöpfung, S. 299–314. Springer, Wiesbaden

Westerfellhaus A (2020) Positionspapier „Mehr PflegeKRAFT 2.0" – Pflege ist mehr als systemrelevant. URL: https://www.pflegebevollmaechtigter.de/details/mehr-pflegekraft-2-0.html?file=files/upload/pdfs_allgemein/Positionspapier%20Mehr%20PflegeKRAFT2.0.pdf (abgerufen am 19.05.2021)

Wissenschaftsrat (2012) Empfehlungen zu hochschulischen Qualifikationen für das Gesundheitswesen. URL: https://www.wissenschaftsrat.de/download/archiv/2411-12.html (abgerufen am 19.05.2021)

10 Personalbemessung in PPP-RL und Plattform-Modell: Kritische Folgenabschätzung und Empfehlungen zur Weiterentwicklung und Konsensfindung

Meinolf Noeker

10.1 Personalbemessung: Übergreifende Aspekte von PPP-RL und Plattform-Modell

PPP-RL und Plattform-Modell als unverbundene Parallelprozesse

Die aktuelle Diskussion um eine Neubestimmung der zukünftigen Personalbemessung für die psychiatrischen und psychosomatischen Kliniken wird von den Ansätzen der PPP-RL und des Plattform-Modells geprägt. Die fachlichen und methodischen Ausarbeitungen und politischen Diskurse zu beiden Ansätzen verlaufen weitgehend entkoppelt voneinander in unterschiedlichen Gremien. Dies kann sich langfristig bei der Implementierung in die Versorgungsrealität als Versäumnis herausstellen, wenn diese nämlich auf der Endstrecke der Verabschiedung miteinander in Beziehung gesetzt und harmonisiert werden müssen. Ein Ziel des vorliegenden Beitrags ist daher die bislang nicht hinreichend geklärten Wechselwirkungen zwischen beiden Bemessungssystemen in den Fokus zu rücken.

Die Begrifflichkeiten verwischen mitunter: Personaluntergrenzen, Mindestvorgaben, Personalstandards, Personalbemessung. Es gilt sie klar auseinanderzuhalten, da die beiden Systeme mit ihren Begrifflichkeiten im Kontext unterschiedlicher gesetzlicher Auftragslagen stehen.

Die PPP-RL (Richtlinie über die Ausstattung der stationären Einrichtungen der Psychiatrie und Psychosomatik mit dem für die Behandlung erforderlichen therapeutischen Personal gemäß § 136a Absatz 2 Satz 1 SGB V) steht im Kontext der Qualitätssicherung psychiatrischer und psychosomatischer Krankenhausbehandlung durch den Gemeinsamen Bundesausschuss (G-BA). Im Kern geht es um die Frage: Wie wird eine kritische Untergrenze bestimmt, unterhalb derer eine bestimmte Personalausstattung als fachlich und ethisch nicht mehr vertretbar gelten kann und muss, bei der also begründet befürchtet wird, dass bestenfalls noch verwahrt, aber nicht mehr fachgerecht behandelt wird. Daran knüpft sich auch die politisch strittige Frage, ob und wenn ja welche Sanktionsmaßnahmen legitim und geeignet sind, um Krankenhäuser zu motivieren, das geforderte Personal auch nachweislich einzustellen. Damit ist wiederum die Anschlussfrage verknüpft, wie entgeltrechtlich – und damit in einem anderen Rechtskreis – sichergestellt wird, dass die Krankenhäuser die dafür notwendigen Budgetmittel zur Verfügung gestellt bekommen, damit sie ohne Gefährdung ihrer wirtschaftlichen Stabilität in der Lage sind, diese Qualitätssicherung umzusetzen.

Das Plattform-Modell folgt im Unterschied zur PPP-RL der Notwendigkeit, ein Nachfolgeinstrument für die im Jahr 2020 ausgelaufene Psychiatrie-Personalverordnung (PsychPV) zu entwerfen. Auftrag und Anspruch sind hier, eine Bemessungsmethodik für solche Personalstandards zu konstruieren, die der Forderung des nach Erfüllung von Evidenzbasierung und Leitliniengerechtigkeit folgt. Letztlich gestaltet das Plattform-Modell den in der Gesetzgebung sehr grundlegenden und in der Gesundheitspolitik breit konsentierten § 2 Absatz 1 im SGB V aus:

> „Qualität und Wirksamkeit der Leistungen haben dem allgemein anerkannten Stand der medizinischen Erkenntnisse zu entsprechen und den medizinischen Fortschritt zu berücksichtigen."

Das Plattform-Modell strebt ganz im Sinne dieser fundamentalen Normierung an, diesen gesetzlichen Auftrag für die Psychiatrie und Psychosomatik an den aktuellen Status medizinischer Erkenntnisse und wissenschaftlich erreichter Fortschritte anzupassen und einzulösen. Bei aller Würdigung der historisch verdienstvollen PsychPV löst diese diesen Anspruch nicht mehr ein. Konkret gilt es also, die sich seit Einführung der PsychPV stetig weiter öffnende Schere zwischen den wissenschaftlich verfügbaren, sich kontinuierlich ausdifferenzierenden, effektiven Behandlungsmethoden einerseits und einem für dessen Anwendung in der Realität objektiv nicht ausreichenden therapeutischen Personalkörper andererseits zu schließen.

Erkenntnis und Interesse, Sach- und Wertaussagen

Die „Messlatte" für die Bestimmung eines „angemessenen" Personalkörpers liegt infolge der unterschiedlichen gesetzlichen Aufträge bei PPP-RL und Plattform-Modell damit unterschiedlich hoch. Die PPP-RL soll zur Absicherung einer Basisqualität „Verwahrpsychiatrie" abwenden; das Plattform-Modell soll die personalwirtschaftliche Struktur- und Prozessqualität für die Hebung der Potentiale einer „State-of-the-Art Psychiatrie und Psychosomatik" bemessen und etablieren. In beiden Fällen sind die Möglichkeiten sehr begrenzt, um empirisch herzuleiten, wie hoch oder niedrig die Messlatte jeweils aufzuhängen ist. Studien zum Zusammenhang zwischen quantitativer und qualitativer Personalausstattung einerseits und klinischem Patientenoutcome andererseits sind rar gesät. Hilfsweise ersetzen normative Setzungen empirische Daten. Normative Setzungen ergeben sich auf Basis der Urteile von Experten,

10.1 Personalbemessung: Übergreifende Aspekte von PPP-RL und Plattform-Modell

die Erfahrungswerte berichten können, welcher Personalumfang über die einzelnen Berufsgruppen vorzuhalten sei, um „Verwahrpsychiatrie" hinreichend abzuwenden bzw. „State-of-the Art-Psychiatrie und Psychosomatik" klinisch erfolgreich etablieren zu können.

Wissenschaftstheoretisch betrachtet bewegen sich solche Urteile zur „angemessenen Personalausstattung" im fließenden Übergang von Sachaussagen und Wertaussagen. Das Plattform-Modell versucht diesem Dilemma zu begegnen, indem es die normativen Aussagen von Experten wiederum zum Gegenstand empirischer Analyse macht. Wertaussagen entstehen natürlich nicht im politisch luftleeren Raum. Jürgen Habermas hat in seinem Grundlagenwerk *Erkenntnis und Interesse* dargelegt, dass empirische Erkenntnisse und noch stärker normative Wertaussagen in den Sozialwissenschaften immer auch von gesellschaftlichen und politischen Interessenslagen durchdrungen sind (Habermas 1968). Personalbemessungsinstrumente sind dafür ein exzellentes Beispiel. Kostenträger streben ein Personalbemessungssystem an, das einerseits ihre Kontrollanstrengungen technisch unterstützt sowie andererseits eine Minimierung des Kostenaufwandes auf Patientenebene und ebenso eine Minimierung der Zahl der Leistungsanbieter sowie der Zahl an Berechnungstagen und damit insgesamt eine Minimierung des Gesamtaufwands auf Populationsebene nach sich zieht. Krankenhäuser und ihre Träger streben Planungs- und Rechtssicherheit einer auskömmlichen Refinanzierung ihres monetären Aufwands für Personal, Sachkosten und Investitionen, eine unbürokratische Ausgestaltung von Vorgaben sowie eine Patientenversorgung auf einem qualitativ guten Niveau an. Kostenträger wie Krankenhäuser müssen erklären können, wie ihre partikularen Interessen mit den übergeordneten Gesundheitsinteressen der Bevölkerung und den volkswirtschaftlichen Finanzressourcen in Einklang stehen. Wissenschaftliche Empirie, normative Expertenurteile sowie wirtschaftliche und politische Partikularinteressen bilden damit die Melange, innerhalb derer sich die technische und empirische Entwicklung der beiden Personalbemessungsmodelle bewegen. Diesen Kontext gilt es zu reflektieren und in die Weiterentwicklung einzuarbeiten. Personalbemessungsinstrumente wie das Plattform-Modell bzw. die PPP-RL müssen demnach nicht nur statistisch-methodisch in sich schlüssig sein, sondern die partikularen Interessen geschickt aufnehmen, um Konsensbildung zu befördern. Solche Konsensprozesse sind wiederum Voraussetzung für eine Implementierung in die reale Versorgungsplanung. Bis jetzt muss man resümieren, dass diese Konsentierungsprozesse noch nicht gelingen und kein Austauschforum etabliert ist, das Durchbruch und Erfolg verspricht.

Prüfkriterien für zieldienliche Personalbemessungsinstrumente

Welche Kriterien machen ein Bemessungsinstrument „gut"? Die Tabelle 1 führt relevante Prüfkriterien auf, anhand derer die Qualität von Personalbemessungsinstrumenten bewertet werden können. Diese Prüfkriterien können gleichermaßen auf die PPP-RL wie auf das Plattform-Modell wie auf ein mögliches drittes Instrument angewendet werden. Das Spektrum dieser Prüfkriterien umfasst gleichermaßen wissenschaftlich-immanente wie versorgungsbezogene Prüfsteine.

10 Personalbemessung in PPP-RL und Plattform-Modell: Kritische Folgenabschätzung und Empfehlungen zur Weiterentwicklung und Konsensfindung

Tab. 1 Übergeordnete Prüfkriterien für Personalbemessungsinstrumente in der Psychiatrie und Psychosomatik

Methodische Gütekriterien: Praktikabilität und einfache Nachvollziehbarkeit, Validität, Durchführungsobjektivität, hohe Vorhersagegenauigkeit

Ein qualitativ hochwertiges Instrument …
- gewährleistet Einfachheit und rasche Nachvollziehbarkeit
- führt auch bei verschiedenen Anwendern zu annähernd gleichen Ergebnissen bei der Bestimmung eines umschriebenen Personalbedarfs (Durchführungsobjektivität)
- ist eindeutig und gewährleistet damit Streitresistenz zwischen unterschiedlichen Interessensvertretern, also u.a. Kostenträgern und Krankenhäusern (z.B. im Rahmen von MDK-Prüfungen oder Budgetverhandlungen)
- führt bei objektiv hohem/niedrigem Behandlungsaufwand in der Klinik zu einer proportional hohen/niedrigen Personalausstattung (Konstruktvalidität und Vorhersagegenauigkeit)

Funktionale Anreize für die Weiterentwicklung einer patientenorientierten Versorgungsstruktur

Ein qualitativ hochwertiges Instrument …
- setzt im Rahmen der Patientenaufnahme und -selektion angemessene Anreize zur Aufnahme und Versorgung auch komplexer und personell aufwändiger Fälle. Dies kann zum Beispiel erreicht werden durch eine hinreichende Differenz zwischen Regelaufwand und erhöhtem Aufwand
- stärkt eine fachlich korrekte differentielle Indikation und Zuweisung zum adäquaten Behandlungssetting innerhalb des Krankenhauses (stationäre, teilstationäre, PIA-Behandlung, StäB) bzw. außerhalb des Krankenhauses (niedergelassene Versorgung, Gemeindepsychiatrischer Verbund etc.)
- wirkt einer Rationierung indizierter Therapie entgegen
- stärkt die reale Anwendung evidenz- und leitlinienbasierter Therapie in klinischer Routine
- stärkt die Schaffung angemessener Stationsgrößen im Tagdienst und im Nachtdienst

Eindämmung von Bürokratie und Misstrauensaufwand

Ein qualitativ hochwertiges Instrument …
- stärkt den Anteil von patientennahen gegenüber patientenfernen Tätigkeiten, indem es den Dokumentationsaufwand minimiert, der für die behandlungsbezogene Kommunikation zwischen unterschiedlichen Leistungserbringern nicht zwingend erforderlich ist
- beschränkt sich auf wenige, aber repräsentative Stichtage zur Ermittlung des Personalaufwands (vgl. aufwandsarme Quartalserhebung PsychPV)
- wird ausschließlich für transparent kommunizierte Zwecke genutzt, hier also für die Ermittlung des Personalbedarfs. Unausgesprochene Instrumentalisierung für andere Zwecke und Interessen wird ausgeschlossen.
- ist damit klar getrennt von Prüftätigkeiten des MDK auf Einzelfallebene wie auf Strukturebene

Betriebswirtschaftliche Auskömmlichkeit und Fairness

Ein qualitativ hochwertiges Instrument …
- sichert eine vollständige Refinanzierung des ermittelten therapeutischen Personals plus eines angemessenen Puffers für Schwankungsbreiten
- enthält keine Sanktionen für personalwirtschaftliche Unterbesetzungen, die außerhalb der Steuerbarkeit des Krankenhauses liegen (u.a. Verfügbarkeit von Fachpersonal)
- beachtet die Rückwirkungen auf die Auskömmlichkeit des Gesamtbudgets (Finanzierung der Basiskosten sowie Investitionen und Anlagegüter)

10.2 Weiterentwicklung des Plattform-Modells: Ein Vorschlag auf dem Weg zur Konsensfindung

Notwendigkeit einer Entzerrung von Methodendiskussion und Standarddiskussion

Den Entwicklern und Befürwortern des Plattform-Modells werden vielfach zwei Anliegen zugeschrieben: Erstens eine Präferenz und ein Plädoyer für genau dieses methodische Konzept zur Personalbemessung und zweitens das Interesse an einer aus der Anwendung dieses Ansatzes ableitbaren Anhebung der Personalstandards in den Kliniken um einen bedeutsamen Steigerungsfaktor. Bei einzelnen Vertretern auf Seiten der Krankenkassen, des G-BA und der Politik mag die Sorge aufkommen, dass mit einer Zustimmung zur Methodik des Plattform-Modells implizit immer auch schon Konzessionen gegenüber der Forderung nach „massivem" Personalzuwachs signalisiert und auf den Weg gebracht werden. Mindestens wird aber mit einer Zustimmung zum Plattform-Modell eine Schwächung der eigenen Verhandlungsposition bei der Festlegung von Personalvorgaben befürchtet. Um dies im Keim zu ersticken, wird „vorsorglich" schon einmal die Methodologie des Plattform-Modells argwöhnisch gewertet. Die Auseinandersetzung um divergierende Interessen einer hohen versus niedrigen Personalausstattung wird verdeckt und verlagert in eine Diskussion um die Methodik der Bemessung. Die Verständigung zwischen den Selbstverwaltungspartnern über ein valides Personalbemessungssystem wird so blockiert. Eine Verständigung wäre allerdings möglich, wenn man die vorgelagerte Frage einer validen Bemessungsmethodik von der sich erst danach anschließenden Frage der finalen Höhe einer angemessenen Personalausstattung im Verfahren entkoppeln würde.

Dazu wäre es hilfreich, den Kostenträgern ihre inhärente Sorge zu nehmen, mit einer Zustimmung zur Methodik des Plattform-Modells implizit schon Zugeständnisse bei der Höhe der Personalstandards zu machen. Konkret gilt es sich zu verständigen, dass man sich in einer ersten gemeinsamen Phase nur mit methodischen Fragen der Optimierung des Bemessungsmodells beispielsweise unter Anwendung von in der Tabelle 1 aufgeführten Kriterien befasst. Der gemeinsame Fokus wird in gemeinsamen Interessen auf die Entwicklung der nächsten Generation einer reliablen, durchführungsobjektiven, validen, trennscharfen, vorhersagegenauen und nachhaltig belastbaren Methodik gelegt, die geeignet ist, die PsychPV qualifiziert abzulösen. Erst in einer zweiten Phase widmet man sich der mutmaßlich kontroversen Frage der Höhe von Personalstandards, also der normativen Wertfrage, wie viel „der Gesellschaft" eine evidenz- und leitlinienbasierte Psychiatrie, Psychosomatik und Psychotherapie wert ist und wie viele (Personal-)Ressourcen dafür aus der gesellschaftlichen Wertschöpfung und hier konkret aus den Finanzmitteln der GKV zur Verfügung gestellt werden sollen. Noch einmal frei nach Habermas: Die „Erkenntnis" zur richtigen Methode wird in diesem Zwei-Stufen-Konzept verfahrenstechnisch abgekoppelt von der Aushandlung der partikularen „Interessen" nach einer ambitionierten vs. restriktiven Personalausstattung. Diese Entkoppelung kann Blockaden in Folge der Durchmischung von Bemessungsmethodik und Bemessungshöhe auflösen und Lösungsentwicklung innerhalb der Selbstverwaltungspartnerschaft befördern. Erste Schritte dazu sollen im Folgenden skizziert werden.

Entwicklung von Standardwerten zur Personalrelation zwischen den Berufsgruppen über alle Patienten-Cluster

Die folgende beispielhafte Skizzierung zeigt einen exemplarischen Weg auf, mit dem das Plattform-Modell methodisch weiter ausdifferenziert werden kann, ohne dabei schon irgendwelche Vorfestlegungen bei der Höhe der Personalstandards vorzunehmen. Es wird also in diesem Entwicklungsstadium bewusst und vollständig auf die Angabe von Minutenwerten oder Vollkraftstellen für einzelne Berufsgruppen in den einzelnen Bedarfs-Clustern verzichtet. Vielmehr geht es auf Basis eines fix gewählten Standardwertes einer beliebig gewählten Berufsgruppe (hier Pflege) in einem ebenso beliebig gewählten Bedarfs-Cluster (hier Cluster 1) um die Bestimmung der darauf bezogenen und kalkulierten Relativgewichte über alle Berufsgruppen und über alle Bedarfs-Cluster. Der als 1 definierte Standwert dient für alle Folgeberechnungen als Referenzwert. Es ergibt sich damit eine Matrix zu sinnvoll quantifizierten Relationen zwischen allen Berufsgruppen und allen Patientengruppen.

> **Beispielhafte Skizzierung einer rein methodenbezogenen Weiterentwicklung des Plattform-Modells auf alleiniger Basis von Standardwerten und unter Verzicht auf konkrete Angaben zu Minutenwerten und Vollkraftstellen**
> - **Schritt 1:** Der Zeitwert der (größten) Berufsgruppe der Pflege im (häufigsten) Cluster 1 wird prototypisch als Standardwert = 1,0 gesetzt und definiert. Dieser bildet für die Bestimmung aller weiteren Relativgewichte den Referenzstandardwert.
> - **Schritt 2:** Die Zeitwerte der übrigen Berufsgruppen in Cluster 1 werden im nächsten Schritt als Relativgewichte, also Multiplikatoren zu diesem Referenzstandardwert = 1,0 gesetzt.
> - **Schritt 3:** Auch die Zeitbedarfe der Pflege in den übrigen Clustern werden als Relativgewichte zu diesem Referenzwert ermittelt.
> - **Schritt 4:** Auch die Zeitbedarfe der übrigen Berufsgruppen werden in allen übrigen Clustern ebenfalls als Relativgewicht zum Standardwert der Pflege in Cluster 1 kalkuliert.

Die über die hier dargestellte Schrittabfolge entwickelte Matrix von Relativgewichten ist geeignet gleichermaßen für Kostenträger wie für Krankenhäuser eine interessensneutrale Verhandlungsbasis bereit zu stellen, die

- eine bedarfsgerechte Quantifizierung des Anteils der einzelnen Berufsgruppen innerhalb eines gesamten multiprofessionellen Teams für ein spezielles Patienten-Cluster sowie
- eine optimierte Allokation des Personaleinsatzes zwischen verschiedenen Patienten-Clustern mit ihren unterschiedlichen Schweregraden und jeweils psychiatrisch-psychotherapeutisch, somatisch bzw. psychosozial unterschiedlich gewichteten Bedarfsprofilen erlaubt.

Es ist erwartbar, dass zwischen allen Beteiligten in Stufe 1 recht leicht ein Einverständnis zur Methodik erzielt werden kann, solange dies noch nicht mit bestimmten

Implikationen zur Höhe der Personalausstattung, konkret also Minutenwerten bzw. Vollkraftstellen (VKS) befrachtet ist. Mit den identifizierten Relativgewichten kann prinzipiell eine sehr restriktive wie auch eine sehr ambitionierte Personalausstattung konzipiert werden. Über alle Niveaus hinweg bleibt stets eine ausgewogene Balance zwischen Berufsgruppen und den Clustern erhalten.

Verhandlung über absolute Höhe der Personalstandards

Die Ableitung einer solchen Matrix eröffnet eine vorstrukturierende, neutrale, ergebnisoffene Ausgangsbasis für die sich nun anschließenden Verhandlungen über die Höhe des Personalstandards. Ausgehend von diesem Methodengerüst können die beiderseitigen Vorstellungen und Forderungen zu konkreten Personalstandards vorgetragen werden. Diese werden operationalisiert als Zuordnung eines konkreten Minutenwertes oder VKS-Wertes zu dem Standardwert 1. Multipliziert man nun den Minutenwert des Referenzwertes *Pflege* in Cluster 1 mit den Relativgewichten der einzelnen Berufsgruppen über die einzelnen Cluster, so ergibt sich eine komplette Matrix mit allen Minutenwerten und damit mittelbar auch Vollkraftstellen.

> Die hier vorgeschlagene Vorgehensweise weist in formaler, mathematischer Hinsicht starke Parallelitäten zur Konstruktion und Preisfindung im Krankenhausentgeltgesetz (KHEntgG) über die Multiplikatoren *Landesbasisfallwert* (LBFW) und *Relativgewichte einzelner Fallpauschalen* auf. Das jeweils abzurechnende Entgelt für eine bestimmte Fallpauschale und damit für eine bestimmte stationäre Leistung wird ermittelt, indem der Landesbasisfallwert in analoger Weise mit einem bestimmten Relativgewicht multipliziert wird (vgl. §§ 9 und 10 des KHEntgG). Analog dazu werden die Minutenwerte der einzelnen Berufsgruppen in den einzelnen Clustern über eine Multiplikation des Minutenwertes des Referenzwertes mit dem jeweiligen Relativgewicht ermittelt.

10.3 PPP-RL: Risiken, Nebenwirkungen, Lösungsperspektiven

Auftragslage

Mit dem PsychVVG wurde dem Gemeinsamen Bundesausschuss (G-BA) der Auftrag erteilt, verbindliche Mindestvorgaben für therapeutisches Personal festzulegen, die zu einer leitliniengerechten Behandlung in den Kliniken beitragen.

> **Gesetzlicher Auftrag § 136 Absatz 1 SGB V an G-BA**
>
> „Der Gemeinsame Bundesausschuss legt in seinen Richtlinien geeignete Maßnahmen zur Sicherung der Qualität in der psychiatrischen und psychosomatischen Versorgung fest. Dazu bestimmt er insbesondere verbindliche Mindestvorgaben für die Ausstattung der stationären Einrichtungen mit dem für die Behandlung erforderlichen therapeutischen Personal sowie Indikatoren zur Beurteilung der Struktur-, Prozess- und Ergebnisqualität für die einrichtungs- und

sektorenübergreifende Qualitätssicherung in der psychiatrischen und psychosomatischen Versorgung.
Die Mindestvorgaben zur Personalausstattung nach Satz 2 sollen möglichst evidenzbasiert sein und zu einer leitliniengerechten Behandlung beitragen. Der Gemeinsame Bundesausschuss bestimmt zu den Mindestvorgaben zur Personalausstattung nach Satz 2 notwendige Ausnahmetatbestände und Übergangsregelungen."

Kollateralschäden einer stations- und berufsgruppenscharfen Dokumentations- und Nachweispflicht

Eine Folgenabschätzung bei Implementierung der PPP-RL in ihrer aktuellen Fassung lässt ein extrem breites Spektrum an erwartbaren Auswirkungen auf die konkrete Versorgungsrealität erwarten, die weit über die proklamierte Gewährleistung einer qualitätssichernden Personalausstattung hinausreichen (vgl. https//www.g-ba.de/richtlinien/113/). Sie erzeugt im Zuge der Umsetzung eine breite Palette an unerwünschten und risikobehafteten Nebenwirkungen. Diese müssen frühzeitig antizipiert und in der weiteren Ausgestaltung der Richtlinie berücksichtigt werden, denn sie können das vorgegebene Ziel der Qualitätssicherung konterkarieren. Kritische Begleiteffekte erstrecken sich auf Vorgaben bei der Personalsteuerung, die von den tagesaktuellen Patientenbedarfen abweichen, eine extrem erhöhte Bürokratielast, die eine verhängnisvolle Unübersichtlichkeit bei der Personaldisposition erzeugt, eine Beschädigung von Mitarbeitermotivation, eine Gefährdung betriebswirtschaftlicher Betriebsführung und mechanische Anreizwirkungen, die eine konkrete Patientenorientierung in der Versorgungslandschaft überlagert und erschwert. Die meisten dieser unerwünschten Risiken und Nebenwirkungen vermitteln sich über die Folgewirkungen einer „sklavischen" und flexibilitätsblockierenden berufsgruppen- und stationsscharfen monatlichen Dokumentationspflicht bzw. quartalsweisen Nachweispflicht. Diese Nachweispflichten sind nach allen (coronabedingten) Übergangsregelungen strikt und massiv sanktionsbewehrt. Die Krankenkassen halten bis heute an der Forderung fest, dass ein kompletter Vergütungsausfall als finaler Sanktionsmechanismus anzustreben sei. Diese für manche versorgungsnotwendige Häuser existenzgefährdende Bedrohung etabliert einen neuen, dominierenden Attraktor in das Kräfteparallelogramm der Personaleinsatzplanung im Krankenhaus. Handlungsleitend wird nicht mehr die patientenorientierte und funktionale Ausrichtung an den tagesaktuell fluktuierenden Bedarfen auf jeder einzelnen Station mit ihren ebenfalls tagesaktuell fluktuierenden Personalbeständen sein. An deren Stelle tritt nun das übergeordnete Regulativ, das „Schreckgespenst" einer Sanktionierung bis hin zum kompletten Vergütungsausfalls unbedingt abzuwenden. Alle klinischen Erwägungen nach einer patientenadaptierten Personalsteuerung müssen dann hinter diesem Oberziel zurücktreten. Je massiver die Sanktionsdrohung, desto unverrückbarer der Imperativ zu deren Erfüllung.

Im Folgenden sollen solche ausgewählten Risiken, Nebenwirkungen und Kollateralschäden einer dominierenden Ausrichtung an Sanktionsabwehr anstelle einer herkömmlichen Ausrichtung an Optimierung der Patientenversorgung vorgestellt werden.

10.3 PPP-RL: Risiken, Nebenwirkungen, Lösungsperspektiven

Sanktionierung auch bei mangelnder Verfügbarkeit einzelner Berufsgruppen auf dem Arbeitsmarkt

Selbst wenn die geforderte Anzahl an Vollkraftstellen (VKS) in nur einer der geforderten Berufsgruppen auf dem Arbeitsmarkt auch bei ernsthaftem Bemühen der Klinik nicht verfügbar ist, so stellt eine solche Unterdeckung keinen Ausnahmetatbestand und damit keinen Schutz vor Sanktionierung dar (vgl. § 10 GBA-PPP-RL). Wenn die Mindestpersonalbesetzung einer bestimmten Berufsgruppe wegen eines „leergefegten", lokalen Arbeitsmarkts unterschritten wird, so raten die Kostenträger dem Krankenhaus, korrespondierend die Patientenzahl so lange zu reduzieren, bis die Relation zwischen Patienten- und Mitarbeiteranzahl in der unterschrittenen Berufsgruppe wieder angeglichen ist. Diese vermeintliche Anpassungsstrategie erzeugt ihrerseits gravierende Folgeprobleme, für deren Behebung jedoch keine tragfähigen Lösungen angeboten werden:

- Im Zuge des Absenkens der Patientenanzahl in der betroffenen Berufsgruppe wird indirekt nun die Mitarbeiteranzahl in den übrigen Berufsgruppen überrepräsentiert. Deren fortbestehende Präsenz wird nun aber auf der Erlösseite nicht mehr finanziert, weil ja nun die abrechnungsfähigen Berechnungstage reduziert wurden. Die Minderbelegung führt so zu einem Wegbrechen der Refinanzierung in den auskömmlich besetzten Berufsgruppen.
- Dieser durch Belegungsabsenkung induzierte Personalüberschuss kann und sollte nicht durch Kündigungen reguliert werden. Jenseits aller Verletzung von Mitarbeiterorientierung müsste das frisch entlassene Personal möglicherweise auch Wochen später wieder eingestellt werden, wenn nämlich in der zunächst nicht hinreichend verfügbaren Berufsgruppe Einstellungen plötzlich wieder möglich werden, die Belegungszahlen wieder steigen und das Personal über alle Berufsgruppen hinweg wieder aufgestockt werden kann. Dennoch werden implizit Arbeitsplatzunsicherheit und Besorgnis vor einem kurzfristigen „hire and fire" ausgelöst, wenn nur noch die Option zur Verfügung steht, die Patientenaufnahme parallel zu Personalbesetzungsproblemen in einer einzigen Berufsgruppe (z.B. Ergotherapie) zu reduzieren.

Personaleinsatzplanung nach Maßgabe der Sanktionsabwehr und nicht der Patientenversorgung

Die Kliniken werden filigrane „Monitoring- und Alarmmeldesysteme" entwickeln müssen, die die beiden hochdynamischen und nur begrenzt der eigenen Steuerungshoheit unterliegenden Mechanismen der Belegungszahlen in Relation zu den stations- und berufsgruppenbezogenen Personalzahlen kontinuierlich in Beziehung setzen. Diese müssen bei Personalfluktuationen unmittelbar Korrekturbedarfe anzeigen. Personalplanung wird zu einem durch solche Algorithmen gesteuerten Verschiebebahnhof.

Hier ist die Lektüre der Tabelle B2.1 *Mindestvorgaben, Personalausstattung und Umsetzungsgrad* entsprechend des „Beschlusses des Gemeinsamen Bundesausschusses über eine Neufassung und Veröffentlichung des Servicedokuments gemäß § 16 Absatz 5 Personalausstattung Psychiatrie und Psychosomatik-Richtlinie" (PPP-RL) aufschlussreich. Es bleibt perspektivisch unklar, ob Vorgaben, die in einer ersten Phase zunächst nur der Dokumentation dienen sollen, zu einem späteren Zeitpunkt, wenn sie in den

Routinen verankert und „erprobt" sind, nicht doch „scharfgestellt werden", denn warum sollte ein hoher Dokumentationsaufwand betrieben werden, wenn dieser nicht auch „genutzt" wird.

Die Mindestvorgaben nehmen keinerlei Bezug zu klinischen, patienten- und versorgungsbezogenen Parametern der jeweils vorliegenden Belegung (z.B. notwendige 1:1-Betreuungen). Sie übersteuern und „versklaven" die bisher praktizierte und funktionierende ärztliche, pflegerische und therapeutische Feinjustierung der stationsbezogenen Personalbedarfe in Abhängigkeit von der tagesaktuellen Zusammensetzung des Patientenbestandes nach Anzahl, Schweregraden und besonderen Bedarfen. Mindestens die folgenden schädlichen Wirkungen auf die Personaleinsatzplanung ergeben sich aus rigiden Vorgaben der PPP-RL zum permanenten Ausgleich der Patienten-/Personalrelation:

- Mitarbeiter werden je nach stations-/berufsgruppenscharfer Über-/Unterdeckung hin und her verschickt, um an jedem Einsatzort die Proportion zwischen Personal-VKS und fluktuierender Patientenanzahl stetig überall zu gewährleisten. Es resultiert ein innerhäusiges Personalkarusel. Die Kontinuität der Therapeut-Patient-Beziehung wird zweifach unterbrochen. Einerseits wechseln Mitarbeitende vorübergehend auf Stationen, deren Klienten sie nicht kennen und andererseits verlassen sie Stationen, deren Klienten sie sehr genau kennen. Beides wird Kopfschütteln und Frustration bei Patienten auslösen und nicht gerade den Eindruck der Qualitätsoptimierung hinterlassen. Nachvollziehbar erklären kann man das weder Patienten noch Mitarbeitenden, insbesondere dann nicht, wenn die eigene Webseite und das eigene Leitbild richtigerweise Patientenorientierung propagiert. Glaubwürdigkeit wird diskreditiert, weil Anspruch und Handeln auseinanderfallen.
- Damit einhergehend werden gewachsene, kohärente Teams auseinandergerissen. Terminabsprachen zwischen Therapeuten und Patienten werden zur Disposition gestellt. Mitarbeitende werden auf Stationen außerhalb ihrer Kernqualifikation eingesetzt, wenn zum Beispiel jemand zur Wiederherstellung der Patienten-/Personal-Relation von einer gerontopsychiatrischen auf eine suchttherapeutische Station wechselt.
- Die Klinikleitungen könnten sich zum Beispiel während der Sommermonate im Widerspruch zum eigenen Führungsverständnis genötigt fühlen, Urlaubssperren als letztes Mittel zur Sanktionsabwehr zu verhängen. Restriktive externe Vorgaben übersetzen sich so in eine interne Beschädigung des partnerschaftlichen Verhältnisses zwischen Arbeitgeber- und Arbeitnehmerseite.
- Die bisher geübte und bewährte Praxis, nach Abschluss der Examensprüfungen in den Krankenpflegeschulen nahtlos Stellenbesetzungen für den Jahrgang und damit über die Vorgaben hinausgehend vorzunehmen, wird bedroht, da man so passagere Spitzen bei der Personalbesetzung erzeugt, die mit Blick auf die wirtschaftliche Auskömmlichkeit durch ebensolche passagere Unterdeckungen über den Jahresverlauf erzwingen können. Diese Fluktuation bei den Pflegestellen über die Quartale bzw. Monate hinweg wird rigide torpediert. Die politisch viel beschworene Nachwuchsförderung und -sicherung in der Pflege wird ausgehöhlt. In der Somatik ergeben sich solche schädlichen Folgewirkungen übrigens nicht.
- Zur Abwehr von Personalengpässen in schwer besetzbaren Berufsgruppen folgt die Personalauswahl dem Diktat der Abwendung von Sanktionierung

10.3 PPP-RL: Risiken, Nebenwirkungen, Lösungsperspektiven

und nicht einer Auswahl nach Motivation und Qualifikation von Bewerbern. In Mangelberufen droht eine Erpressbarkeit des Arbeitgebers, auch nicht geeignete Bewerber einzustellen.

- In regionalen Mangelberufen droht eine Verschärfung unsolidarischer Abwerbeversuche und Kannibalisierung zwischen Klinikträgern. Ebenso droht eine weitere Verschiebung des Arbeitsmarktes von festangestellten Ärzten in Richtung auf Honorarärzte. Es können sich Zweiklassenteams von dauerangestellten und „volatilen" Mitarbeitern herausbilden, die sich bereithalten, zu extrem fordernden Sonderkonditionen akute Versorgungsengpässe zu schließen. Tradierte Grundsätze („gleiches Geld für gleiche Arbeit") werden ausgehöhlt. Mitarbeiterbindung und wechselseitige Loyalität zwischen Arbeitgeber und treuen und verlässlichen Leistungsträgern in der Stammbelegschaft werden beschädigt.
- Es droht eine Gefährdung stationsübergreifender, langjährig etablierter Therapieangebote. Nach PPP-RL ist jede VKS strikt einer Stationseinheit zuzuordnen, unabhängig davon ob und wie bisher stationsübergreifend bzw. stationsgesplittet gearbeitet wurde. Die Fortführung klinisch sinnvoller stationsübergreifender Angebote (Indikationsgruppen z.B. zu soziale Kompetenz oder Skills zur Affektregulation sowie übergreifende Ergotherapie) werden gefährdet. Ein stationsübergreifender Personaleinsatz unter PPP-RL-Bedingungen ist entweder nicht mehr abbildbar oder mit einer Bürokratielast behaftet, die Ressourcen in der patientenbezogenen Arbeit raubt.

Risiken für die Budgetbewirtschaftung und die Versorgungslandschaft

Es sollte ein ordnungspolitischer Allgemeinplatz sein, dass die von der PPP-RL geforderte Personaltableaus selbstverständlich dem Krankenhaus auch vollständig refinanziert werden. Dies ist bis jetzt aber noch nicht final definiert, weder auf gesetzlicher Ebene in der Bundespflegesatzverordnung noch auf örtlicher Ebene mit Blick auf die Budgetverhandlung. Die PPP-RL ist dafür „nicht zuständig".

- Finanzierung eines Personalpuffers zur Sanktionsabwehr: Beachtenswert ist hier, dass selbst eine vollständige Refinanzierung des in der PPP-RL hinterlegten VKS-Personalkörpers noch lange keine auskömmliche Refinanzierung für ein Krankenhaus beinhaltet. Vielmehr ergibt sich für die Klinik notgedrungen das Erfordernis, einen über die PPP-RL-Vorgaben hinausgehenden, flexiblen Personalpuffer vorzuhalten und entsprechend zu finanzieren. Kliniken können „keine Punktlandung" beim Personal jeder Berufsgruppe für jede Station ansteuern, da unvorhergesehene Entwicklungen auf Patienten- wie auf Personalseite die Einhaltung der Vorgaben „auf den letzten Metern" eines Kontrollzeitraums gefährden können. Um überall innerhalb des Standortes 100 Prozent Personalpräsenz gewährleisten zu können, ist eine Klinik gehalten, weiteres Personal über diese 100 Prozent hinaus als Puffer einzustellen, um prophylaktisch das Risiko einer akuten Minderbesetzung zum Beispiel in Folge nicht vorhersehbarer Kündigungen abzuwenden. Die Finanzierung eines solchen Puffers im Budget ist bis jetzt nicht diskutiert, erst recht nicht gelöst. Wird ein solcher Puffer oberhalb der Personalvorgaben der PPP-RL in den Budgets nicht abgebildet, so ergibt sich ein strukturelles Risiko des Vergütungsausfalls aus Gründen, die außerhalb der Verantwortung des Krankenhauses liegen.

- Die von den Kassen anempfohlene Anpassungsstrategie, bei Personalunterschreitung entsprechend auch die Patientenzahl zu reduzieren, blendet den gesetzlich vorgegebenen Behandlungsanspruch des Patienten aus und degradiert und instrumentalisiert diesen zu einer volatilen Steuerungsmasse.

10.4 Empfehlungen zur Eingrenzung schädlicher Folgewirkungen

Folgende fünf Schlussfolgerungen und Vorschläge werden formuliert, um die oben dargestellten Risiken und Kollateralschäden in Folge der jetzigen Fassung der PPP-RL im Sinne einer Schadensbegrenzung einzudämmen. Es gilt, dem originären, in den kleinteiligen Regularien zwischenzeitlich unter die Räder gekommenen Qualitätssicherungsanspruch wieder zu seinem Recht zu verhelfen und aus den überbordenden, bürokratischen Überfrachtungen wieder frei zu legen:

1. **Ganzhausansatz mit Jahresbezug:** Ein immenser Fortschritt wäre es, die fein granulierte stationsbezogene wie monats-/quartalsbezogene Dokumentations- bzw. Nachweispflicht zugunsten eines Ganzhausansatzes zu überwinden. Dieser würde einen über alle Stationen/Tageskliniken über alle Standorte des Krankenhauses hinweg über den Jahresverlauf durchschnittlichen vorzuhaltenden Summenwert an VKS in Relation zur Summe der erzielten Berechnungstage vorsehen. Die Gesamtsumme eingesetzten Personals wäre identisch.

2. **Fachliches Direktionsrecht bei der Personaleinsatzplanung:** Die stationsbezogene Personaleinsatzplanung, Dienstplangestaltung und damit Binnenverteilung der Gesamt-VKS innerhalb des Gesamthauses soll ausschließlich den dafür zuständigen und geschulten ärztlich-pflegerisch-therapeutischen Leitungskräften des Krankenhauses in Wahrnehmung ihrer fachlichen Verantwortung obliegen. Diese Maxime folgt der ordnungspolitischen Grunderkenntnis, dass keine noch so filigrane, zentralistische Fassung eines bundeseinheitlich gültigen Regelwerkes besser in der Lage sein kann, die jeweils situativ vorliegenden Patientenbedarfe auf den Stationen präziser abzudecken als eine dezentrale Personalsteuerung auf der individuellen Station im individuellen Krankenhaus.

3. **Wirklich motivierende, zielführende und faire Sanktionierungsregeln:** Die Bemessung von Sanktionen soll dem einfachen Grundsatz folgen, dass aus Gründen der Qualitätssicherung erforderliche, aber nicht besetzte VKS nicht refinanziert werden. Dieser Grundsatz folgt der Erkenntnis, dass eine solch simple Sanktionierungsregel vollkommen hinreicht, um in der Krankenhausleitung eine hinreichende Motivation zu erzeugen, VKS in der geforderten Höhe auch faktisch einzustellen. Schon rein betriebswirtschaftlich können VKS-Einsparungen unter Anwendung dieser Regel keine Budgeteinsparungen mehr erzeugen. Die Nichtbesetzung von vorzuhaltenden VKS erzeugt jedoch Qualitätsverluste, damit potentielle Reputationsverluste und damit langfristig wirksame Nachteile „am Markt". Auch ein rein betriebswirtschaftliches Kalkül bei der VKS-Besetzung wird daher bestrebt sein, alle refinanzierten Stellen auch faktisch zu besetzen. Den proklamierten Anliegen der PPP-RL im Sinne einer wohlverstandenen GBA-Qualitätssicherungsrichtlinie würde somit vollumfänglich Rechnung getragen. Darüberhinausgehende Sanktionsmechanismen sind mit Blick auf Erreichung der Qualitätssicherungsziele vollkommen entbehrlich. Entsprechend weitergehende Sanktionierungsforderungen müssen sich mit

10.4 Empfehlungen zur Eingrenzung schädlicher Folgewirkungen

der Anschlussfrage konfrontieren lassen, welche sachfremden politischen Zielsetzungen sie zusätzlich verfolgen.

4. **Finanzierung eines Personalpuffers:** Eine auskömmliche Refinanzierung des Personalkörpers im Budget muss in signifikanter Weise oberhalb des Personalkörpers nach PPP-RL liegen. Ein entsprechender Puffer ist erforderlich, um akute Fluktuationen und Absenkungen des Personalkörpers unterhalb des PPP-RL-Niveaus abzufangen und damit eine unverschuldete Sanktionierung auszuschließen.
5. **Integration von PPP-RL und Plattform-Modell:** Ein oberhalb der geforderten Mindestpersonalniveaus der PPP-RL liegendes Personalniveau im Sinne des Plattform-Modells sollte zur Referenz für die Budgetverhandlungen im Personalbereich werden. Das dazwischenliegende Delta übernimmt die Funktion eines Puffers vor Eintritt von Sanktionierungen und schützt so vor den vielfältigen Einflussfaktoren auf die Stellenbesetzungen.

Literatur

Habermas J (1968) Erkenntnis und Interesse. Suhrkamp, Frankfurt am Main

Anhang

Fallvignetten

Fallvignetten Erwachsenenpsychiatrie zur Ableitung des Behandlungsbedarfs und des Behandlungsaufwandes

Fallbeschreibungen zum Bedarfs-Cluster 1: kein erhöhter Aufwand

erhöhter Behandlungsbedarf	Psy_2	Som_2	Soz_2
Regelbedarf der Behandlung	Psy_1 ●	Som_1 ●	Soz_1 ●
Mann, 24 Jahre	ängstigendes Derealisationserleben und optische Verkennungen nach Drogenkonsum zu Beginn des Urlaubs	bisher keine körperlichen Erkrankungen (Ausschlussdiagnostik)	gesicherte familiäre, Wohn- und Arbeitsverhältnisse, sozial integriert; Irritation des Umfeldes bezüglich des Substanzkonsums
Mann, 35 Jahre	Angstsymptomatik mit erheblichem Vermeidungsverhalten	medikamentös kompensierter Bluthochdruck, multifaktorielle Genese	verheiratet, Vater von zwei Kindern, Regelfamilie, berufstätig, Hauptverdiener, intaktes soziales Umfeld
Frau, 55 Jahre	aktuell abklingende, aber noch deutliche psychotische Symptomatik bei paranoider Schizophrenie	Raucherin, Übergewicht, mäßiges metabolisches Syndrom	Kontakt mit zwei Freundinnen, lebt in therapeutischer Wohngemeinschaft
Frau, 72 Jahre	depressive Episode bei M. Parkinson, gutes Krankheitsverständnis und Reflexionsvermögen	gut eingestellter M. Parkinson, geringer Assistenzbedarf bei Körperpflege, etwas verwaschene Sprache	stabile Ehe, gute soziale Kontakte
Mann, 91 Jahre	aktuell Beginn der Besserung einer depressiven Symptomatik, keine Suizidalität, nicht mehr suizidal (bei Krankheitsbeginn initial hohes Suizidrisiko, deshalb stationäre Behandlung)	außer einer im 2. Weltkrieg verlorenen Hand, künstlichen Augenlinsen und künstlichen Hüftgelenken körperlich gesund	pensionierter Lehrer, mehrfach verwitwet, mehrere Kinder, z.T. in der Nähe lebend, gute familiäre Kontakte

Fallbeschreibungen zum Bedarfs-Cluster 2: erhöhter somatischer Aufwand

erhöhter Behandlungsbedarf	Psy₂	Som₂	Soz₂
Regelbedarf der Behandlung	Psy₁ ●	Som₁ ●	Soz₁ ●
Mann, 24 Jahre	Opiatabhängigkeit, zuhause kalten Heroin- und Tilidinentzug begonnen	Aufnahme wegen aktuell starkem Flüssigkeitsverlust bei Durchfall und Tränen-/Naselaufen, starken Schmerzen	gesicherte familiäre-, Wohn- und Arbeitsverhältnisse, sozial gut integriert
Mann, 34 Jahre	PTSD nach Autounfall	vor Verlegung in die Psychiatrie mehrmonatige intensivmedizinische Behandlung mit Multiorganversagen nach Sepsis; zum Einstufungszeitpunkt noch MRSA-Besiedlung mit Isolierung und Sanierung	verheiratet, eine Tochter, stabile Familie und gesichertes Einkommen (EU-Rente, Unfallversicherung, berufstätige Ehefrau)
Frau, 52 Jahre	schizodepressive Episode mit abnormem Bedeutungserleben und depressiver Verstimmung	terminal niereninsuffizient, zum Einstufungszeitpunkt beginnende Hämodialyse	geschieden, in neuer Partnerschaft lebend, stabile soziale Verhältnisse
Mann, 67 Jahre	Depression nach Hirnblutung – Therapie zur Sprachförderung begleitend zur antidepressiven Behandlung	Hemiparese rechts, deutlicher Assistenzbedarf bei Körperpflege, verlangsamt, gangunsicher, motorische Aphasie nach Hirnblutung, rezidivierende Blutdruckentgleisungen, auch beim Versuch verbaler Kommunikation – Einstellung des Blutdrucks erforderlich	Rentner, stabile Ehe, unterstützende Kinder
Frau, 72 Jahre	Pseudohalluzinose mit noch vorhandener Einsichtsfähigkeit in Fehlwahrnehmungen nach Neueinstellung der Antiparkinsonmedikation, mit quälenden biografischen Inhalten (sieht verstorbene Angehörige in der Wohnung, weiß gleichzeitig, dass sie tot sind)	komplizierte Neueinstellung der Antiparkinsonmedikation, hoher Assistenzbedarf bei Körperpflege und Alltagsaktivitäten, Schlafprobleme	stabile Ehe, ausreichend soziale Kontakte, Ambulante Pflege (SGB XI)

Fallvignetten

erhöhter Behandlungsbedarf	Psy$_2$	Som$_2$	So$_2$
Regelbedarf der Behandlung	Psy$_1$ ●	Som$_1$ ●	So$_1$ ●
Frau, 83 Jahre	mittelschwere depressive Episode nach Versuch der Antidepressiva-Reduktion bei rezidivierender depressiver Erkrankung mit schwerer Inappetenz	zum Einstufungszeitpunkt entgleister insulinpflichtiger Diabetes (initial Aufnahme mit schwerer Hypoglykämie und eintägige Behandlung in der Somatik), kachektisch	alleinlebend, sich mit Unterstützung durch Nachbarschaftshilfe selbst versorgend und sozial integriert

Fallbeschreibungen zum Bedarfs-Cluster 3: erhöhter Psychosozialer Aufwand

erhöhter Behandlungsbedarf	Psy$_2$	Som$_2$	So$_2$ ●
Regelbedarf der Behandlung	Psy$_1$ ●	Som$_1$ ●	So$_1$
Mann, 45 Jahre	Leistungsknick, antriebslos bei guter Stimmung, Sprachverarmung, bei Anforderungen auch Impulskontrollstörung; frontotemporale Demenz, akzeptiert stationäre Diagnostik und Behandlung	körperlich subjektiv gesund, kein Hausarzt	Kündigung der Arbeitsstelle wegen unentschuldigten Fehlzeiten und fehlender Kommunikationsfähigkeit; zum Einstufungszeitpunkt drohende Obdachlosigkeit bei angekündigter Trennung der Ehefrau, die mit den gemeinsamen Kindern in der bisherigen Wohnung bleiben will
Mann, 35 Jahre	Angstsymptomatik mit erheblichem Vermeidungsverhalten	medikamentös kompensierter Bluthochdruck multifaktorielle Genese	verheiratet, Vater von zwei Kindern, Regelfamilie, berufstätig, Hauptverdiener, durch Vermeidungsverhalten angedrohte Kündigung der Arbeitsstelle mit Ultimatum des Arbeitgebers
Frau, 42 Jahre	erstmals seit 8 Tagen akustische Halluzinationen (Geräusche und kommentierende Stimmen) und unsystematische Wahnvorstellungen (akute polymorph-psychotische Episode), Dysphorisch-gereizte Stimmung bei geringgradig beeinträchtigter Alltagsfähigkeit	bisher keine somatischen Erkrankungen, aktuell Nebenhöhlenentzündung mit antibiotischer Behandlung	alleinerziehend, zwei Töchter, hoch verschuldet durch Bürgschaft für spielsüchtigen Vater, Mietschulden, bereits einmal abgewendete Räumungsklage, fragile soziale Integration

| erhöhter Behandlungsbedarf | Psy₂ | Som₂ | Soz₂ |
Regelbedarf der Behandlung	Psy₁	Som₁	Soz₁
Mann, 60 Jahre	bekannte Alkoholabhängigkeit, Rückfall, mäßig ausgeprägtes vegetatives Entzugssyndrom	Kniebeschwerden bei ausgeprägter Arthrose, ansonsten keine schweren körperlichen Alkoholfolgeschäden	Trennung gleichgeschlechtlicher Partnerschaft, beim selbstständigen Partner zuvor angestellt, jetzt gekündigt, aktuell wohnungslos, keine Angehörigen, sozial wenig integriert
Frau, 76 Jahre	im Vorfeld Angstzustände bei Orientierungslosigkeit und eingeschränkter Kommunikationsfähigkeit bei im leichten Stadium diagnostizierter, jetzt mittelschwerer Alzheimer-Demenz; im stationären Umfeld deutlich ruhiger, guter Stimmung, einzelne Fehlhandlungen, Tag-Nacht-Rhythmus-Störung	früher Leistungssportlerin, Sport nie ganz aufgegeben, gute körperliche Verfassung	alleinlebend, Wohnformwechsel gegen den erklärten Willen aber im Interesse der Patientin; Suchen einer adäquaten und für die Patientin letztlich akzeptablen Wohnform und behutsame Überleitung in diese

Fallbeschreibungen zum Bedarfs-Cluster 4: erhöhter psychiatrischer Aufwand

| erhöhter Behandlungsbedarf | Psy₂ | Som₂ | Soz₂ |
Regelbedarf der Behandlung	Psy₁	Som₁	Soz₁
Mann, 19 Jahre	erste, schwere, polymorph psychotische Episode mit stark eingeschränkter Kommunikationsfähigkeit, regelmäßiger Cannabiskonsum, zuletzt bei Feiern zum Abitur auch Speed und Liquid Ecstasy	keine körperlichen Erkrankungen (Ausschlussdiagnose)	gerade Abitur gemacht, lebt bei den Eltern, die bisher nichts vom Drogenkonsum wussten, noch unklare Vorstellungen zur Zukunft
Frau, 28 Jahre	suizidale Krise und depressive Reaktion nachdem sie ihren streng religiösen Eltern ihre Homosexualität offenbart hatte und daraufhin aus der Familie ausgestoßen wurde	keine körperlichen Erkrankungen	stabile Partnerschaft, unterstützende Freundinnen, Arbeit

Fallvignetten

	erhöhter Behandlungsbedarf: Psy₂ ● Regelbedarf der Behandlung: Psy₁	Som₂ Som₁ ●	Soz₂ Soz₁ ●
Frau, 46 Jahre	manisches Syndrom, agitiert, erregt, reizbar, denkt sie sei die Halbschwester von Karl Lagerfeld	gut eingestelltes allergisches Asthma	verheiratet, 1 Tochter, betreibt mit dem Ehemann ein Modegeschäft, unsinnige Geldausgaben, aber im Rahmen der finanziellen Reserven
Mann, 72 Jahre	erhebliche, impulsiv durchbrechende Fremdaggressivität im Rahmen einer subkortikalen vaskulären Demenz; Selbstvernachlässigung und fehlende Eigenhygiene, kein Problembewusstsein, kaum verbal zugänglich	jahrzehntelang schlecht eingestellter, aber mittlerweile stabiler Hochdruck; phasenweise urininkontinent	lebt im Pflegeheim, wo er einen Mitbewohner schwer verletzt hat, das Heim ist bereit, ihn mit einem Wechsel des Wohnbereichs weiter zu betreuen, wenn es gelingt, die Aggressivität so weit zu reduzieren, dass der Patient keine Gefahr für andere mehr darstellt
Frau, 80 Jahre	Erschöpfungsdepression und Ängste in Bezug auf finanzielle Verhältnisse/Verarmung an der Grenze zur Folie à deux bei wahnhaft depressiv erkranktem Ehemann; sehr misstrauisch, keine Krankheitseinsicht und stark eingeschränkte Kommunikationsfähigkeit, regelmäßig Zunahme der Symptomatik nach Besuch des Ehemanns, Kinder stehen der Erkrankung der Eltern verständnislos gegenüber	Glaukom und eingestellter Bluthochdruck sowie diätetisch behandelter Diabetes mellitus; schwerhörig (Hörgeräte wurden verlegt)	geregelte Wohnverhältnisse und gesicherte finanzielle Verhältnisse, fragile soziale Integration

Fallbeschreibungen zum Bedarfs-Cluster 5: erhöhter somatischer und psychosozialer Aufwand

erhöhter Behandlungsbedarf	Psy₂	Som₂	Soz₂
Regelbedarf der Behandlung	Psy₁	Som₁	Soz₁
Mann, 24 Jahre	nach Trennung von Freundin verstärkter Alkoholkonsum; unkomplizierte Entgiftung, aber vorherrschend Problematik durch selbst verschuldeten Unfall …	… mit multiplen Frakturen, akut versorgt, aber mit Bedarf an Nachoperationen	Busfahrer – drohende Berufsunfähigkeit und Arbeitsplatzverlust aufgrund des Unfalls unter Alkohol
Mann, 35 Jahre	Angstsymptomatik (Agoraphobie) mit erheblichem Vermeidungsverhalten	dekompensierter Bluthochdruck mit stark schwankenden Werten, Erstdiagnose des Hochdrucks mit umfassender Abklärung somatischer und psychiatrischer Ursachen	verheiratet, Vater von zwei Kindern, Regelfamilie, Ehefrau verunsichert, grenzkompensiert und mit hohem Gesprächsbedarf; Patient ist Hauptverdiener, durch Vermeidungsverhalten begründete, bereits ausgesprochene Kündigung der Arbeitsstelle
Frau, 59 Jahre	ambulant fehldiagnostizierte Alzheimer-Demenz, Diagnostik, Korrektur der Behandlung sowie Reorientierung und Unterstützung bei der Verarbeitung der sozialen Folgen der Fehldiagnose	bei auffälliger Polydipsie und hohem Calcium letztlich Diagnose einer Sekundären Demenz bei Nebenschilddrüsenadenom; Senkung des Calciums auf Werte, die eine OP zulassen, nach OP Abfangen der schwankenden Calcium-Werte	siedelte wegen der Fehldiagnose in ein Pflegeheim über – Hilfe bei der Reintegration – u.a. Unterstützung der Angehörigen und Patientin bei der Wohnungssuche, Auseinandersetzung mit Rentenversicherungsträger und Arbeitsamt
Frau, 63 Jahre	langjährige generalisierte Angstsymptomatik und soziale Phobie	Diabetes mellitus, PAVK, frische Vorfußamputation; auf der Station mit Rollstuhl mobil, Wundversorgung, Physiotherapie und Hilfsmittelanpassung erforderlich; Belastungsinkontinenz bei Selbstvernachlässigung und Abwehr der Unterstützung der Eigenhygiene	lebt im eigenen, nicht behinderungsgerechten Haus, geschieden, neuer Partner, nicht zusammenlebend; Sohn, 37 Jahre, mit Messi-Syndrom in Einliegerwohnung des Hauses der Mutter, ohne eigenes Einkommen; Erwerbsunfähigkeitsrente, Schädlingsbefall im Haus
Mann, 92 Jahre	gelegentliche Panikattacken bei Depression mit Stimmungstief, mäßiger Antriebshemmung, keine Suizidalität	MMST 27, Plasmozytom, Übelkeit und Erbrechen bei laufender Chemotherapie; deutlich verlangsamt, ansonsten mit Rollator mobil; Alltagshandlungen mit geringer Unterstützung selbständig	alleinlebend, keine Angehörigen, geht täglich im Stadtteil zum Mittagstisch; Räumungsklage wg. Verkauf der Wohnung und Eigenbedarfskündigung

Fallvignetten

Fallbeschreibungen zum Bedarfs-Cluster 6: erhöhter psychiatrischer und somatischer Aufwand

erhöhter Behandlungsbedarf	Psy₂		Som₂		Soz₂	
Regelbedarf der Behandlung		Psy₁		Som₁		Soz₁
Mann, 24 Jahre	suizidale Krise bei Borderline-Persönlichkeitsstörung – mehrere ambulante Behandlungen abgebrochen, Polytoxikomanie		polyvalentes vegetatives Entzugssyndrom; akute Zahnprobleme bei schlechtem Zahnstatus		studiert Schauspiel, hatte bereits Engagements; häufig wechselnde Beziehungen	
Mann, 29 Jahre	depressive Symptomatik mit gedrückter Stimmung und Antriebsdefizit bei Asperger-Autismus mit entsprechender Beeinträchtigung der Kommunikation und zwanghaft-rigidem Verhalten		M. Crohn mit Kachexie		lebt noch bei den Eltern, keine abgeschlossene Ausbildung, keine Vorstellung zur Zukunftsgestaltung	
Frau, 20 Jahre	Anorexia nervosa, BMI war zuvor in teilstationärer Behandlung auf 13 abgefallen und weiter fallend, kaum kooperierend bzgl. Essens- und Bewegungsplan, begleitetes Essen und Aufsicht nach Nahrungsaufnahme erforderlich; keine Interessen, braucht Beschäftigung und Tagesstruktur als Alternative zu excessivem Sport		aktuelle Elektrolytentgleisungen, und Herzrhythmusstörungen, seit langem Amenorrhö, Hypothermie, Osteoporose		auf Station nur Kommunikation mit ebenfalls essgestörten Mitpatientinnen, die ähnliche Themen haben; kürzlich mittlerer Schulabschluss, lebt bei den Eltern, diese sind engagiert und stützend	
Frau, 63 Jahre	akute psychotische Exazerbation unter Medikamentenumstellung bei schwerem Spät-Parkinsonoid, neuroleptische Neueinstellung …		… und Behandlung der motorischen Symptomatik; hoher Assistenzbedarf bei Selbstversorgung und Körperpflege, Urininkontinenz, nur mit Unterstützung mobil		lebt in einer Wohngemeinschaft für pflegebedürftige Senioren	
Frau, 87 Jahre	delirante Zustände im Rahmen einer Lewy-Körper-Demenzerkrankung, stark eingeschränkte Kommunikationsfähigkeit, desorientiert, ausgeprägte nächtliche Unruhe, habe nachts Mitbewohner in deren Zimmern besucht und wahnhaft verkannt, Fluchtwünsche		multiple Medikamentenunverträglichkeiten mit behandlungsbedürftigen Nebenwirkungen; hoher Assistenzbedarf bei Aktivitäten des täglichen Lebens und Inkontinenz		im Pflegeheim lebend; entfernt lebende Tochter ist vorsorgebevollmächtigt	

Fallbeschreibungen zum Bedarfs-Cluster 7: erhöhter psychiatrischer und psychosozialer Aufwand

erhöhter Behandlungsbedarf	Psy₂ ●	Som₂ ●	Soz₂ ●
Regelbedarf der Behandlung	Psy₁	Som₁ ●	Soz₁
Mann, 25 Jahre	Psychose aus dem schizophrenen Formenkreis; akute Dekompensation, keine Krankheitseinsicht, Unterbringungsbeschluss, 3. stationäre Behandlung	keine bekannten somatischen Begleiterkrankungen	alleinlebend, Hartz IV, Räumungsklage nach Fehlhandlungen; keine stabilen sozialen Kontakte, kein Kontakt zu den Eltern
Frau, 32 Jahre	heroinabhängig; Substitution mit Beikonsum von Alkohol und Z-Substanzen, fremdmotivierte Behandlung; sehr forderndes Verhalten, auch im Kontakt mit Mitpatienten oft laut und verbal aggressiv	noch keine schweren körperlichen Folgeerkrankungen/Ausschlussdiagnostik typischer Begleiterkrankungen	bisher 6 Kinder, davon leben 2 bei der Mutter, will unter Druck des Jugendamts entgiften
Mann, 50 J.	suizidale/autoaggressive Krise nach schwerer narzisstischer Kränkung durch Fremdgehen der Ehefrau und Zurücksetzung am Arbeitsplatz	Herzinfarkt in der Vorgeschichte	arbeitslos, da impulsiv gekündigt, keine Einkünfte, außerhalb der Ehe kaum soziale Kontakte
Frau, 53 Jahre	seit 67 Wochen aufgrund eines therapieresistenten depressiven Syndroms mit erheblicher Antriebsminderung in ambulanter Behandlung; spricht kaum noch, wenig zugänglich im Kontakt, braucht Motivierung zur Durchführung einfachster Alltagshandlungen	rezidivierende Gastritiden, die gut auf Medikation ansprechen	Mit 83-jähriger blinder Mutter in Zweiraumwohnung lebend; arbeitsunfähig, fehlende soziale Kontakte

Fallvignetten

erhöhter Behandlungsbedarf	Psy₂ •	Som₂	Soz₂ •
Regelbedarf der Behandlung	Psy₁	Som₁ •	Soz₁
Mann, 78 Jahre	schwer depressiv mit Schuldwahn, Verarmungswahn und wahnhafter Überzeugung, an einer Demenz erkrankt zu sein, misstrauisch; krankheitsbedingt deutlich eingeschränkte Kommunikationsmöglichkeiten	kompensierte Herzinsuffizienz, kachektisch	lebt im eigenen Haus, im Verarmungswahn Heizung abgestellt und teilweise ausbauen lassen, notwendige Wartungsverträge gekündigt, Steuern nicht bezahlt, Pfändung bei eigentlich gesicherten finanziellen Verhältnissen; verheiratet, gleichzeitige Behandlung der Ehefrau erforderlich bei Erschöpfungsdepression und beginnender Folie à deux im Hinblick auf Verarmungswahn; keine familiäre Unterstützung, Kinder stehen der Erkrankung der Eltern verständnislos gegenüber

Fallbeschreibungen zum Bedarfs-Cluster 8: erhöhter psychiatrischer, somatischer und psychosozialer Aufwand

erhöhter Behandlungsbedarf	Psy₂ •	Som₂ •	Soz₂ •
Regelbedarf der Behandlung	Psy₁	Som₁	Soz₁
Mann, 19 Jahre	polytoxikomanes Verhalten, psychotische Symptomatik, keine Krankheitseinsicht; verbal aggressiv	Arm nach Fraktur in Fehlstellung verheilt, offene Wunde mit MRSA-Besiedlung nach Fußamputation wegen Gangrän	obdachlos, keine Ausbildung, kein Kontakt zur Familie
Frau, 23 Jahre	PTBS, emotional instabil, mehrfache Suizidversuche, selbstverletzendes Verhalten	schwer einstellbarer Diabetes mellitus Typ 1; Selbstverletzungen erfordern Wundversorgung	therapeutische Wohngemeinschaft, aber Träger wünscht Kündigung wegen gravierender Probleme in der Interaktion mit Mitbewohnern; Grundsicherung, ohne Ausbildung

	erhöhter Behandlungsbedarf Psy₂	Som₂	Soz₂
	Regelbedarf der Behandlung Psy₁	Som₁	Soz₁
Frau, 35 Jahre	mittelgradige Intelligenzminderung; in Konfliktsituationen mit Mitbewohnern wiederholt zunächst fremdaggressive Übergriffe (Kratzen, Schlagen) ...	... danach im Kontext von Schulderleben autoaggressive Handlungen, aktuell mit chirurgischen Versorgungsbedarf und täglichen Verbandswechseln aufgrund tiefer Schnittverletzung	weitgehend alltagsfähig; kommunikativ schwer erreichbar, sehr verschlossen; abseits des akuten Geschehens gefestigte Lebenssituation in einer Wohngemeinschaft gemeinsam mit dem Lebenspartner
Mann, 59 Jahre	schwere Kurzzeitgedächtnisstörung, Desorientierung und Agitiertheit	Ursache ist eine zentrale pontine Myelinolyse nach Hyponaträmie unklarer Genese mit zu schnellem Natriumausgleich; neben amnestischem Syndrom leichte Tetraparese; weiter stark schwankende Natrium-Werte, endokrinologische Diagnostik erforderlich	ungeklärte soziale Situation, soweit feststellbar Einzelgänger, keine sozialen Kontakte, Hartz IV, unklare weitere Versorgung
Mann, 82 Jahre	erhebliche Fremdaggressivität im Rahmen einer vaskulären Demenzerkrankung, Eifersuchtswahn nach rechtshirnigem Infarkt	Verdacht auf Anfallsleiden bei fluktuierender Symptomatik; mäßige Hemiparese links; schlecht eingestellter Blutdruck, schlechter Ernährungsstatus, Mykosen im Schambereich und Ablehnung von Behandlung und Hygiene, Raucher	lebt allein, nachdem Ehefrau aufgrund mehrerer Angriffe ausgezogen ist, verwahrloste Wohnung, Abmahnung, ständige Auseinandersetzungen mit Nachbarn; will auf keinen Fall in ein Heim, lehnt aufsuchende ambulante Hilfen ab

Fallvignetten

Fallvignetten Kinder- und Jugendpsychiatrie zur Ableitung des Behandlungsbedarfs und des Behandlungsaufwandes

Fallbeschreibungen zum Bedarfs-Cluster 1: kein erhöhter Aufwand

erhöhter Behandlungsbedarf	Psy_2	Som_2	Soz_2
Regelbedarf der Behandlung	Psy_1 ●	Som_1 ●	Soz_1 ●
Mädchen, 8 Jahre	Trennungsangst seit Kindergarten, stärker seit Einschulung; zunehmende Anhänglichkeit an Mutter, bleibt nicht mehr allein im Zimmer	täglich vor Schulbesuch Bauch- und Kopfweh; Appetit leicht vermindert, Essverhalten wählerisch aber aktuell ausreichende Mengen, BMI im unteren Normbereich	3. Klasse Grundschule, seit 5 Monaten vermehrt Fehltage, seit 4 Wochen kein Schulbesuch möglich; Mutter Z.n. Mammacarcinom, seit 6 Monaten Behandlung abgeschlossen, steht der Familie wieder voll zur Verfügung
Junge, 14 Jahre	multiple motorische Tics im Gesichts- und Schulterbereich seit Alter 9 Jahre; medikamentöse Therapie aufgrund geringer Wirkung eingestellt; ambulante Psychotherapie von Patient beendet, da es ihm „nichts bringt" und die Hilfe nicht schnell genug komme	Pubertätsakne im Bereich Gesicht, Brust und Rücken begleitet von Verunsicherung	lebt in Pflegefamilie nach frühkindlicher Vernachlässigung, dort integriert bis auf Geschwisterrivalität; wird von Mitschülern gemobbt wegen der Tics
Junge, 15 Jahre	depressive Störung seit 4 Monaten (herabgesetzte Stimmung, Antriebslosigkeit, Konzentrationsstörung) ohne Suizidalität; ambulante Therapie ohne Erfolg; bisweilen Cannabisgebrauch in der letzten Zeit (max. 1 x/Wo.); Einschlafstörungen bis 2 Uhr, spielt am Smartphone	medikamentöse antidepressive Therapie erfolgt ohne besondere Nebenwirkungen	besucht Sportgymnasium, Schulbesuch noch erhalten, aber Leistungsknick (Niveau um 1 Note abgesunken) seit Depression

Fallbeschreibungen zum Bedarfs-Cluster 2: erhöhter somatischer Aufwand

erhöhter Behandlungsbedarf	Psy$_2$	Som$_2$	Soz$_2$
Regelbedarf der Behandlung	Psy$_1$ ●	Som$_1$ ●	Soz$_1$ ●
Junge, 8 Jahre	Aufmerksamkeitsstörung ohne Hyperaktivität; Patient ist ausgeprägt verträumt, bekommt fast nichts vom Unterricht mit, Schulleistungen sehr schwach, Intelligenz durchschnittlich; Selbstwert stark reduziert und leidet unter seiner Symptomatik, dadurch hohe Motivation zur Mitarbeit	seit Alter 2 Jahre Epilepsie, tonische Grand-mal-Anfälle mit Aura, medikamentös sehr schwierig einzustellen; medikamentöse Einstellung des ADS konnte ambulant nicht erfolgen aufgrund der gehäuften Anfälle trotz antiepileptischer Medikation, hat auf Station während medikamentöser ADS-Behandlung Anfälle	besucht 2. Klasse Grundschule einer Körperbehindertenschule, Mutter leicht überbehütend
Junge, 12 Jahre	Störung des Sozialverhaltens mit depressiver Störung; in klinischem Kontext typisches Muster von oppositionellem Verhalten und auch kurzdauernden körperlichen Konflikten mit Mitpatienten; zeigt mittelgradige depressive Symptomatik, Stimmung gereizt-dysphorisch, phasenweise traurig mit vermehrtem Weinen, Interesselosigkeit und Antriebsmangel, lässt sich bei Gruppenaktivitäten durch normale Intervention motivieren	Mukoviszidose, Verlauf der Mukoviszidose ist pulmonal betont, benötigt dreimal täglich aufwändige Bronchialhygiene; Trinkmenge durch geringe Compliance reduziert, dadurch sehr schlechtes Abhusten; aktuell zusätzlich pulmonaler Infekt, Antibiotikagabe erfolgt zusätzlich zu symptomatischer Therapie	ist seit 2 Jahren oppositionell-verweigernd im familiären Kontext und in der Schule, ist in Gleichaltrigengruppe wechselhaft integriert, hat eher oberflächliche Freundschaften; lügt und entwendet den Eltern kleinere Geldbeträge; lebt mit Eltern und jüngerem Bruder, die alle körperlich und psychisch gesund sind, Familie hat gute Unterstützung durch erweitertes Familiensystem und guten familiären Zusammenhalt; besucht 6. Klasse einer Körperbehindertenschule, zunehmend Leistungsprobleme durch oppositionelles Verhalten, gehäufte Fehltage durch somatische Komplikationen
Mädchen, 16 Jahre	mittelgradige Depression, keine Suizidalität	seit 2 Jahren Morbus Crohn mit mehreren Schüben, medikamentös bisher nicht beherrschbar, gehäuft Krankenhausaufenthalte und aktuell gehäuft Durchfälle, Untergewicht, BMI 10, Altersperzentile	schulisch krankheitsbedingt Phasen vermehrter Fehltage, Leistungen im mittleren Bereich, Sozialkontakte stabil; Eltern sind unterstützend, biologische 2-Eltern-Herkunftsfamilie untere Mittelschicht, Eltern sind deutlich in Sorge um die Tochter; die drei Geschwister sind gesund

178

Fallvignetten

Fallbeschreibungen zum Bedarfs-Cluster 3: erhöhter Psychosozialer Aufwand

erhöhter Behandlungsbedarf	Psy₂	Som₂	Soz₂ ●
Regelbedarf der Behandlung	Psy₁ ●	Som₁ ●	Soz₁
Junge, 9 Jahre	ADHS vordiagnostiziert, mit Methylphenidat behandelt, jedoch unregelmäßige Einnahme; sehr unaufmerksam und erhöht ablenkbar, Intelligenz durchschnittlich; wegen Schlafmangels (spätes Zubettgehen, schlechtes Einschlafen) chronisch müde; auf Station mithilfe von normalen Einschlafritualen schläft er gut ein	tendenziell Untergewicht aufgrund Hyperaktivität, frühstückt aber auch nie, ansonsten körperlich fit	schlechte Adhärenz der Eltern, Vater ist alleinerziehend, hat Depression mit bereits mehrfacher stationärer Behandlung, Junge lebt in der Zeit jeweils bei Großmutter, die an einer zunehmenden Demenz leidet; Vater benötigt intensive Unterstützung in sozialen Belangen, bisher keine Unterstützung durch das Jugendamt; Patient besucht 3. Klasse Grundschule, hat 2. Klasse wiederholt, hat Hausaufgaben unvollständig oder gar nicht gemacht, sehr schlechte Schulleistungen; es droht Umschulung in Förderschule
Mädchen, 17 Jahre	Störung des Sozialverhaltens und nicht-suizidales selbstverletzendes Verhalten (Frequenz ca. 1 x/Woche, oberflächliches Ritzen an Unterarmen, multiple reizlose oberflächliche Narben sichtbar); auf Station leicht dominantes und situativ verweigerndes Verhalten, geringe emotionale Offenheit, aber keine nennenswerten Impulsdurchbrüche; stationäre Krisenaufnahme erfolgte vor 2 Tagen nach aggressivem Durchbruch in Einrichtung		wiederholte Aufenthalte in Jugendhilfeeinrichtungen mit mehrfachen Wechseln, derzeitige Wohngruppe droht nach aktuellem aggressivem Durchbruch die Maßnahme (mit integrierter Ausbildung) zu beenden; Patientin hat große Angst Ausbildungsplatz zu verlieren, andererseits große Wut auf Erzieher der Einrichtung

	Psy$_2$	Som$_2$	Soz$_2$
erhöhter Behandlungsbedarf			
Regelbedarf der Behandlung	Psy$_1$ ●	Som$_1$ ●	Soz$_1$
Junge, 13 Jahre	begleitend leicht depressive Symptomatik, die in Anforderungssituationen ausgeprägter ist; ist im stationären Kontext entlastet	somatoforme Störung mit Kopf- und Bauchschmerzen und dadurch eingeschränkte allgemeine Leistungsfähigkeit; keine somatische Begleiterkrankung, vor jetziger Behandlung bereits durch umfangreiche Diagnostik ausgeschlossen	Familie entstammt der gehobenen Mittelschicht, Vater ist Konrektor eines Gymnasiums, Mutter ist Japanerin, Hausfrau seit Abbruch des Musikstudiums aufgrund der Familiengründung, Eltern schätzen ihren Sohn hochbegabt ein, er spielt mehrere Instrumente, Leistungsanforderungen durch Eltern sind überspitzt, Patient hat keine Freizeit, Alltag besteht aus Lernen und Musik, er darf sich nicht mit Freunden treffen, drastische Bestrafungen durch Mutter bei Nichtbefolgen ihrer Anweisungen; ein zusätzlicher psychosozialer Hilfebedarf wird von den Eltern bisher strikt abgelehnt, Prüfung Kinderschutzfall ist erforderlich

Fallvignetten

Fallbeschreibungen zum Bedarfs-Cluster 4: erhöhter psychiatrischer Aufwand

erhöhter Behandlungsbedarf	Psy₂ ●	Som₂	Soz₂
Regelbedarf der Behandlung	Psy₁	Som₁ ●	Soz₁ ●
Junge, 7 Jahre	Störung mit sozialer Ängstlichkeit des Kindesalters; seit Kindergartenalter in sozialer Gruppe sehr ängstlich-zurückhaltend, sozial zurückgezogen, spielt nur wenig in Gruppen mit, spricht nur wenig mit Erzieherinnen, lässt sich auf diese kaum ein; kaum Verbesserung der Symptomatik über die Jahre trotz ambulanter Psychotherapie und Heilpädagogik; starke Ängste vor der anstehenden Einschulung; Patient benötigt altersbedingt enge Begleitung und Haltgebung in Situationen wie Zubettgehen, nächtliches Aufwachen, Gestaltung von Freizeit		lebt mit Eltern und 2 Geschwistern, Mittelschichtfamilie ohne psychosoziale Belastungen, Mutter war in Kindheit ebenfalls ängstlich, jetzt leichte Ängstlichkeit ohne Krankheitswert; Eltern befürchten Mißlingen der Einschulung aufgrund des bisherigen Verlaufs, Hilfen durch das Jugendamt sind bereits angebahnt
Mädchen, 10 Jahre	Zwangsstörung mit stundenlangen Waschzwängen und Toilettenzwängen und Behinderung nahezu aller Abläufe ihres Alltags auf Station; wird aggressiv, wenn Pflege- und Erziehungsdienst Handlungen unterbrechen will; zum Teil Zwangshandlungen auf Zimmer verlegt mit Pulli an- und ausziehen; Patientin lehnt Medikation bisher ab; blockierte vor Aufnahme stundenlang das Familien-Bad, in dem überdies „Merkzettel" auf der Waschmaschine in bestimmter Ordnung für die Patientin von ihr ausgelegt sind, damit bekämpft sie ihre Angst, etwas zu vergessen	Haut der Hände durch gehäuftes Waschen gerötet und rissig, jedoch keine Superinfektion, außer mehrmals täglichem Eincremen keine medizinische Behandlung diesbezüglich notwendig, Patientin kooperiert beim Eincremen	Eltern beide Lehrer, pädagogisch einfühlsam, keine Geschwister; Patientin besucht die Schule (5. Klasse Gymnasium) aufgrund der Zwänge aktuell nicht mehr, vermeidet dadurch auch die dort befürchtete Kontamination, die guten Leistungen lassen jedoch genügend Spielraum ohne dass die Versetzung gefährdet ist

Anhang

erhöhter Behandlungsbedarf	Psy₂ ●		Som₂		Soz₂ ●
Regelbedarf der Behandlung	Psy₁		Som₁ ●		Soz₁ ●
Mädchen, 14 Jahre	beginnende Persönlichkeits-störung vom emotional instabilen Typ und nicht-suizidales selbstverletztendes Verhalten; in Vorgeschichte mehrmals Suiziddrohungen, und -versuche (einmal 4 mg Paracetamol; einmal Versuch der Strangulation mit Handtuch an Heizkörper bei letztem Aufenthalt vor 2 Monaten); Aufnahmegrund waren Suizidgedanken, die andauernd vorhanden sind und nur minimal über den Tag und die Woche in ihrer Intensität fluktuieren; Patientin gibt Handlungsdruck bzgl. Suizidalität an und kann nicht versprechen, sich bei Suizidgedanken zu melden; Wechselhafte Stimmung, Freiwilligkeit der Behandlung ebenfalls wechselnd, aber noch gegeben		nicht-suizidales selbstverletztendes Verhalten täglich, aber oberflächlich; Wundversorgung durch Desinfektion ausreichend		lebt in therapeutischer Wohngruppe
Junge, 15 Jahre	manische Symptomatik seit 3 Wochen, stark gesteigertes Selbstwertgefühl, Größenwahn, Denken stark beschleunigt und phasenweise zerfahren; Antrieb gesteigert, Patient läuft den ganzen Tag umher, kommt nicht zur Ruhe, ist logorrhoisch; unkritisch und hat daher kein Gefahrenbewusstsein, ausgeprägte Schlafstörung mit mehrfach hintereinander durchwachten Nächten; erhöhte Libido, spricht Mädchen an und betatscht sie auch; sehr hohes externes Monitoring bis hin zu Einzelbetreuung ist notwendig; Stimmung gesteigert, zum Teil sehr fröhlich, zum Teil stark gereizt bis aggressiv mit unvorhersehbarem Wechsel		bisher trotz gesteigertem Essensdrangs keine Gewichtszunahme während der Krankheitsepisode		Gymnasiumbesuch 10. Klasse mit sehr guten Leistungen, seit 3 Wochen krankheitsbedingt kein Schulbesuch mehr möglich; lebt bei seiner Mutter gemeinsam mit dem 18-jährigen Bruder, Eltern geschieen, regelmäßiger Kontakt zum Vater, die Eltern ziehen bezüglich der Kinder an einem Strang

Fallvignetten

Fallbeschreibungen zum Bedarfs-Cluster 5: erhöhter somatischer und psychosozialer Aufwand

erhöhter Behandlungsbedarf / Regelbedarf der Behandlung	Psy₂ • / Psy₁ •	Som₂ • / Som₁	Soz₂ • / Soz₁
Mädchen, 11 Jahre	emotionale Störung des Kindesalters mit sozialer Ängstlichkeit, zunehmender sozialer Rückzug	aufgrund eines kindlichen Rheumas (seit Alter 5 Jahre), welches progredient und medikamentös nur schwer beherrschbar ist, ist das Gehen wegen Kontrakturen und Schmerzen nicht mehr möglich, seit 1 Jahr Rollstuhlpflicht	Schwerbehinderung ist anerkannt, Schule jedoch nicht behindertengeeignet; Eltern sind stark auf Behinderung fixiert und „schützen" Mädchen vor möglichen altersgleichen Kontakten; Jugendhilfe wird aus Angst vor möglichen Interventionen des Jugendamts („mischen sich in Familie ein") abgelehnt
Mädchen, 14 Jahre	somatoforme Störung und depressive Symptomatik ohne Suizidalität; gelegentlich oberflächliches Ritzen der Unterarme; leichter sozialer Rückzug	Diabetes mellitus Typ 1, schlecht einstellbar, geringe Compliance der Patientin bezüglich Diät und Blutzucker-Messungen	Eltern hochstrittig getrennt, leben aber noch im gemeinsamen Haus, häufige fruchtlose Auseinandersetzungen, zum Teil mit Handgreiflichkeiten; Patientin steht im Loyalitätskonflikt zwischen den Eltern, Eltern sehen die Bedarfe der Tochter nicht mehr, Kinderschutzfrage muss geklärt werden; krankheitsbedingt Schulvermeidung und vermehrt Schulfehltage
Junge, 16 Jahre	Asperger Syndrom, Verhalten zwanghaft-rigide; störungstypische Veränderungsresistenz ohne aggressive Reaktionen, vielmehr soziale Abwendung und Vermeidung; Leidensdruck vorhanden, hätte gern Freunde, lässt sich mit üblichen therapeutischen Interventionen sozial integrieren; Essverhalten stark ritualisiert mit einseitiger Ernährung und reduzierter Nahrungsmenge	chronisches Untergewicht (BMI 10. Perc.) und Eisenmangelanämie; in den Wochen vor Aufnahme zunehmende Müdigkeit und Antriebslosigkeit; Körperpflege ist stark vernachlässigt (lange ungewaschene Haare, wechselt nur selten die Wäsche, starker Schweißgeruch, sanierungsbedürftiger Zahnstatus), hat behandlungsbedürftigen Fuß- und Nagelpilz, benötigt Kontrolle der Körperpflege; Ein- und Ausfuhrkontrolle und Nahrungsprotokoll erforderlich	seit sechs Monaten besteht eine komplette Schulvermeidung; lebt bei alleinerziehender Mutter, die Hartz IV Empfängerin ist und eine chronifizierte Angststörung hat, durch die sie sozial stark eingeschränkt ist, der sozialpsychiatrische Dienst ist involviert; der Sohn ist ihre Hauptbezugsperson, die Mutter hat bzgl. des Sohnes ausgeprägte Verlustängste; Zusammenarbeit mit dem Jugendamt hat die Mutter bisher abgelehnt

Fallbeschreibungen zum Bedarfs-Cluster 6: erhöhter psychiatrischer und somatischer Aufwand

erhöhter Behandlungsbedarf	Psy₂ ●	Som₂ ●	Soz₂ ●
Regelbedarf der Behandlung	Psy₁	Som₁	Soz₁ ●
Junge, 3 Jahre/6 Monate	globale Entwicklungsstörung mit v.a. frühkindlichem Autismus, bisher bis auf Lautieren keine Sprachentwicklung, motorisch starke Unruhe, stereotype Verhaltensweisen, keine soziale Kontaktaufnahme; im Kindergarten überreizt-aggressives Verhalten und Schreien	Patient ist noch nicht sauber oder trocken, gehäuftes stereotypes Kotschmieren, trägt Windel, muss bis 5 x/Tag gewickelt werden, verweigert Toilettentraining; weder Essen noch Trinken selbstständig möglich	seit 6 Monaten Kindergartenbesuch in Integrations-KiTa mit erhöhtem Betreuungsschlüssel; Eltern sind überlastet, Mutter hatte depressive Phase vor 1 Jahr, nach Medikation und ambulanter psychotherapeutischer Behandlung selbst stabil und symptomfrei; sozialarbeiterische Planung ist erfolgt, eine Sozialpädagogische Familienhilfe ist aktuell vom Jugendamt bewilligt worden
Junge, 9 Jahre	ausgeprägte hyperaktiv-impulsive Symptomatik, Medikation ist erfolgt und trotz mehrfacher Umstellung bisher erfolglos; Entwicklungsstörung motorischer Funktionen mit fein- und grobmotorischer Koordinationsstörung; sehr häufige verbale und körperlich aggressive Auseinandersetzungen mit Gleichaltrigen, oppositionell-verweigerndes Verhalten gegenüber Erwachsenen; mehrfach gezündet, einmalig auf Station Papierkorb angezündet aus Impuls heraus	kardialer Befund einer ERBST, was psychopharmakologische Medikation verkompliziert; floride Neurodermitis, Allergisches- und Belastungs-Asthma, medikamentös schwer einstellbar da schnell QTc-Verlängerung auftritt; gehäufte Stürzen und Unfälle, auch auf Station mit traumatologischer Versorgung; bedarf regelmäßiger Psychomotorik	Schule nur in Eegleitung möglich, Umschulung auf Schule für Körperbehinderte ist erfolgt; hat nur wenige Freunde; geregelte familiäre Verhältnisse, Eltern pädagogisch durch Verhalten ihres Sohnes überfordert, daher ambulante Erziehungshilfe über Jugendhilfe installiert

Fallvignetten

erhöhter Behandlungsbedarf	Psy₂ ●	Som₂ ●	Soz₂
Regelbedarf der Behandlung	Psy₁	Som₁	Soz₁ ●
Mädchen, 13 Jahre	Anorexia nervosa mit BMI 12 Altersperzentile, Amenorrhoe, Obstipation, erhöhter Bewegungsdrang, heimliches exzessives Wassertrinken; keinerlei Krankheitseinsicht, will weitere Gewichtsabnahme, was durch Daueraktivität auf Station auch erfolgt ist, Gewichtskurve stagnierend bzw. undulierend, benötigt 1:1 Betreuung beim Essen, sowie engmaschige Überwachung des Bewegungsverhaltens	Dekubitus-Stellen auf den Sitzhöckern, regelmäßiges Wundmanagement erforderlich; relevanter Perikarderguss kardiologisch kontrollbedürftig; benötigt 1:1 Betreuung bei Körperpflege, sofern sie diese zulässt	entstammt einer leistungsorientierten, formal heilen Familie mit sehr kooperativer, aber mit dem Leben unzufriedenen und überprotektiver Mutter
Mädchen, 15 Jahre	Anorexia nervosa purging type mit Erbrechen und Laxantienabusus, BMI 13, mehrere ambulante Therapien bisher erfolglos, Gewicht weiter abfallend; deutliche Körperschemastörung, verweigert zum Teil Essensplan, zeigt dauernde zwanghafte sportliche Betätigung und Bewegung; aggressive Durchbrüche gegenüber 1:1 Betreuung (rammt ihr Bleistift in die Hand), will nicht Gewicht zunehmen; dennoch freiwilliger Aufenthalt, weil sie sagt, ihre Eltern wünschen Behandlung, dann möchte sie auch	Diabetes mellitus Typ 1, Patientin manipuliert mit Insulin zur Gewichtsabnahme, benötigt intensive Beaufsichtigung beim Insulinmanagement	Eltern sind bezüglich der Symptomatik ihrer Tochter sehr unsicher und ängstlich

Fallbeschreibungen zum Bedarfs-Cluster 7: erhöhter psychiatrischer und psychosozialer Aufwand

erhöhter Behandlungsbedarf	Psy₂ ●	Som₂	Soz₂ ●
Regelbedarf der Behandlung	Psy₁	Som₁ ●	Soz₁
Junge, 6 Jahre/6 Monate	trotzig-oppositionelle Sozialverhaltensstörung; er hört nicht auf Mutter, kommandiert sie und schlägt und tritt sie gelegentlich, im Kindergarten dominant und verbal aggressiv gegenüber Gleichaltrigen; PIA-Behandlung über 1,5 Jahre erfolglos; auf Station bei klarer Strukturvorgabe steuerbar, jedoch hoher Betreuungsaufwand durch Hilfestellung beim An- und Auskleiden und der Körperpflege, Anleitung und Vorgaben bei der Tagesstrukturierung, enge Begleitung und Haltgebung in Situationen wie Zubettgehen, nächtliches Aufwachen, Gestaltung von Freizeit	gelegentlich nächtliches Einnässen (1 x /2 Wochen)	lebt bei Mutter und Großmutter, Vater unbekannt, Mutter leidet an unsicher-vermeidender Persönlichkeitsstörung und rezidivierender Depression (derzeit sich verschlechternd), ist nur unregelmäßig in Behandlung, Mutter ist äußerst erziehungsschwach, wird von eigener Mutter meist entwertet, Mutter ist erzieherisch gewährend, parentifiziert ihren Sohn; Ambulante Familienhilfe wurde von Mutter aufgrund Beeinflussung durch Großmutter bisher abgelehnt; in Kindergarten pädagogisch gerade noch steuerbar; von Einschulung vor 6 Monaten zurückgestellt wegen sozialer Unreife, seither keine Nachreifung
Junge, 11 Jahre	leichte Intelligenzminderung mit Verhaltensstörung, Hyperaktivität, erhöhte Impulsivität mit lautem Schimpfen und Beleidigen, verbales Bedrohen von Mitschülern, Verweigerungsverhalten in Schule und Familie; Intelligenzalter entspricht maximal einem 7-jährigen; besucht die Schule für geistig Behinderte, kann seinen Namen schreiben, ebenso geübte einzelne Worte, kann einfache und dysgrammatische 2-Wort-Sätze schreiben, erkennt Mengen bis 5, addiert sicher bis 10, Subtrahieren nicht möglich	benötigt Begleitung und Unterstützung bei der Körperpflege, beim Ankleiden, bei der Tagesstrukturierung und Handlungsplanung und bei der Selbstregulation; Sauberkeitsentwicklung ist abgeschlossen; es liegen keine somatischen Erkrankungen vor	ist seit 3 Monaten aufgrund der Verweigerung und dem lauten Schreien und Schimpfen nicht mehr beschulbar; Eltern (Vater LKW-Fahrer, nur am Wochenende zu Hause, Mutter Hausfrau, Förderschulabschluss) mit der Erziehung und mit der Alltagsstrukturierung überfordert, Wohnung ist in desolatem Zustand; 8-jähriger Bruder besucht Förderschule, 5-jähriger Bruder einen heilpädagogischen Kindergarten aufgrund globaler Entwicklungsverzögerung; bisher ist keine Jugendhilfemaßnahme installiert, Eltern sehen trotz Empfehlung durch die Schule dazu keinen Bedarf

Fallvignetten

	erhöhter Behandlungsbedarf	Psy₂ •		Som₂		Soz₂ •
	Regelbedarf der Behandlung	Psy₁		Som₁ •		Soz₁
Mädchen, 13 Jahre		Bindungsstörung mit Enthemmung, wahlloses Bindungsverhalten; auf Station gegenüber Mitpatienten und Mitarbeitern distanzgemindert und sexualisiert; kein Gefahrenbewusstsein, häufige und unvermittelte Erregungszustände mit häufigem fremdaggressiven und gelegentlich autoaggressivem Verhalten, Patientin daher unberechenbar, sodass ständige Aufsicht erforderlich ist; aktuell starkes fremdaggressives Verhalten (hat Polizist geschlagen und Mitpatientin gewürgt), nachdem die Polizei das Mädchen nachts am Bahnhof aufgegriffen hat; Unterbringung nach 1631b BGB in der KJPP im geschlossenen Klinikbereich nicht nur zur Krisenbehandlung sondern auch zur Ermöglichung einer Regelbehandlung, ohne, dass die hoch ambivalente Kontaktaufnahme durch Weglaufen unterbrochen oder verhindert wird		Pflegezustand leicht vernachlässigt, sonst keine körperlichen Beeinträchtigungen		bei intelligenzgeminderter Mutter bis Alter 2 Jahre aufgewachsen, dort körperlich und seelisch stark vernachlässigt, seither außerhäusliche Unterbringung mit häufigen Einrichtungs-wechseln aufgrund Problem-verhalten; Promiskuität mit z.T. Beziehungen mit erwachsenen Männern, wohnen in Inobhutnahmestelle, keine Beschulbarkeit, häufiges Entweichen; offene Jugendhilfeangebote sind bis hin zur intensivtherapeutischen Wohnmaßnahme ausgeschöpft

erhöhter Behandlungsbedarf	Psy₂ ●	Som₂	Soz₂ ●
Regelbedarf der Behandlung	Psy₁	Som₁ ●	Soz₁
Mädchen, 15 Jahre	Posttraumatische Belastungsstörung seit mehreren Jahren bei Zustand nach sexuellem Missbrauch i.A. v. 8 Jahren, seit 6 Monaten täglich mehrfach Flashbacks mit panikhaften Angstzuständen und Bewegungslosigkeit, erhöhte Schreckhaftigkeit, ausgeprägte Schlafstörung (2–3 h Schlaf pro Nacht) mit Angst vorm Einschlafen aufgrund frequenter Alpträume (wacht schreiend und weinend auf); Stimmung stark herabgesetzt, häufige Weinanfälle, Gefühl der Sinnlosigkeit, vermehrt Lebensunlust und drängende Suizidgedanken, starker sozialer Rückzug, hält sich fast nur noch in ihrem Zimmer auf; Absprachefähigkeit ist nur unter engmaschiger therapeutischer Begleitung und intensiver Betreuung möglich, mehrere ambulante Therapieversuche sind gescheitert		seit 4 Monaten kein Schulbesuch mehr; Patientin ist im familiären Kontext stark eingebunden und belastet, lebt gemeinsam mit alleinerziehender und arbeitsloser Mutter, älterer Schwester und erwachsenem Bruder, dieser hat einen frühkindlichen Autismus und eine Intelligenzminderung, er ist regelmäßig körperlich aggressiv, wird von der Familie zu Hause im Bett mehrfach wöchentlich fixiert, um die Situation zu beherrschen, ein Heimplatz für den Bruder ist nicht in Sicht; Kontakt zum Jugendamt wird von Seiten der Mutter vermieden, um die unterstützende Tochter nicht zu verlieren

Fallvignetten

Fallbeschreibungen zum Bedarfs-Cluster 8: erhöhter psychiatrischer, somatischer und psychosozialer Aufwand

erhöhter Behandlungsbedarf	Psy_2	Som_2	Soz_2
Regelbedarf der Behandlung	Psy_1	Som_1	Soz_1
Mädchen, 5 Jahre/0 Monate	Verhalten hyperkinetisch mit deutlicher motorischer Unruhe, fehlendem Gefahrenbewusstsein, sehr geringer Konzentrationsspanne, erhöhter Impulsivität; fühlt sich ständig benachteiligt, weint schnell und laut und fordert viel Aufmerksamkeit; benötigt über weite Teile des Tages enge Begleitung durch erwachsene Bezugsperson, ansonsten ständig Streit mit anderen Kindern bis hin zu Handgreiflichkeiten	Pflegezustand schlecht, Mädchen riecht bei Aufnahme ungewaschen, Kleidung ist schmutzig und verraucht; Haut mit Scabies befallen, multiple Kratzeffekte an beiden Handrücken und Unterarmen, z.T. superinfiziert, zudem besteht floride Neurodermitis, bisher unbehandelt; trägt nachts noch Windel, teilweise auch tagsüber aufgrund Einkotens, Sauberkeitserziehung noch nicht abgeschlossen	kommt aus vernachlässigenden psychosozialen Verhältnissen, Eltern leben zusammen, jedoch gehäuft fruchtlose Auseinandersetzungen, Vater schlägt die Mutter bei vermehrtem Alkoholkonsum, Mutter war bereits mit den Kindern (Bruder, 2 Jahre) mehrfach im Frauenhaus, ist aber immer wieder zu ihrem Mann zurückgekehrt; Vater arbeitslos, Familie lebt von Hartz IV; Patientin besucht fast nie den Kindergarten; ambulante Erziehungshilfe ist installiert, Familie arbeitet nur sehr schleppend und auf Druck des Jugendamtes mit
Mädchen, 13 Jahre	Erstmanifestation einer Schizophrenie mit Halluzinationen, wahnhaftem Erleben mit konsekutiven Ängsten, Misstrauen, Erregungszuständen; das Gesamtverhalten ist desorganisiert, fehlende Selbstfürsorge und Fähigkeit zur Alltagsstrukturierung, starker sozialer Rückzug seit 2 Wochen nur im Zimmer bzw. an der Stationstür, weil sie immer wieder gehen will, ist aber freiwillig auf Station, weil ihre Mutter sie bittet	Schlafstörungen mit Hyposomnie, Trinken und Essen eingeschränkt, Gewichtsverlust von 3 kg in 2 Wochen, Einfuhrplan erforderlich, ebenso engmaschiges Begleiten des Essens und Trinkens; Blutentnahme verweigert, auch somatische differentialdiagnostische Untersuchungen und Sicherheitsuntersuchungen zur Medikation nur mit hohem Aufwand und Betreuung möglich	lebt mit Familie seit 2 Jahren in Deutschland, Asylverfahren läuft, Bleibestatus unsicher; Eltern sprechen kaum Deutsch, Familiengespräche nur mit Dolmetscher möglich; Mutter ist traumatisiert und depressiv

erhöhter Behandlungsbedarf	Psy₂ / Psy₁	Som₂ / Som₁	Soz₂ / Soz₁
Regelbedarf der Behandlung			
Junge, 15 Jahre	psychotische Episode mit ausgeprägter halluzinatorisch-desorientierter Symptomatik, ebenso ausgeprägte Angst; benötigt ständige Betreuung	multiple Organmissbildungen, Zustand nach mehrfachen Herz-Operationen; hat regelmäßig tachykarde Krisen mit ärztlich-pflegerischem Interventionsbedarf; deutliche Beeinträchtigung der körperlichen Belastbarkeit; Pflegeaufwand deutlich erhöht	Eltern sind beide alkoholabhängig und kaum in der Lage das Kind zu besuchen, getrennt lebend; Patient lebt bis heute bei der teils fassadär fürsorglichen und mit dem Jugendamt und allen Therapeuten vordergründig kooperierenden Mutter, dennoch sollte aufgrund der Gefährdung durch den erhöhten somatischen Pflegebedarf nach Abklingen der akuten Symptomatik eine Fremdunterbringung angebahnt werden
Junge, 16 Jahre	Abhängigkeit von MDMA, Cannabinoiden und Alkohol, Entzugssymptomatik mit starkem Craving und körperlichen Entzugserscheinungen, aber generell Ablehnung von medikamentöser Unterstützung; sehr wechselhafte Motivation mit Abbruchstendenzen	wegen Trebegang und unregel-mäßigem Essen untergewichtig (BMI 15); Scabiesinfektion der Haut; HIV-Test von ihm bisher abgelehnt, Zahnstatus ruinös mit Schmerzen	zumeist im Obdachlosenmilieu unterwegs, besucht Herkunftsfamilie nur noch alle paar Tage zum Essen und Duschen; wahrscheinliche Erfahrungen auf dem Jungenstrich; etliche Strafanzeigen wegen Diebstahl, Dealen, Drogenbesitz, Bedrohung, Widerstand gegen Polizeibeamte, Schwarzfahren; kein Schulbesuch seit 1,5 Jahren, bis dahin Hauptschule ohne Abschluss bei früherer Sekundarschulempfehlung und bereits zwischenzeitlichem Abstieg auf die Hauptschule nach Klassenwiederholung
Mädchen, 16 Jahre	Doppeldiagnose aus polytoxikomanem Substanzabusus (inkl. Heroin) und emotional instabiler Persönlichkeitsstörung; immer wieder auch suizidale Krisen und fremd- und eigenaggressives Verhalten	schwanger im 4. Monat	zeitweise Prostitution, aktuell keine Maßnahme der Jugendhilfe aktiv (lebt auf Straße)

Fallvignetten

	erhöhter Behandlungsbedarf	Psy₂ ●	Som₂ ●	Soz₂ ●
	Regelbedarf der Behandlung	Psy₁	Som₁	Soz₁
Junge, 17 Jahre		aufgrund Hydrocephalus seit Säuglingsalter mit Liquorshunt versorgt; seit mehrfacher Shuntverlegung und bakterieller Encephalitis i.A.v. 12 Jahren besteht eine organische Persönlichkeitsstörung; Patient ist misstrauisch bis paranoid, Denken rigide und eingeengt, erhöhte Reizbarkeit mit Affekt- und Impulsausbrüchen und explosivem fremdaggressivem Verhalten; ist nicht ohne Begleitung gruppenfähig, hat Mitpatienten und Pflegepersonal unvermittelt geschlagen; Intelligenz im Grenzbereich zwischen niedriger Intelligenz und leichter Intelligenzminderung	Essverhalten ungehemmt mit ausgeprägter Adipositas (BMI 35) und sehr schlecht einstellbarem insulinpflichtigem Diabetes mellitus	seit 2 Jahren nur kurze Schulbesuche in wechselnden Schulen, wurde von allen Schulen wegen des fremdaggressiven Verhaltens verwiesen, Hausunterricht verweigert er; Mutter ist alleinerziehend, lebt mit Sohn in ihrem Elternhaus, Mutter-Sohn-Bindung symbiotisch, Junge ist auch gegenüber Mutter körperlich aggressiv bei Nichterfüllen seiner Bedürfnisse, Mutter ist überzeugt, ihnen werde nicht genug geholfen und keiner verstehe sie, Sie hat die Helfer des Schul- und Jugendhilfesystems durch forderndvorwurfsvolles Verhalten gegen sich aufgebracht, Mutter ist fixiert auf die Unterbringung ihres Sohnes in einem ADHS-Internat

Tätigkeitsprofile

Tätigkeitsprofile Erwachsenenpsychiatrie – Tätigkeitsprofil (allgemeine Tätigkeiten) Ärztlicher Dienst

Individuumbezogene Tätigkeiten

Tätigkeit	unmittelbar patientenbezogene Aufgaben	mittelbar patientenbezogene Aufgaben
Aufnahme des Patienten		■ Stammdatenerhebung
Herstellung einer haltgebenden therapeutischen Beziehung	■ Patientengespräche ■ kurze Patientenkontakte	
Diagnostik	■ Anamnese ■ Exploration ■ Fremdanamnese/Patienten-, Angehörigen-, Netzwerkgespräch zur Problem- und Auftragsklärung (mit anderen Berufsgruppen) ■ körperliche und neurologische Untersuchungen ■ psychopathologischer Befund bei EP ■ biologische und pharmakologische Diagnostik ■ Labor und apparative Diagnostik ■ Nachexploration (OÄ, FÄ etc.) ■ Erhebung von Ressourcen	■ Einholen von Vorbefunden ■ testpsychologische Diagnostik, Indikationsstellung, Wahl des Verfahrens, Durchführung und Auswertung ■ Indizierung von zusätzlichen (Spezialtherapeutischen) Untersuchungen, z.B. neuropsychologischen Verfahren ■ Einschätzung zur Herstellung von Sicherheit für den Patienten und andere
Aufklärung, partizipative Entscheidungsfindung im Rahmen von ...	■ Einzelgesprächen ■ Visiten ■ Patienten-, Angehörigen-, Netzwerkgesprächen ■ Psychoedukation ■ Adhärenzförderung	■ Planung von Belastungserprobungen und Kontrolle derselben
Herstellung von Umweltbezug und Einbeziehung des Umfeldes	■ Trialog ■ Hausbesuche mit Patienten	■ Gespräche mit Bezugspersonen

Tätigkeitsprofile

Tätigkeit	unmittelbar patientenbezogene Aufgaben	mittelbar patientenbezogene Aufgaben
patientenbezogene störungsspezifische Interventionen (leitlinienorientiert, geplant, bezogen auf multiprofessionelle Behandlungsziele)	<ul><li>patientenindividuelle Einzelpsychotherapie</li><li>Gruppenpsychotherapie</li><li>Mitbehandlung somatischer Erkrankungen</li><li>Diagnose und Behandlung somatischer Erkrankungen bei EP</li><li>spezielle psychosoziale Interventionen</li><li>spezielle Therapie- und Trainingsprogramme</li><li>Familientherapie</li></ul>	<ul><li>Angehörigengespräche</li></ul>
medizinische Versorgung	<ul><li>Medikation</li><li>Kontrolle auf unerwünschte Arzneimittelwirkungen und Interaktionen</li><li>Kontrollen auffälliger somatischer Befunde</li><li>Mitbehandlung somatischer Erkrankungen</li></ul>	<ul><li>Koordination und Auswertung konsiliarischer Diagnostik und Mitbehandlung durch andere somatische Fachabteilungen des Krankenhauses</li><li>Supervision der medizinischen Grundversorgung (OÄ)</li></ul>
Krisenintervention	<ul><li>Krisengespräch</li><li>präventive Tätigkeiten und individuelle Deeskalation; auch Erstellen von individuellen Krisenplänen</li><li>Indikationsstellung, Anordnung und Durchführung von freiheitsentziehenden Maßnahmen und Zwangsmedikation (inklusive Einholen der richterlichen Genehmigung)</li><li>Nachsorgehandeln nach Kriseninterventionen</li><li>Maßnahmen zur Herstellung von Sicherheit für den Patienten</li><li>Kommunikation der notwendigen Schritte und Maßnahmen mit dem Patient</li></ul>	<ul><li>Kommunikation der notwendigen Schritte und Maßnahmen mit den Angehörigen, mit externen Stellen (z.B. Betreuern, Gerichten)</li></ul>
Maßnahmen zur Herstellung von Sicherheit (Fremd-/Selbstgefährdung)	<ul><li>Risikoeinschätzung zu aggressivem und selbstverletzendem sowie eigengefährdendem Verhalten bei Aufnahme und kontinuierliche Überprüfung der Einschätzung</li><li>Einschätzung der Betreuungsintensität des Patienten, inklusive möglicher notwendiger Sicherungsmaßnahmen</li></ul>	<ul><li>Kommunikation der notwendigen Schritte und Maßnahmen im Team</li><li>Vor- und Nachbesprechungen von Sicherungsmaßnahmen bzw. Entscheidung über notwendige und nicht notwendige Maßnahmen mit allen Beteiligten</li></ul>

Anhang

Tätigkeit	unmittelbar patientenbezogene Aufgaben	mittelbar patientenbezogene Aufgaben
Maßnahmen zur Förderung von Qualität (patientenbezogen)	■ Verlaufsuntersuchungen ■ Laborkontrollen ■ Programme zur Stärkung der Eigenverantwortung (z.B. Empowerment, Recovery, Selbsthilfe) ■ Gesundheitsförderung	■ CIRS ■ Meldungen von UAW an die Aufsichtsbehörden ■ Fallsupervisionen ■ Beschwerdemanagement
interprofessionelle Tätigkeiten (im Zusammenhang mit der Patientenversorgung)		■ multiprofessionelle Verlaufsbesprechungen ■ Kurzabstimmungen ■ Übergaben ■ Einzelfallsupervisionen ■ Teilnahme an Klinikkonferenzen ■ Therapiekonferenzen im Team
Koordination/Kommunikation mit Behörden und Kostenträgern		■ Gespräche mit Richtern, Polizei und Betreuern ■ Unterbringungsverfahren u.a. SGB XI, SGB XII ■ MDK-Stellungnahmen ■ Kommunikation mit Kostenträgern etc.
Netzwerkarbeit/Zusammenarbeit in regionalen Versorgungsstrukturen (patientenbezogen)		■ Teilnahme an trägerübergreifenden Fallkonferenzen
Dokumentation (patientenbezogen)		■ Anträge, Stellungnahmen ■ Untersuchungs- und behandlungsbezogene Dokumentation ■ Dokumentation für das Abrechnungssystem ■ Dokumentation für ein Personalbemessungssystem ■ Arztbriefe

Tätigkeitsprofile

Tätigkeit	unmittelbar patientenbezogene Aufgaben	mittelbar patientenbezogene Aufgaben
Nachsorgeplanung und Entlassmanagement		▪ Organisation/Übergabe von weiterer Betreuung und Behandlung ▪ ggf. notwendige Änderung der Wohnform ▪ Unterstützung in der Auseinandersetzung mit Behörden
Leitungstätigkeiten (Fallbesprechungen, Supervisionen u.Ä.)		▪ Fallbesprechungen im Team (Vorbereitung und Durchführung) ▪ Supervision der Einzeltherapien und Gruppentherapien für die Assistenzärzte in Weiterbildungen

Strukturelle Settingtätigkeiten

Tätigkeit	Aufgaben
Management von Aufnahme- und Entlassungsprozessen	
Herstellung einer haltgebenden therapeutischen Beziehung	▪ Präsenz auf der Station (geordnete Ansprechbarkeit)
Maßnahmen zur Förderung von Qualität (strukturell)	▪ Behandlungspfade ▪ Qualitätszirkel ▪ Erhebung von Qualitätsindikatoren ▪ Stationskonzepte zur Gewaltprävention ▪ Deeskalationstraining ▪ Teamsupervisionen ▪ Strukturen, die der Deeskalation dienen
interprofessionelle Tätigkeiten (Team, Arbeitsorganisation, Führung, Weiterbildung)	▪ Konzeptbesprechungen im Team ▪ Teamsupervisionen ▪ stationsübergreifende Gremienbesprechungen ▪ Betreuung von Studierenden und Praktikanten, Ärzten und Psychotherapeuten in Ausbildung

Tätigkeit	Aufgaben
Management der Netzwerkarbeit/Zusammenarbeit in regionalen Versorgungsstrukturen	■ Kenntnis über psychosoziale Netzwerke und Pflege derselben ■ Zusammenarbeit mit Kooperationspartnern ■ Netzwerkkonferenzen ■ Netzwerkmanagement
Dokumentation (organisationsbezogen)	■ Dokumentation für einrichtungsübergreifende Qualitätssicherung und statistische Erhebungen
Leitungstätigkeiten (Führung und Organisation der Behandlungseinheit)	■ Dienstplanung ■ Personalorganisation ■ Personalentwicklungsmanagement ■ Klinikorganisation ■ interne Koordinierung ■ Jahres- und Konfliktgespräche ■ Vor- und Nachbereitung von Stationsgesprächen etc. ■ Konzeptbesprechungen im Team (Vorbereitung und Durchführung) ■ Teilnahme an Klinikkonferenzen (Vorbereitung, Durchführung und Nachbereitung) ■ Weiterentwicklung der Stations- und Behandlungskonzepte ■ Weiterentwicklung der Klinikstrategie ■ theoretische (curriculare) Weiterbildung für die Assistenzärzte
Fort- und Weiterbildungen	■ Einarbeitung, Mentoring ■ Teilnahme, Organisation und Durchführung von Fort- und Weiterbildungsveranstaltungen/Personalentwicklungsmaßnahmen ■ Teilnahme an Personalentwicklungsmaßnahmen ■ regelhafte Unterweisung in Hygiene, Deeskalationsmanagement, Datenschutz, Arbeitsschutz, Brandschutz, Medizinproduktegesetz, Erste Hilfe und Reanimation

Tätigkeitsprofile

Erwachsenenpsychiatrie – Tätigkeitsprofil (allgemeine Tätigkeiten) Bewegungstherapie

Individuumbezogene Tätigkeiten

Tätigkeit	unmittelbar patientenbezogene Aufgaben	mittelbar patientenbezogene Aufgaben
Herstellung einer haltgebenden therapeutischen Beziehung	■ Einzelgespräche ■ Gruppengespräche ■ kurze Patientenkontakte ■ Netzwerkgespräche mit Patienten	■ Netzwerkgespräche mit Angehörigen, Sorgeberechtigten, Betreuern
Diagnostik	■ Anamnese im Hinblick auf die eingesetzte Methodik berufseigene Diagnostik und Exploration einschließlich Erhebung der Ressourcen u.U. unter Einbezug spezifischer Testverfahren ■ Patienten- und ggfs. Angehörigengespräche zu Ergebnissen der Diagnostik, Zielen und Beratung	■ Rezeption der von anderen Berufsgruppen erarbeiteten Befunde (Biographie, Diagnostik etc.) ■ Einholung von fallbezogenen Informationen von fachtherapeutischen Vorbehandlungen ■ Fremdanamnese und Einbezug des erweiterten Klienten
Aufklärung, partizipative Entscheidungsfindung im Rahmen von …	■ Psychoedukation ■ Adhärenzförderung ■ fachspezifischer Beratung	■ Mitwirkung an der Behandlungsplanung
Herstellung von Umweltbezug und Einbeziehung des Umfeldes	■ Trialog ■ Hausbesuche mit Patienten	■ Gespräche mit Bezugspersonen
patientenbezogene störungsspezifische Interventionen (leitlinienorientiert, geplant, bezogen auf multiprofessionelle Behandlungsziele)	■ Bewegungstherapie im Einzelsetting oder Gruppensetting (z.B. Physiotherapie, konzentrative Bewegungstherapie, Entspannungsverfahren, Achtsamkeitstraining, Spiele, Ausdauertraining, Beweglichkeits- und Geschicklichkeitstraining, Körperwahrnehmung, Aktivierung realistischer Selbstwahrnehmung, Selbstfürsorge und Selbstwirksamkeit, Training realitätsbezogener und alltagsrelevanter Kompetenzen, Bewegungstherapie im Gruppensetting) ■ Mitbehandlung somatischer Erkrankungen (z.B. bei motorischen/sensomotorischen oder kognitiven Problemen: Physiotherapie, Funktionstraining) ■ spezielle psychosoziale Interventionen z.B. soziales Kompetenztraining, Skillstraining, Psychoedukation, Gruppenaktivitäten, Außenaktivitäten, Projektarbeit	

Anhang

Tätigkeit	unmittelbar patientenbezogene Aufgaben	mittelbar patientenbezogene Aufgaben
Krisenintervention	▪ präventive Tätigkeiten und individuelle Deeskalation ▪ Nachsorgehandeln nach Kriseninterventionen ▪ Maßnahmen zur Herstellung von Sicherheit für den Patienten ▪ Kommunikation der notwendigen Schritte und Maßnahmen mit dem Patienten (Krisengespräch?)	▪ Kommunikation der notwendigen Schritte und Maßnahmen mit den Angehörigen und externen Stellen
Maßnahmen zur Förderung von Qualität (patientenbezogen)	▪ Programme zur Stärkung der Eigenverantwortung (z.B. Empowerment, Recovery, Selbsthilfe) ▪ Durchführung von Deeskalationsmaßnahmen	▪ Fallbesprechung im Qualitätszirkel ▪ Fallsupervisionen ▪ Behandlungspfade
interprofessionelle Tätigkeiten (im Zusammenhang mit der Patientenversorgung)	▪ Visiten	▪ multiprofessionelle Verlaufsbesprechungen inkl. Visiten ▪ Kurzabstimmungen ▪ Fallsupervisionen ▪ Therapiekonferenzen im Team
Netzwerkarbeit/Zusammenarbeit in regionalen Versorgungsstrukturen (patientenbezogen)		▪ Teilnahme an trägerübergreifenden Fallkonferenzen
Dokumentation (patientenbezogen)		▪ Dokumentation der Diagnostik und therapeutischen Interventionen und Evaluation ▪ Dokumentation der Behandlungsplanung und Durchführung ▪ klientenorientierte, leistungsbezogene Dokumentation
Nachsorgeplanung und Entlassmanagement (mit anderen Berufsgruppen) auf der Basis des (fortlaufenden) Assessments	▪ Sicherung und Verbesserung der sozialen Teilhabe ▪ Hilfsmittelberatung und -versorgung (Physiotherapie)	▪ Beteiligung an der Organisation/Übergabe von weiterer Betreuung und Behandlung ▪ Vermittlung von externen Angeboten in (sozio-)kulturellen Projekten und Institutionen, Vereinen, VHS etc.
Leitungstätigkeiten (Fallbesprechungen, Supervisionen u.Ä.)		▪ Fallbesprechungen im Team (Vorbereitung und Durchführung) ▪ Sicherung beruflicher und sozialer Teilhabe ▪ trägerübergreifende Fallkonferenzen

Tätigkeitsprofile

Strukturelle Settingtätigkeiten

Tätigkeit	Aufgaben
Herstellung einer haltgebenden therapeutischen Beziehung	■ Präsenz auf der Station (geordnete Ansprechbarkeit) ■ Mitwirkung an der Milieugestaltung ■ Mitgestaltung von einrichtungs-, stations- und bereichsspezifischen Veranstaltungen ■ Teilnahme an Stationsversammlungen u.a.
Maßnahmen zur Förderung von Qualität (strukturell)	■ Mitwirkung an der Entwicklung von Behandlungskonzepten ■ Behandlungspfade ■ Erhebung von Qualitätsindikatoren ■ Programme zur Stärkung der Eigenverantwortung ■ Implementierung und Organisation von Qualitätszirkeln ■ Projektförderung ■ CIRS ■ Deeskalationstraining ■ Schaffung und Unterhaltung von Strukturen, die der Deeskalation dienen ■ Evaluation von Durchführungsmaßnahmen ■ Stationskonzepte zur Gewaltprävention ■ Team-Supervision ■ Beschwerdemanagement
interprofessionelle Tätigkeiten (Team, Arbeitsorganisation, Führung, Weiterbildung)	■ Konzeptbesprechungen im Team ■ Teamsupervisionen ■ Betreuung von Schülern, Studierenden und Praktikanten ■ stationsübergreifende Gremienbesprechungen
Management der Netzwerkarbeit/Zusammenarbeit in regionalen Versorgungsstrukturen	■ Kenntnis über psychosoziale Netzwerke und Pflege derselben ■ Zusammenarbeit mit Kooperationspartnern

Tätigkeit	Aufgaben
Leitungstätigkeiten (Führung und Organisation der Behandlungseinheit)	■ Einsatzplanung ■ Personalorganisation und Personalentwicklung ■ Jahres- und Konfliktgespräche ■ Konzeptbesprechungen im Team (Vorbereitung und Durchführung) ■ Teilnahme an Klinikkonferenzen ■ Entwicklung von Stations- und Behandlungskonzepten ■ Orientierung an (inter-)nationalen Standards und Evidenz ■ Beteiligung an der Entwicklung von Klinikstrukturen ■ Zusammenarbeit mit Kooperationspartnern ■ abteilungsbezogene Verwaltungsaufgaben wie: Urlaubsplanung, Materialbeschaffung und Organisation, Aufräumen usw. ■ Wegezeiten
Fort- und Weiterbildungen	■ Einarbeitung, Mentoring ■ berufsspezifische Arbeitssitzungen ■ Teilnahme, Organisation und Durchführung von (internen und externen) Fort- und Weiterbildungsveranstaltungen ■ regelhafte Unterweisung in Hygiene, Deeskalationsmanagement, Datenschutz, Arbeitsschutz, Erste Hilfe

Tätigkeitsprofile

Erwachsenenpsychiatrie – Tätigkeitsprofil (allgemeine Tätigkeiten) Ergotherapie

Individuumbezogene Tätigkeiten

Tätigkeit	unmittelbar patientenbezogene Aufgaben	mittelbar patientenbezogene Aufgaben
Herstellung einer haltgebenden therapeutischen Beziehung	■ Einzelgespräche ■ Gruppengespräche ■ kurze Patientenkontakte ■ Netzwerkgespräche mit Patienten	■ Netzwerkgespräche mit Angehörigen, Betreuern
Diagnostik	■ Anamnese im Hinblick auf die eingesetzte Methodik berufseigene Diagnostik und Exploration ■ spezifische Testverfahren/Assessments, wie z.B. COPM, MOHO Assessments etc. ■ Erhebung von Ressourcen ■ Gespräch über die individuelle Behandlungsplanung ■ Patientengespräche zu Ergebnissen der Diagnostik, Zielen und Beratung	■ Rezeption der bereits auf der Station erarbeiteten Befunde (Biographie, Diagnostik etc.) ■ Einholung von fallbezogenen Informationen von fachtherapeutischen Vorbehandlungen ■ Fremdanamnese und Einbezug des erweiterten Klienten ■ Angehörigengespräche zu Ergebnissen der Diagnostik, Zielen und Beratung
Aufklärung, partizipative Entscheidungsfindung im Rahmen von ...	■ Psychoedukation ■ Adhärenzförderung ■ fachspezifische Beratung	■ Mitwirkung an der Behandlungsplanung
Herstellung von Umweltbezug und Einbeziehung des Umfeldes	■ Trialog ■ Aufsuchende Arbeit/Hausbesuche mit Patienten	■ Gespräche mit Bezugspersonen

Tätigkeit	unmittelbar patientenbezogene Aufgaben	mittelbar patientenbezogene Aufgaben
patientenbezogene störungsspezifische Interventionen (leitlinienorientiert, geplant, bezogen auf multiprofessionelle Behandlungsziele)	■ störungsspezifische erweiterte Diagnostik, spezielle Testverfahren/Assessments ■ Ergotherapeutische Befunderhebung und Diagnostik der Betätigungsprobleme und -bedarfe auch mit standardisierten und evaluierten Assessments und Testverfahren (z.B. mit COPM, MOHO, OSA = Occupational Self Assesment etc.) ■ Modellgeleiteter Therapieprozess ■ Ergotherapie im Einzelsetting Stationär, StäB, ambulant (z.B. Aktivierung, Wahrnehmungsförderung, Selbstwahrnehmung/-reflexion, Förderung/Regulierung von Ausdrucksfähigkeit, Kontaktanbahnung und Beziehungsaufbau, Training von alltags- und berufsrelevanten Kompetenzen, Förderung der Selbständigkeit, Entwicklungsförderung, Erfahrung/Entwicklung von Ressourcen, Entwicklung von Handlungsoptionen/-strukturen/-kompetenzen, Skillstraining, spieltherapeutische Maßnahmen, psychomotorische Behandlung, Achtsamkeitstraining, sensorische Integrationstherapie, tiergestützte Therapie ■ Ergotherapie im Gruppensetting Stationär, StäB, ambulant (z.B.: s. Einzelsetting) ■ Training von alltags- und berufsrelevanten Kompetenzen, Förderung der Selbstversorgung und Selbstfürsorge, Koch-/Genusstraining, Außenaktivitäten, arbeitstherapeutische und arbeitsbezogene Maßnahmen ■ Einbeziehung von Angehörigen/Betreuern ■ Mitbehandlung somatischer Erkrankungen (z.B. bei motorischen/sensomotorischen oder kognitiven Problemen: Funktionstraining, Kompensationstraining, Selbstversorgung, Entwicklungsförderung, Lernbegleitung) ■ spezielle psychosoziale Interventionen (z.B. soziales Kompetenztraining, Skillstraining, Begleitung und Beratung in Lebenslagen, Gruppenaktivitäten, Außenaktivitäten, Projektarbeit)	
Krisenintervention	■ präventive Tätigkeiten und individuelle Deeskalation ■ Nachsorgehandeln nach Kriseninterventionen ■ Maßnahmen zur Herstellung von Sicherheit für den Patienten ■ Kommunikation der notwendigen Schritte und Maßnahmen mit dem Patienten	■ Kommunikation der notwendigen Schritte und Maßnahmen mit Angehörigen und Betreuern

Tätigkeitsprofile

Tätigkeit	unmittelbar patientenbezogene Aufgaben	mittelbar patientenbezogene Aufgaben
Maßnahmen zur Förderung von Qualität (patientenbezogen)	■ Programme zur Stärkung der Eigenverantwortung (z.B. Empowerment, Recovery, Selbsthilfe) ■ verstärkte Verlaufsuntersuchungen	■ Fallsupervisionen
interprofessionelle Tätigkeiten (im Zusammenhang mit der Patientenversorgung)	■ Visiten	■ multiprofessionelle Verlaufsbesprechungen (inkl. Visiten) ■ Kurzabstimmungen zwischendurch ■ Einzelfallsupervisionen ■ Therapiekonferenzen im Team
Netzwerkarbeit/Zusammenarbeit in regionalen Versorgungsstrukturen (patientenbezogen)		■ Teilnahme an trägerübergreifenden Fallkonferenzen ■ Sicherung beruflicher und sozialer Teilhabe
Dokumentation (patientenbezogen)		■ Dokumentation der Diagnostik und therapeutischen Interventionen und Evaluation ■ Dokumentation der Behandlungsplanung und Durchführung ■ klientenorientierte Leistungsdokumentation
Nachsorgeplanung (mit anderen Berufsgruppen) auf der Basis des (fortlaufenden) Assessments	■ ggf. Hilfsmittelberatung und -versorgung ■ Vorbereitung und Begleitung von (beruflichen) Belastungserprobungen	■ Beteiligung an der Organisation/Übergabe von weiterer Betreuung und Behandlung ■ Vermittlung von externen Angeboten in soziokulturellen Projekten, Vereinen, VHS etc. ■ Sicherung und Verbesserung der sozialen Teilhabe

Strukturelle Settingtätigkeiten

Tätigkeit	Aufgaben
Herstellung einer haltgebenden therapeutischen Beziehung	■ Präsenz auf der Station (geordnete Ansprechbarkeit) ■ Mitwirkung an der Milieugestaltung ■ Mitgestaltung von einrichtungs-, stations- und bereichsspezifischen Veranstaltungen ■ Teilnahme an Stationsversammlungen u.a.
Maßnahmen zur Förderung von Qualität (strukturell)	■ CIRS ■ präventive Deeskalationsmaßnahmen ■ Erhebung von Qualitätsindikatoren ■ Qualitätszirkel ■ Stationskonzepte zur Gewaltprävention ■ Teamsupervisionen ■ Beschwerdemanagement ■ Mitwirkung an der Entwicklung von Behandlungskonzepten ■ Projektförderung ■ Behandlungspfade
interprofessionelle Tätigkeiten (Team, Arbeitsorganisation, Führung, Weiterbildung)	■ Konzeptbesprechungen im Team (Vorbereitung und Durchführung) ■ Teamsupervisionen ■ Betreuung von Schülern, Studierenden und Praktikanten ■ stationsübergreifende Gremienbesprechungen
Management der Netzwerkarbeit/Zusammenarbeit in regionalen Versorgungsstrukturen	■ Kenntnis über psychosoziale Netzwerke und Pflege derselben ■ Zusammenarbeit mit Kooperationspartnern ■ trägerübergreifende Fallkonferenzen

Tätigkeitsprofile

Tätigkeit	Aufgaben
Leitungstätigkeiten (Führung und Organisation der Behandlungseinheit)	■ Einsatzplanung ■ Personalorganisation und Personalentwicklung ■ Konzeptentwicklung, -weiterentwicklung, -erneuerung ■ Jahres- und Konfliktgespräche ■ Fallbesprechungen im Team (Vorbereitung und Durchführung) ■ Teilnahme an Klinikkonferenzen ■ Qualitätsmanagement ■ vor- und nachbereitende Maßnahmen ■ Orientierung an (inter-)nationalen Standards und Evidenz ■ abteilungsbezogene Verwaltungsaufgaben wie: Urlaubs- und Vertretungsplanung; Beschaffung, Organisation und Wartung der Arbeitsmittel und Materialien ■ Wegezeiten ■ Entwicklung von Stations- und Behandlungskonzepten ■ Beteiligung an der Entwicklung von Klinikstrukturen
Fort und Weiterbildungen	■ Einarbeitung, Mentoring ■ berufsspezifische Arbeitssitzungen ■ Teilnahme, Organisation und Durchführung von (internen und externen) Fort- und Weiterbildungsveranstaltungen ■ regelhafte Unterweisung in Hygiene, Deeskalationsmanagement, Datenschutz, Arbeitsschutz, Erste Hilfe

205

Erwachsenenpsychiatrie – Tätigkeitsprofil (allgemeine Tätigkeiten) Künstlerische Therapien

Individuumbezogene Tätigkeiten

Tätigkeit	unmittelbar patientenbezogene Aufgaben	mittelbar patientenbezogene Aufgaben
Herstellung einer haltgebenden therapeutischen Beziehung	■ Einzelgespräche ■ Gruppengespräche ■ kurze Patientenkontakte ■ Netzwerkgespräche mit Patienten	■ Netzwerkgespräche mit Angehörigen, Sorgeberechtigten, Betreuern
Diagnostik	■ Anamnese im Hinblick auf die eingesetzte Methodik ■ berufseigene Diagnostik und Exploration (einschließlich Erhebung der Ressourcen, u.U. unter Einbezug spezifischer Testverfahren) ■ Patientengespräche zu Ergebnissen der Diagnostik, Zielen und Beratung	■ Rezeption der bereits auf der Station erarbeiteten Befunde (Biographie, Diagnostik etc.) ■ Einbezug von Angehörigen und weiteren Personen aus dem Umfeld ■ Einholung von fallbezogenen Informationen von spezialtherapeutischen Vorbehandlungen ■ ggf. Angehörigengespräche zu Ergebnissen der Diagnostik, Zielen und Beratung
Aufklärung, partizipative Entscheidungsfindung im Rahmen von …	■ Psychoedukation ■ Adhärenzförderung ■ fachspezifische Beratung	■ Mitwirkung an der Behandlungsplanung
Herstellung von Umweltbezug und Einbeziehung des Umfeldes	■ Trialog ■ Hausbesuche mit Patienten	■ Gespräche mit Bezugspersonen

Tätigkeitsprofile

Tätigkeit	unmittelbar patientenbezogene Aufgaben	mittelbar pat entenbezogene Aufgaben
patientenbezogene störungsspezifische Interventionen (leitlinienorientiert, geplant, bezogen auf multiprofessionelle Behandlungsziele)	■ Künstlerische Therapien (KT) im Einzelsetting, Stationär, StäB, ambulant (z.B. Steuerung der Aufmerksamkeit, Reizregulation, Kontaktanbahnung und Beziehungsaufbau, Strukturierung und Stabilisierung mit künstlerischen Strukturen und Prozessen, Affekt-, Spannungs- und Antriebsregulierung, Wahrnehmungsförderung und -differenzierung, Förderung der aktiven und rezeptiven Gestaltungskompetenz, Entwicklungsförderung, Aktivierung realistischer Körper- und Selbstwahrnehmung, Selbstfürsorge und Selbstwirksamkeit, Entwicklung von Symbolisierungs-, Reflexions- und Verbalisierungsfähigkeit, Förderung der Selbständigkeit, Tagestrukturierung, Training sozialer, realitätsbezogener und alltagsrelevanter Kompetenzen, Förderung spielerischen Probehandelns, Erfahrung/Entwicklung von Ressourcen, Förderung von Krankheitsverständnis und Recovery) ■ Künstlerische Therapien (KT) im Gruppensetting Stationär, StäB, ambulant (z.B.: s. Einzelsetting) ■ störungsspezifisch erweiterte Diagnostik im Verlauf ■ Mitbehandlung somatischer Erkrankungen (z.B. bei motorischen/sensomotorischen oder kognitiven Problemen) ■ Mitwirkung an oder Durchführung von weiteren Einzel- oder Gruppentherapien, Milieugestaltung mit speziellen psychosozialen Interventionen (z.B. soziales Kompetenztraining, Skillstraining, Psychoedukation, Gruppenaktivitäten, Außenaktivitäten, Projektarbeit, Maßnahmen zur Entwicklung eines gesundheitsförderlichen Lebensstils)	■ Einbeziehung von Angehörigen und weiteren Personen aus dem Umfeld
Krisenintervention	■ präventive Tätigkeiten und individuelle Deeskalation ■ Nachsorgehandeln nach Kriseninterventionen ■ Maßnahmen zur Herstellung von Sicherheit für den Patienten ■ Kommunikation der notwendigen Schritte und Maßnahmen mit dem Patienten	■ Kommunikation der notwendigen Schritte und Maßnahmen mit den Angehörigen und externen Stellen
Maßnahmen zur Förderung von Qualität (patientenbezogen)	■ Programme zur Stärkung der Eigenverantwortung (z.E. Empowerment, Recovery, Selbsthilfe) ■ verstärkte Verlaufsuntersuchungen	■ Fallsupervisionen

Tätigkeit	unmittelbar patientenbezogene Aufgaben	mittelbar patientenbezogene Aufgaben
interprofessionelle Tätigkeiten (im Zusammenhang mit der Patientenversorgung)	■ Visiten	■ multiprofessionelle Verlaufsbesprechungen ■ Kurzabstimmungen ■ Fallsupervisionen ■ Therapiekonferenzen im Team
Netzwerkarbeit/Zusammenarbeit in regionalen Versorgungsstrukturen (patientenbezogen)		■ Teilnahme an trägerübergreifenden Fallkonferenzen
Dokumentation (patientenbezogen)		■ Dokumentation der Diagnostik und therapeutischen Interventionen und Evaluation ■ Dokumentation der Behandlungsplanung und Durchführung ■ leistungsbezogene Dokumentation
Nachsorgeplanung (mit anderen Berufsgruppen) auf der Basis des (fortlaufenden) Assessments		■ Beteiligung an der Organisation/Übergabe von weiterer Betreuung und Behandlung ■ Vermittlung von externen Angeboten in (sozio-)kulturellen Projekten und Institutionen, Vereinen, VHS etc. ■ Sicherung und Verbesserung der sozialen Teilhabe
Leitungstätigkeiten (Fallbesprechungen, Supervisionen u.Ä.)		■ Fallbesprechungen im Team (Vorbereitung und Durchführung)

Tätigkeitsprofile

Strukturelle Settingtätigkeiten

Tätigkeit	Aufgaben
Herstellung einer haltgebenden therapeutischen Beziehung	■ Präsenz auf der Station (geordnete Ansprechbarkeit) ■ Mitwirkung an der Milieugestaltung ■ Teilnahme an Stationsversammlungen u.a. ■ Mitgestaltung von sonstigen stations-, bereichs- und einrichtungsbezogenen Veranstaltungen
Maßnahmen zur Förderung von Qualität (strukturell)	■ CIRS ■ präventive Deeskalationsmaßnahmen ■ Erhebung von Qualitätsindikatoren ■ Qualitätszirkel ■ Stationskonzepte zur Gewaltprävention ■ Teamsupervisionen ■ Beschwerdemanagement ■ Mitwirkung an der Entwicklung von Behandlungskonzepten ■ Projektförderung ■ Behandlungspfade
interprofessionelle Tätigkeiten (Team, Arbeitsorganisation, Führung, Weiterbildung)	■ Konzeptbesprechungen im Team (Vorbereitung und Durchführung) ■ Teamsupervisionen ■ Betreuung von Schülern, Studierenden und Praktikanten ■ stationsübergreifende Gremienbesprechungen
Management der Netzwerkarbeit/Zusammenarbeit in regionalen Versorgungsstrukturen	■ Kenntnis über psychosoziale Netzwerke und Mitwirkung der Weiterentwicklung ■ Zusammenarbeit mit Kooperationspartnern ■ Gremienarbeit ■ Netzwerkmanagement ■ Mitwirkung an der Verbesserung regionaler Versorgungsstrukturen

Tätigkeit	Aufgaben
Leitungstätigkeiten (Führung und Organisation der Behandlungseinheit)	■ Einsatzplanung ■ Personalorganisation und Personalentwicklung ■ Konzeptentwicklung, -weiterentwicklung, -erneuerung ■ Jahres- und Konfliktgespräche ■ Fallbesprechungen im Team (Vorbereitung und Durchführung) ■ Teilnahme an Klinikkonferenzen ■ Qualitätsmanagement ■ Vor- und nachbereitende Maßnahmen ■ Orientierung an (inter-)nationalen Standards und Evidenz ■ abteilungsbezogene Verwaltungsaufgaben wie Urlaubs- und Vertretungsplanung; Beschaffung, Organisation und Wartung der Arbeitsmittel und Materialien ■ Wegezeiten ■ Entwicklung von Stations- und Behandlungskonzepten ■ Beteiligung an der Entwicklung von Klinikstrukturen
Fort- und Weiterbildungen	■ Einarbeitung, Mentoring ■ berufsspezifische Arbeitssitzungen ■ Teilnahme, Organisation und Durchführung von (internen und externen) Fort- und Weiterbildungsveranstaltungen ■ regelhafte Unterweisung in Hygiene, Deeskalationsmanagement, Datenschutz, Arbeitsschutz, Erste Hilfe

Tätigkeitsprofile

Erwachsenenpsychiatrie – Tätigkeitsprofil (allgemeine Tätigkeiten) Pflege

Individuumbezogene Tätigkeiten

Tätigkeit	unmittelbar patientenbezogene Aufgaben	mittelbar patientenbezogene Aufgaben
Aufnahme des Patienten	■ Durchführung aller Aufnahmeabläufe und Hilfestellung beim Einzug/Umgebungswechsel unter Einbezug des sozialen Umfelds ■ administrative Aufgaben (z.B. Stammdatenerfassung, Einverständniserklärungen, Sicherung Wertsachen u.a.m.) ■ Assistenz Einzug (nach Bedarf) und Hilfen zur Anpassung/Orientierung im neuen Umfeld (einschließlich Vorstellung der Station: Mitpatienten, Mitarbeitenden, Konzept, Räume und Abläufe)	
Herstellung einer haltgebenden therapeutischen Beziehung	■ regelmäßige Kontaktangebote/Gespräche (mindestens täglich, auch nachgehend) ■ Einzelgespräche (situativ)	■ als Ansprechperson präsent sein und auf situative Bedürfnisse und Belange reagieren (being there)
Durchführung Pflegeprozess	■ Pflegeassessment inklusive Risikoscreenings und Pflegediagnostik ■ Mitwirkung an der multiprofessionellen Diagnostik ■ Pflegeplanung ■ Verlaufs-Monitoring und Pflegeevaluation ■ geplante Einzelgespräche	
Management psychosozialer und körperlicher Funktionseinschränkungen	■ Aufsicht, Motivation, Training, Assistenz oder stellvertretende Übernahme von Aktivitäten des Täglichen Lebens (wie Nahrungsaufnahme, Mobilität, Eigenhygiene, Kommunikation etc.) ■ Aufsicht, Motivation, Training, Assistenz oder stellvertretende Übernahme von instrumentellen Aktivitäten des Täglichen Lebens (wie Haushaltsführung, Einkaufen, Behördenbesuche, Spielen, Wahrnehmung sozialer Rollen inklusive Elternrolle etc.)	

Tätigkeit	unmittelbar patientenbezogene Aufgaben	mittelbar patientenbezogene Aufgaben
Aufklärung, partizipative Entscheidungsfindung im Rahmen von ...	■ Einzelgesprächen ■ Visiten ■ Patienten-, Angehörigen-, Netzwerkgesprächen ■ Psychoedukation ■ Adhärenzförderung, Informieren und Beraten (bzgl. Gesundheitsförderung, Problemlösung)	■ Planung von Belastungserprobungen und Kontrolle derselben
Herstellung von Umweltbezug und Einbeziehung des Umfeldes	■ Trialog ■ Hausbesuche mit Patienten	■ Gespräche mit Bezugspersonen
patientenbezogene störungsspezifische Interventionen (leitlinienorientiert, geplant, bezogen auf multiprofessionelle Behandlungsziele)	■ Patientenberatung, Psychoedukation ■ Durchführung von strukturierten/manualisierten psychotherapeutischen Maßnahmen (z.B. Adhärenztherapie, MI, Themengruppen, DBT-Tools etc.) (Einzel/Gruppe) ■ Achtsamkeitsübungen, Entspannungs- und ähnliche Verfahren (Einzel/Gruppe) ■ Skillstrainings, weitere Trainingsprogramme (z.B. Memorytraining, Medikamententraining, Genusstraining etc.) (Einzel/Gruppe) ■ Maßnahmen im Rahmen des Symptom- und Verhaltensmanagements (z.B. Realitätsorientierung, Emotionsregulierung, Verhaltensrückmeldung etc.; auch Schmerzmanagement oder Interventionen zur Schlafförderung) ■ Umsetzung oder Begleitung von Therapieschritten (wie z.B. Essbegleitung, begleitete Expositionen, Umsetzung VT-Pläne, Anwendung Verstärkerprogramme) ■ Beteiligung an Gruppentherapien ■ Teilnahme an Familientherapien ■ Reflexionsgespräche	

Tätigkeitsprofile

Tätigkeit	unmittelbar patientenbezogene Aufgaben	mittelbar patientenbezogene Aufgaben
medizinische Versorgung	▪ Medikationsmanagement: Richten, Ausgeben, Einnahme nachhalten, Wirkungen beobachten, Nebenwirkungen managen, fortlaufende Infos zu Wirkungen, Risiken, Nebenwirkungen, Verwaltung Betäubungsmittel ▪ Vitalzeichenkontrollen, körperbezogene Verlaufskontrollen (z.B. RR, Gewicht, ggf. Monitorüberwachung) ▪ Mitwirkung bei Blutentnahmen und anderen medizinischen Verordnungen, Vor- und Nachbereitung von medizinischen Untersuchungen (auch z.B. Blutgasanalysen, Alkoholtests etc.) ▪ Versorgung und Verbandswechsel bei Wunden, Wund-Verlaufs-Kontrolle, ggf. mit Wundexperten ▪ Routinemaßnahmen bei Grunderkrankungen wie Diabetes (Überwachung BZ und Spritzen, Diät etc.) ▪ spezielle Pflege bei interkurrenten Infekten und somatischen Begleiterkrankungen nach ärztlicher Indikation ▪ Sicherstellung hygienischer Maßnahmen	
Krisenintervention	▪ präventive Tätigkeiten und individuelle Deeskalation; Maßnahmen zur Herstellung von Sicherheit für Patienten und Mitpatienten ▪ Erstellen von individuellen Krisenplänen ▪ intensive Betreuung in Krisen ▪ Begleitung und Kontrollen z.B. der Nahrungsaufnahme, Medikamenteneinnahme, Toilettengänge, Körper- und Zimmerkontrollen ▪ Durchführung von freiheitsentziehenden Maßnahmen (einschließlich Kommunikation der notwendigen Schritte mit allen Beteiligten, inklusive Betreuern, Gerichten) ▪ intensive Einzelbetreuung zur Vermeidung von freiheitsentziehenden Maßnahmen und Betreuung von Einzelmaßnahmen bei Isolierung, Fixierung oder sonstigen Zwangsmaßnahmen ▪ Nachsorgehandeln nach Kriseninterventionen ▪ Begleitung Sterbender	

Anhang

Tätigkeit	unmittelbar patientenbezogene Aufgaben	mittelbar patientenbezogene Aufgaben
Präsenz, Begleitung, Support	■ als Support und Begleitung in Phasen hoher Symptomlast oder anderweitigem akutem Stress/Anspannung präsent sein (being with) ■ Entlastung, supportive Gespräche und Anleitung zur Entspannung und Achtsamkeit bei anhaltendem Stress und anhaltender Überforderung ■ Außenbegleitung (begleiteter Ausgang, Außenaktivitäten, Begleitung zu Diagnostik- oder Therapiemaßnahmen)	
Förderung von Gesundheit, Problemlösung, Inklusion und Ressourcen	■ Handeln mit Ziel Gesundheitskompetenz und verbessertes Gesundheitsverhalten (u.a. „Lifestyleinterventionen", Ernährungsberatung etc.) ■ Förderung von Problemlösung, Problemlösefertigkeiten und Verhaltensänderungen; Hilfen bei komplexen Lebensproblemen und -fragen ■ Unterstützung bei der Reintegration in den Arbeitsmarkt, Begleitung und Förderung von sozialen Aktivitäten, Förderung der sozialen Teilhabe und sozialer Kompetenzen ■ Bewegungsangebote und Aktivierung ■ Freizeitangebote, Spiele, Kochgruppen und Genusstrainings ■ Durchführung von komplementären Interventionen und Beratung bezüglich dieser (z.B. Akupunktur, Basale Stimulation etc.) ■ Förderung von Hoffnung, Sinnfindung, Selbstwirksamkeit, Kontrollerleben, Bewältigungsstrategien und Ressourcen	
Entgegenwirken von Maßnahmen zur Herstellung von Sicherheit (Fremd-/Selbstgefährdung)	■ kontinuierliche Überprüfung der Risikoeinschätzung zu aggressivem und selbstverletzendem sowie eigengefährdendem Verhalten ■ patientenverhaltensabhängige Einschätzung und Gewährleistung der Betreuungsintensität des Patienten, inklusive möglicher notwendiger Sicherungsmaßnahmen ■ Durchsuchen von Patienten bei Aufnahme auf nicht erlaubte/gefährliche Gegenstände	■ Vor- und Nachbesprechung von Sicherungsmaßnahmen bzw. Entscheidung über notwendige und nicht notwendige Maßnahmen mit allen Beteiligten
Maßnahmen zur Förderung von Qualität (patientenbezogen)	■ Programme zur Stärkung der Eigenverantwortung (z.B. Empowerment, Recovery, Selbsthilfe)	■ Fallsupervisionen

Tätigkeitsprofile

Tätigkeit	unmittelbar patientenbezogene Aufgaben	mittelbar patentenbezogene Aufgaben
interprofessionelle Tätigkeiten (im Zusammenhang mit der Patientenversorgung)		■ multiprofessionelle Verlaufsbesprechungen ■ Kurzabstimmungen ■ Übergaben ■ Einzelfallsupervisionen ■ Begleitung und Ausarbeitung von Visiten ■ Therapiekonferenzen im Team
Netzwerkarbeit/Zusammenarbeit in der gemeindepsychiatrischen Versorgung (patientenbezogen)		■ Teilnahme an trägerübergreifenden Fallkonferenzen
Pflegedokumentation (patientenbezogen)		■ Mindestens 1 x/Schicht/Patient bis hin zu 10-Minütig bei 1:1-Betreuung ■ Dokumentation spezifischer Assessments und Protokollbögen (z.B. DISYPS, SOAS-R, Nebenwirkungsbögen, Ticliste, Unfallprotokoll)
Entlassmanagement	■ Entlassmanagement: Durchführung aller Pflegeaktivitäten zur Vorbereitung und Durchführung der Entlassung (entsprechend Expertenstandard und gesetzlicher Anforderungen) ■ Vorbereitung und Nachbesprechung Belastungserprobung/Beurlaubung	

Strukturelle Settingtätigkeiten

Tätigkeit	Aufgaben
Aufnahmemanagement	■ Belegungsmanagement, Einzel-/Doppelzimmer, ggf. Verlegungen innerhalb der Station
milieubezogenes Handeln	■ Gestaltung der Stationsabläufe, Gewährleistung von Orientierung, Struktur, Privatheit, Reizgleichgewicht etc. ■ Gewährleistung Tagesstruktur einschließlich Beschäftigungsangeboten ■ Gestaltung von Interaktionsmöglichkeiten und Managen des Zusammenlebens innerhalb der Patientengruppe ■ Gestaltung von Räumen ■ Durchführung Stationsversammlungen und offene Stationsangebote
Maßnahmen zur Herstellung von Sicherheit (strukturell)	■ Einhalten von Routinen bei fakultativer Schließung der Stationen (Ausgangsbücher, Schließungsvorgänge etc., Übergabekultur über neue oder aufgehobene Ausgangs- und Zurückhaltungsregelungen) ■ Kontrolle von Fenster- und Türsicherungen (Überwachung der Fensterputzer etc., Anleitung von Handwerkern) ■ Brandschutzbegehungen, -dokumentation ■ Anleitung von Schülern, Praktikanten und Reinigungspersonal in Sicherheitsfragen
Maßnahmen zur Förderung von Qualität (strukturell)	■ Qualitätszirkel ■ Behandlungspfade ■ Erhebung von Qualitätsindikatoren ■ Deeskalationsmaßnahmen/-training ■ Stationskonzepte zur Gewaltprävention und zum Umgang mit spezifischen Problemen (z.B. Selbstverletzung) ■ Teamsupervisionen ■ Beschwerdemanagement ■ Datenerhebungen im Rahmen von Zertifizierungen

Tätigkeitsprofile

Tätigkeit	Aufgaben
interprofessionelle Tätigkeiten (Team, Arbeitsorganisation, Führung, Weiterbildung)	■ Konzeptbesprechungen im Team ■ Teamsupervisionen ■ Betreuung von Schülern, Studierenden und Praktikanten
Management der Netzwerkarbeit/Zusammenarbeit in regionalen Versorgungsstrukturen	■ Zusammenarbeit mit psychosozialen Netzwerken und Kooperationspartnern ■ Teilnahme an Netzwerkkonferenzen
Stationsorganisation	■ Terminplanung und Koordination von Prozessen ■ Verwaltungsaufgaben ■ interne Disposition ■ Bevorratung von Medikamenten, Pflegehilfsmitteln und sonstigen Materialien ■ Statistiken ■ Essensorganisation einschließlich Klärung der Patientenwünsche und Ähnliches
Leitungstätigkeiten (Führung und Organisation der Behandlungseinheit)	■ monatliche Dienstplanung ■ Personalorganisation Pflege ■ Prozessorganisation ■ Jahres- und Konfliktgespräche ■ Vor- und Nachbereitung von Teambesprechungen ■ Anleitung von Mitarbeitenden, u.a. Peerbegleitung
Fort- und Weiterbildungen	■ Einarbeitung, Mentoring ■ Teilnahme, Organisation und Durchführung von Fort- und Weiterbildungsveranstaltungen/Personalentwicklungsmaßnahmen ■ regelhafte Unterweisung in Hygiene, Deeskalationsmanagement, Datenschutz und Arbeitsschutz, Brandschutz, Erste Hilfe
Serviceleistungen außerhalb der Dienstzeit von Servicekräften	

Anhang

Erwachsenenpsychiatrie – Tätigkeitsprofil (allgemeine Tätigkeiten) Psychologinnen und Psychologen (Diplom, Master, Approbation)

Individuumbezogene Tätigkeiten

Tätigkeit	unmittelbar patientenbezogene Aufgaben	mittelbar patientenbezogene Aufgaben
Aufnahme des Patienten		■ Stammdatenerhebung
Herstellung einer haltgebenden therapeutischen Beziehung	■ Einzelgespräche ■ kurze Patientenkontakte	
Diagnostik	■ Anamnese ■ Exploration ■ psychosoziale Diagnostik: Patienten-, Angehörigen-, Netzwerkgespräch zur Problem- und Auftragsklärung (mit anderen Berufsgruppen) ■ testpsychologische Untersuchungen ■ Nachexploration (OA, FA etc.) ■ Erhebung von Ressourcen	■ Einholen von Vorbefunden ■ Fremdanamnese ■ Einschätzung zur Herstellung von Sicherheit für den Patienten und andere
Aufklärung, partizipative Entscheidungsfindung im Rahmen von …	■ Einzelgesprächen ■ Visiten ■ Patienten-, Angehörigen-, Netzwerkgesprächen ■ Psychoedukation ■ Adhärenzförderung	■ Planung von Belastungserprobungen und Kontrolle derselben
Herstellung von Umweltbezug und Einbeziehung des Umfeldes	■ Trialog ■ Hausbesuche mit Patienten	■ Gespräche mit Bezugspersonen
patientenbezogene störungsspezifische Interventionen (leitlinienorientiert, geplant, bezogen auf multiprofessionelle Behandlungsziele)	■ patientenindividuelle Einzelpsychotherapie ■ Gruppenpsychotherapie ■ spezielle psychosoziale Interventionen ■ spezielle Therapie- und Trainingsprogramme ■ Familientherapie	■ Angehörigengespräche

Tätigkeitsprofile

Tätigkeit	unmittelbar patientenbezogene Aufgaben	mittelbar patientenbezogene Aufgaben
Krisenintervention	■ Krisengespräch ■ präventive Tätigkeiten und individuelle Deeskalation; auch Erstellen von individuellen Krisenplänen ■ Nachsorgehandeln nach Kriseninterventionen ■ Maßnahmen zur Herstellung von Sicherheit für den Patienten ■ Kommunikation der notwendigen Schritte und Maßnahmen mit dem Patienten	■ Kommunikation der notwendigen Schritte und Maßnahmen mit den Angehörigen, mit externen Stellen (z.B. Betreuern, Gerichten)
Entgegenwirken von Maßnahmen zur Herstellung von Sicherheit (Fremd-/Selbstgefährdung)	■ Risikoeinschätzung zu aggressivem und selbstverletzendem sowie eigengefährdendem Verhalten bei Aufnahme und kontinuierliche Überprüfung der Einschätzung ■ Einschätzung der Betreuungsintensität des Patienten inklusive möglicher notwendiger Sicherungsmaßnahmen	■ Kommunikation der notwendigen Schritte und Maßnahmen im Team ■ Vor- und Nachbesprechungen von Sicherungsmaßnahmen bzw. Entscheidung über notwendige und nicht notwendige Maßnahmen mit allen Beteiligten
Maßnahmen zur Förderung von Qualität (patientenbezogen)	■ Verlaufsuntersuchungen ■ Programme zur Stärkung der Eigenverantwortung (z.B. Empowerment, Recovery, Selbsthilfe)	■ Fallsupervisionen
interprofessionelle Tätigkeiten (im Zusammenhang mit der Patientenversorgung)		■ multiprofessionelle Verlaufsbesprechungen ■ Kurzabstimmungen ■ Übergaben ■ Einzelfallsupervisionen ■ Teilnahme an Klinikkonferenzen ■ Therapiekonferenzen im Team
Koordination/Kommunikation mit Behörden und Kostenträgern		■ Gespräche mit Betreuern u.a. SGB XI, SGB XII ■ Mitwirkung bei MDK-Stellungnahmen ■ Kommunikation mit Kostenträgern etc.

Anhang

Tätigkeit	unmittelbar patientenbezogene Aufgaben	mittelbar patientenbezogene Aufgaben
Netzwerkarbeit/Zusammenarbeit in regionalen Versorgungsstrukturen (patientenbezogen)		■ Teilnahme an trägerübergreifenden Fallkonferenzen
Dokumentation (patientenbezogen)		■ Anträge, Stellungnahmen ■ untersuchungs- und behandlungsbezogene Dokumentation ■ Dokumentation für das Abrechnungssystem ■ Dokumentation für ein Personalbemessungssystem ■ Entlassbriefe
Nachsorgeplanung und Entlassmanagement		■ Organisation/Übergabe von weiterer Betreuung und Behandlung ■ ggf. notwendige Änderung der Wohnform ■ Unterstützung in der Auseinandersetzung mit Behörden
Leitungstätigkeiten (Fallbesprechungen, Supervisionen u.Ä.)		■ Fallbesprechungen im Team (Vorbereitung und Durchführung)

Tätigkeitsprofile

Strukturelle Settingtätigkeiten

Tätigkeit	Aufgaben
Management von Aufnahme- und Entlassungsprozessen	
Herstellung einer haltgebenden therapeutischen Beziehung	■ Präsenz auf der Station (geordnete Ansprechbarkeit)
Maßnahmen zur Förderung von Qualität (strukturell)	■ Behandlungspfade ■ Stationskonzepte zur Gewaltprävention ■ Deeskalationstraining ■ Beschwerdemanagement ■ Qualitätszirkel ■ Erhebung von Qualitätsindikatoren ■ CIRS ■ Teamsupervisionen ■ Strukturen, die der Deeskalation dienen
interprofessionelle Tätigkeiten (Team, Arbeitsorganisation, Führung, Weiterbildung)	■ Konzeptbesprechungen im Team ■ Teamsupervisionen ■ stationsübergreifende Gremienbesprechungen ■ Betreuung von Psychotherapeuten in Ausbildung, Studierenden und Praktikanten
Management der Netzwerkarbeit/Zusammenarbeit in regionalen Versorgungsstrukturen	■ Kenntnis über psychosoziale Netzwerke und Mitwirkung an der Weiterentwicklung ■ Zusammenarbeit mit Kooperationspartnern ■ Netzwerkkonferenzen
Dokumentation (organisationsbezogen)	■ Dokumentation für einrichtungsübergreifende Qualitätssicherung und statistische Erhebungen

Tätigkeit	Aufgaben
Leitungstätigkeiten (Führung und Organisation der Behandlungseinheit)	■ Dienstplanung ■ Personalorganisation ■ Personalentwicklungsmanagement ■ Klinikorganisation ■ interne Koordinierung ■ Jahres- und Konfliktgespräche ■ Vor- und Nachbereitung von Stationsgesprächen etc. ■ Konzeptbesprechungen im Team (Vorbereitung und Durchführung) ■ Teilnahme an Klinikkonferenzen (Vorbereitung, Durchführung und Nachbereitung) ■ Weiterentwicklung der Stations- und Behandlungskonzepte ■ Weiterentwicklung der Klinikstrategie
Fort- und Weiterbildungen	■ Einarbeitung, Mentoring ■ Teilnahme, Organisation und Durchführung von Fort- und Weiterbildungsveranstaltungen/Personalentwicklungsmaßnahmen ■ Teilnahme an Personalentwicklungsmaßnahmen ■ regelhafte Unterweisung in Hygiene, Deeskalationsmanagement, Datenschutz, Arbeitsschutz, Brandschutz, Erste Hilfe

Tätigkeitsprofile

Erwachsenenpsychiatrie – Tätigkeitsprofil (allgemeine Tätigkeiten) Sozialarbeiterinnen und Sozialarbeiter/Sozialpädagoginnen und Sozialpädagogen

Individuumbezogene Tätigkeiten

Tätigkeit	unmittelbar patientenbezogene Aufgaben	mittelbar patientenbezogene Aufgaben
Herstellung einer haltgebenden therapeutischen Beziehung	■ Einzelgespräche ■ Gruppengespräche ■ kurze Patientenkontakte ■ Netzwerkgespräche mit Patienten	■ Netzwerkgespräche mit Angehörigen, Sorgeberechtigten, Betreuern ■ Sicherung der Krankenhausbehandlung ■ Klärung von Entgeltfortzahlung und Krankengeld, Grundsicherung ■ Versorgung betreuungsbedürftiger Angehöriger
Diagnostik	■ Erhebung der Sozialanamnese ■ Erhebung von Ressourcen und persönlicher Interessen ■ Erhebung der bisherigen Versorgungsstrukturen und Unterstützungsleistungen	■ Rezeption der bereits auf der Station erarbeiteten Befunde (Biographie, Diagnostik etc.) ■ Einbezug von Angehörigen, Sorgeberechtigten, rechtlichen und psychosozialen Betreuern ■ Einholen von Informationen von Behörden (z.B. Agentur für Arbeit, Amt für Soziales, Jugendamt etc.) ■ ggfs. Angehörigengespräche zu Ergebnissen der Diagnostik, Zielen und Beratung
Aufklärung, partizipative Entscheidungsfindung im Rahmen von ...	■ Abstimmungen der multiprofessionellen Behandlungsplanung unter Einbezug des Patienten ■ Psychoedukation ■ Adhärenzförderung ■ fachspezifischer Beratung und Auftragsklärung	■ Mitwirkung an der Behandlungsplanung
Herstellung von Umweltbezug und Einbeziehung des Umfeldes	■ Trialog ■ Hausbesuche mit Patienten	■ Gespräche mit Bezugspersonen

Tätigkeit	unmittelbar patientenbezogene Aufgaben	mittelbar patientenbezogene Aufgaben
patientenbezogene störungsspezifische Interventionen (leitlinienorientiert, geplant, bezogen auf multiprofessionelle Behandlungsziele)	■ Mitwirkung an oder Durchführung von Einzel- und Gruppentherapien ■ psychosoziale Interventionen ■ soziales Kompetenztraining ■ spezielle Trainingsprogramme ■ psychosoziale und sozialrechtliche Beratung (zu Reha, Rente, Eingliederungshilfe etc.) ■ Beratung zum persönlichen Budget ■ Vorbereitung und Begleitung von Belastungserprobungen ■ bei Bedarf aufsuchen der Arbeit/Hausbesuche mit Patienten	■ familientherapeutische Angebote ■ Angehörigengespräche ■ bei Bedarf aufsuchen der Arbeit/Hausbesuche ohne Patienten
Krisenintervention	■ präventive Tätigkeiten und individuelle Deeskalation ■ Nachsorgehandeln nach Kriseninterventionen ■ Kommunikation der notwendigen Schritte und Maßnahmen mit dem Patienten ■ Maßnahmen zur Herstellung von Sicherheit für den Patienten	■ Kommunikation der notwendigen Schritte und Maßnahmen mit Angehörigen, externen Stellen (z.B. Betreuern, Gerichten)
Maßnahmen zur Förderung von Qualität (patientenbezogen)	■ Programme zur Stärkung der Eigenverantwortung (Empowerment, Recovery, Selbsthilfe) ■ Durchführung von Deeskalationsmaßnahmen	■ Fallbesprechung im Qualitätszirkel ■ Fallsupervisionen
interprofessionelle Tätigkeiten (im Zusammenhang mit der Patientenversorgung)	■ Visiten	■ multiprofessionelle Verlaufsbesprechungen ■ Kurzabstimmungen ■ Einzelfallsupervisionen ■ Therapiekonferenzen im Team
Koordination/Kommunikation mit Behörden und Kostenträgern		■ Klärung der Kostenübernahme ■ Sicherung des Versichertenverhältnisses ■ Klärung des Rechtsstatus
Netzwerkarbeit/Zusammenarbeit in regionalen Versorgungsstrukturen (patientenbezogen)		■ Teilnahme an trägerübergreifenden Fallkonferenzen

Tätigkeitsprofile

Tätigkeit	unmittelbar patientenbezogene Aufgaben	mittelbar patientenbezogene Aufgaben
Dokumentation (patientenbezogen)		■ Dokumentation der psychosozialen Diagnostik, Behandlung und Nachsorge ■ leistungsbezogene Dokumentation ■ Anträge und Stellungnahmen ■ Sozialberichte
Mitwirkung bei Aufnahme- und Entlassmanagement	■ Sicherung beruflicher und sozialer Teilhabe, Job Coaching, Teilhabeplanung	■ Einbezug des sozialen Umfelds in die Aufnahme und Entlassung ■ Information und Beteiligung von Einrichtungen und Behörden ■ Arbeitgebergespräche ■ Vermittlung in Nachsorgeeinrichtungen ■ Vermittlung an Beratungsstellen und Selbsthilfegruppen ■ Vermittlung und Antragstellung in betreute Wohnformen
Nachsorgeplanung und Entlassmanagement	■ Unterstützung in der Auseinandersetzung mit Behörden beruflicher Beratung ■ Unterstützung von Widersprüchen bei Ablehnung von Sozialleistungsberatung ■ Suchtberatung ■ Beratung und Vermittlung von Soziotherapie	■ Organisation/Übergabe von weiterer Betreuung und Behandlung unter Einbezug der entsprechenden Personen und Stellen ■ Organisation bedarfsgerechter Wohn- und Betreuungsformen ■ Sicherstellung einer geeigneten Wohnsituation nach der Entlassung ■ Organisation stufenweiser Wiedereingliederung ■ Klärung der Kostenübernahme für Anschlussmaßnahmen, (z.B. Rehabilitationsmaßnahmen, spezielle Schulform etc.) ■ Erstellung von Sozialberichten (z.B. für die Rehabilitation und Wiedereingliederung) ■ Unterstützung von Widersprüchen bei Ablehnung von Sozialleistungen ■ Vermittlung in Suchtberatungsstellen ■ Vorbereitung und Vermittlung in Soziotherapie
Leitungstätigkeiten (Fallbesprechungen, Supervisionen u.Ä.)		■ Fallbesprechungen im Team (Vorbereitung und Durchführung)

Strukturelle Settingtätigkeiten

Tätigkeit	Aufgaben
Herstellung einer haltgebenden therapeutischen Beziehung	■ Präsenz auf der Station (geordnete Ansprechbarkeit) ■ Mitwirkung an der Milieugestaltung ■ Teilnahme an Stationsversammlungen u.a. ■ Mitgestaltung von sonstigen stations- und bereichsbezogenen Veranstaltungen ■ Mitgestaltung von einrichtungsspezifischen Veranstaltungen
Maßnahmen zur Förderung von Qualität (strukturell)	■ Mitwirkung an der Entwicklung von Behandlungskonzepten ■ Implementierung und Organisation eines Qualitätszirkels ■ Erhebung von Qualitätsindikatoren ■ CIRS ■ Behandlungspfade ■ Deeskalationstraining ■ Schaffung und Unterhaltung von Strukturen, die der Deeskalation dienen ■ Evaluation von Durchführungsmaßnahmen ■ Stationskonzepte zur Gewaltprävention ■ Teamsupervisionen ■ Beschwerdemanagement ■ Projektförderung
interprofessionelle Tätigkeiten (Team, Arbeitsorganisation, Führung, Weiterbildung)	■ Konzeptbesprechungen im Team ■ Teilnahme an Klinikkonferenzen ■ stationsübergreifende Gremienbesprechungen ■ Teamsupervisionen ■ Betreuung von Schülern, Studierenden und Praktikanten

Tätigkeitsprofile

Tätigkeit	Aufgaben
Management der Netzwerkarbeit/Zusammenarbeit in regionalen Versorgungsstrukturen	■ Kenntnis über psychosoziale Netzwerke und Mitwirkung der Weiterentwicklung ■ Zusammenarbeit mit Kooperationspartnern ■ Gremienarbeit ■ Netzwerkmanagement ■ Mitwirkung an der Verbesserung regionaler Versorgungsstrukturen
Leitungstätigkeiten (Führung und Organisation der Behandlungseinheit)	■ Dienstplanung ■ Personalorganisation und Personalentwicklung ■ Jahres- und Konfliktgespräche ■ Konzeptbesprechungen im Team (Vorbereitung und Durchführung) ■ Teilnahme an Klinikkonferenzen ■ Entwicklung von Stations- und Behandlungskonzepten ■ Beteiligung an der Entwicklung von Klinikstrukturen
Fort- und Weiterbildungen	■ Einarbeitung, Mentoring ■ Anleitung von Praktikanten ■ berufsspezifische Arbeitssitzungen ■ Teilnahme, Organisation und Durchführung von Fort- und Weiterbildungsveranstaltungen ■ regelhafte Unterweisung in Hygiene und Arbeitsschutz

Tätigkeitsprofile Kinder- und Jugendpsychiatrie – Tätigkeitsprofil (allgemeine Tätigkeiten) Ärztlicher Dienst

Individuumbezogene Tätigkeiten

Tätigkeit	unmittelbar patientenbezogene Aufgaben	mittelbar patientenbezogene Aufgaben
Herstellung einer haltgebenden therapeutischen Beziehung	■ Patientengespräche ■ kurze Patientenkontakte	
Diagnostik	■ Entwicklungsanamnese und Familienanamnese ■ entwicklungspsychopathologische Befunderhebung (durch Exploration des Patienten und der Bezugspersonen) ■ testpsychologische Diagnostik: Durchführung und Auswertung ■ Anamnese/Patienten-, Bezugspersonen ■ körperliche und neurologische Untersuchungen ■ Blutentnahmen ■ Nachexploration (OÄ, FÄ etc.) ■ Erhebung von Ressourcen ■ Einschätzung zur Herstellung von Sicherheit für den Patienten und andere (Selbst-/Fremdgefährdung)	■ Einholen von Vorbefunden ■ testpsychologische Diagnostik, Indikationsstellung, Wahl des Verfahrens ■ Indizierung von zusätzlichen (spezialtherapeutischen) Untersuchungen, z.B. neuropsychologischen Verfahren ■ Fremdanamnese, Netzwerkgespräch zur Problem- und Auftragsklärung (mit anderen Berufsgruppen) ■ Indikationsstellung von Labor ■ Indikationsstellung von apparativer Diagnostik ■ Auswertung von apparativer Diagnostik (EEG, EKG) ■ Indikationsstellung von spezialtherapeutischer Untersuchung
Aufklärung, partizipative Entscheidungsfindung im Rahmen von …	■ Einzelgesprächen ■ Visiten ■ Patienten-, Bezugspersonengesprächen ■ Planung von Belastungserprobungen und Kontrolle derselben mit Patienten ■ Psychoedukation ■ Adhärenzförderung	■ Planung von Belastungserprobungen und Kontrolle derselben mit externen Stellen ■ Team-, Netzwerkgesprächen

Tätigkeitsprofile

Tätigkeit	unmittelbar patientenbezogene Aufgaben	mittelbar patientenbezogene Aufgaben
patientenbezogene störungsspezifische Interventionen (leitlinienorientiert, geplant, bezogen auf multiprofessionelle Behandlungsziele)	■ patientenindividuelle Einzelpsychotherapie ■ Gruppenpsychotherapie ■ Mitbehandlung somatischer Erkrankungen ■ Familientherapie/Angehörigengespräche ■ Diagnose und Behandlung somatischer Erkrankungen bei EP ■ spezielle psychosoziale Interventionen ■ spezielle Therapie- und Trainingsprogramme	
medizinische Versorgung	■ Medikation ■ Kontrolle auf unerwünschte Arzneimittelwirkungen und Interaktionen ■ Kontrollen auffälliger somatischer Befunde ■ Mitbehandlung somatischer Erkrankungen	■ Koordination und Auswertung konsiliarischer Diagnostik und Mitbehandlung durch andere somatische Fachabteilungen des Krankenhauses ■ Supervision der medizinischen Grundversorgung (OÄ)
Krisenintervention	■ präventive Tätigkeiten und individuelle Deeskalation; auch Erstellen von individuellen Krisenplänen ■ Indikationsstellung, Anordnung und Durchführung von freiheitsentziehenden Maßnahmen und Zwangsmedikation (inklusive Einholen der richterlichen Genehmigung) ■ Nachsorgehandeln nach Kriseninterventionen ■ Beratung und Begleitung der Bezugspersonen (z.B. Eltern) ■ Maßnahmen zur Herstellung von Sicherheit für den Patienten ■ Kommunikation der notwendigen Schritte und Maßnahmen mit dem Patienten, mit den Angehörigen	■ Kommunikation der notwendigen Schritte und Maßnahmen mit externen Stellen (z.B. Gerichten)
Entgegenwirken von Maßnahmen zur Herstellung von Sicherheit (Fremd-/Selbstgefährdung)	■ Risikoeinschätzung zu aggressivem und selbstverletzendem sowie eigengefährdendem Verhalten bei Aufnahme und kontinuierliche Überprüfung der Einschätzung ■ Einschätzung der Betreuungsintensität des Patienten inklusive möglicher notwendiger Sicherungsmaßnahmen ■ Vor- und Nachbesprechungen von Sicherungsmaßnahmen bzw. Entscheidung über notwendige und nicht notwendige Maßnahmen mit Patient, Angehörigen	■ Kommunikation der notwendigen Schritte und Maßnahmen im Team (Vor- und Nachbesprechung) ■ Vor- und Nachbesprechungen von Sicherungsmaßnahmen bzw. Entscheidung über notwendige und nicht notwendige Maßnahmen mit externen Stellen

Tätigkeit	unmittelbar patientenbezogene Aufgaben	mittelbar patientenbezogene Aufgaben
Maßnahmen zur Förderung von Qualität (patientenbezogen)	■ Verlaufsuntersuchungen ■ Laborkontrollen ■ Programme zur Stärkung der Eigenverantwortung (z.B. Empowerment, Recovery, Selbsthilfe) ■ Gesundheitsförderung ■ Durchführung von Deeskalationsmaßnahmen ■ Bearbeitung von Beschwerden	■ Fallbesprechungen im Qualitätszirkel ■ Fallsupervisionen
interprofessionelle Tätigkeiten (im Zusammenhang mit der Patientenversorgung)		■ multiprofessionelle Verlaufsbesprechungen/Kurvenvisiten ■ Kurzabstimmungen ■ Übergaben ■ Einzelfallsupervisionen ■ Therapiekonferenzen im Team
Koordination/Kommunikation mit Behörden und Kostenträgern	■ Hilfeplanung mit Partizipation des Patienten	■ patientenbezogene Gespräche mit Richtern, Polizei, Jugendamt, Schulamt/Schule ■ Unterbringungsverfahren ■ Verfahren/Hilfeplanung u.a. SGB VIII (insbes. § 35a) und SGB XII ■ MDK-Stellungnahmen ■ Kommunikation mit Kostenträgern etc.
Netzwerkarbeit/Zusammenarbeit in regionalen Versorgungsstrukturen (patientenbezogen)		■ Teilnahme an trägerübergreifenden Fallkonferenzen

Tätigkeitsprofile

Tätigkeit	unmittelbar patientenbezogene Aufgaben	mittelbar patientenbezogene Aufgaben
Dokumentation (patientenbezogen)		■ Anträge, Stellungnahmen ■ untersuchungs- und behandlungsbezogene Dokumentation ■ Dokumentation für das Abrechnungssystem ■ Arztbriefe
Nachsorgeplanung und Entlassmanagement	■ Rezepte/Verordnungen ■ Unterstützung in der Auseinandersetzung mit Behörden	■ Organisation von weiterer Betreuung und Behandlung ■ ggf. notwendige Änderung des Lebensmittelpunktes/Fremdunterbringung
Leitungstätigkeiten (Fallbesprechungen, Supervisionen u.Ä.)		■ Fallbesprechungen im Team (Vorbereitung und Durchführung) ■ Supervision der Behandlung ■ Supervision der Einzeltherapien und Gruppentherapien für die Assistenzärzte in Weiterbildung

Strukturelle Settingtätigkeiten

Tätigkeit	Aufgaben
Management von Aufnahme- und Entlassungsprozessen	
Herstellung einer haltgebenden therapeutischen Beziehung	■ Präsenz auf der Station (geordnete Ansprechbarkeit)
Maßnahmen zur Förderung von Qualität (strukturell)	■ Behandlungspfade ■ Implementierung und Organisation eines Qualitätszirkels ■ CIRS ■ Meldungen von UAW an die Aufsichtsbehörden ■ Beschwerdemanagement ■ Erhebung von Qualitätsindikatoren ■ Stationskonzepte zur Gewaltprävention ■ Deeskalationstraining ■ Schaffung und Unterhaltung von Strukturen, die der Deeskalation dienen ■ Teamsupervisionen ■ Evaluation von Durchführungsmaßnahmen
interprofessionelle Tätigkeiten (Team, Arbeitsorganisation, Führung, Weiterbildung)	■ Konzeptbesprechungen im Team ■ Teilnahme an Klinikkonferenzen ■ Teamsupervisionen ■ stationsübergreifende Gremienbesprechungen ■ Betreuung von Studierenden und Praktikanten, Ärzten und Psychotherapeuten in Ausbildung
Koordination/Kommunikation mit Behörden und Kostenträgern	■ Netzwerkgespräche mit Richtern, Polizei, Jugendamt, Schulamt
Management der Netzwerkarbeit/Zusammenarbeit in regionalen Versorgungsstrukturen	■ Kenntnis über psychosoziale Netzwerke und Pflege derselben ■ Zusammenarbeit mit Kooperationspartnern ■ Netzwerkkonferenzen ■ Netzwerkmanagement

Tätigkeitsprofile

Tätigkeit	Aufgaben
Dokumentation (organisationsbezogen)	- Dokumentation für ein Personalbemessungssystem - Dokumentation für einrichtungsübergreifende Qualitätssicherung und statistische Erhebungen - Kontrolle BtM-Buch gem. m. Pflege- und Erziehungsdienst
Leitungstätigkeiten (Führung und Organisation der Behandlungseinheit)	- Dienstplanung - Personalorganisation - Personalentwicklungsmanagement - Klinikorganisation - interne Koordinierung - Jahres- und Konfliktgespräche - Vor- und Nachbereitung von Stationsgesprächen etc. - Konzeptbesprechungen im Team (Vorbereitung und Durchführung) - Teilnahme an Klinikkonferenzen (Vorbereitung, Durchführung und Nachbereitung) - Weiterentwicklung der Stations- und Behandlungskonzepte - Weiterentwicklung der Klinikstrategie - Etablierung und Weiterentwicklung von Kinderschutzkonzepten - Ausbildung und Praxisanleitung von Kinder- und Jugendlichenpsychotherapeuten in Ausbildung - theoretische (curriculare) Weiterbildung für die Assistenzärzte
Fort- und Weiterbildungen	- Einarbeitung, Mentoring - Teilnahme, Organisation und Durchführung von Fort- und Weiterbildungsveranstaltungen - Teilnahme an Personalentwicklungsmaßnahmen - regelhafte Unterweisung in Hygiene, Deeskalationsmanagement, Datenschutz, Arbeitsschutz, Brandschutz, Medizinproduktegesetz, Erste Hilfe und Reanimation - curriculare Weiterbildung der Assistenzärzte im Rahmen der Facharztweiterbildung

Kinder- und Jugendpsychiatrie – Tätigkeitsprofil (allgemeine Tätigkeiten) Bewegungstherapie

Individuumbezogene Tätigkeiten

Tätigkeit	mittelbar patientenbezogene Aufgaben	unmittelbar patientenbezogene Aufgaben
Herstellung einer haltgebenden therapeutischen Beziehung	■ Einzelgespräche ■ Gruppengespräche ■ kurze Patientenkontakte ■ Netzwerkgespräche mit Patient	■ Netzwerkgespräche mit Angehörigen, Sorgeberechtigten, Betreuern ■ Mitgestaltung von Elternabenden u.ä.
Diagnostik	■ Anamnese im Hinblick auf die eingesetzte Methodik ■ berufseigene Diagnostik und Exploration ■ störungsspezifische erweiterte Diagnostik, spezielle Testverfahren/Assessments (z.B. Motoriktests) ■ Erhebung von Ressourcen ■ Patienten- und Elterngespräche zu Ergebnissen der Diagnostik, Zielen und Beratung	■ Rezeption der bereits auf der Station erarbeiteten Befunde (Biographie, Diagnostik etc.) ■ Einholung von fallbezogenen Informationen von fachtherapeutischen Vorbehandlungen
Aufklärung, partizipative Entscheidungsfindung im Rahmen von ...	■ Psychoedukation ■ Adhärenzförderung ■ fachspezifischer Beratung	■ Mitwirkung in der Behandlungsplanung
patientenbezogene störungsspezifische Interventionen (leitlinienorientiert, geplant, bezogen auf multiprofessionelle Behandlungsziele)	■ störungsspezifische erweiterte Diagnostik, spezielle Testverfahren/Assessments ■ Bewegungstherapie (auch Motopädie) im Einzelsetting (z.B. psychomotorische Übungsbehandlung, Spiegeltraining, Entspannungsverfahren, Achtsamkeitstraining, sensorische Integrationstherapie, Konzentrationstraining, Spiele, Ausdauertraining, Beweglichkeits- und Geschicklichkeitstraining, tiergestützte Therapie, Körperwahrnehmung, Aktivierung realistischer Selbstwahrnehmung, Selbstfürsorge und Selbstwirksamkeit, Training realitätsbezogener und alltagsrelevanter Kompetenzen, Erfahrung/Entwicklung von Ressourcen, Förderung von Krankheitsverständnis und Recovery, individuelle Physiotherapie	

Tätigkeitsprofile

Tätigkeit	mittelbar patientenbezogene Aufgaben	unmittelbar patientenbezogene Aufgaben
	■ Bewegungstherapie (auch Motopädie) im Gruppensetting (z.B. psychomotorische Gruppentherapie für spezifische Patientengruppen, Konzentrationstraining, Entspannungsverfahren, Motopädie, Spiele, Ausdauertraining, Beweglichkeits- und Geschicklichkeitstraining, Entspannungsübungen, tiergestützte Therapie, Körperwahrnehmung, Aktivierung realistischer Selbstwahrnehmung, Selbstfürsorge und Selbstwirksamkeit, Training realitätsbezogener Kompetenzen, Erfahrung/Entwicklung von Ressourcen, Förderung von Krankheitsverständnis und Recovery) ■ Einbeziehung von Angehörigen/Eltern-Kind-Therapie ■ Einbeziehung von Angehörigen und weiteren Personen aus dem Umfeld ■ Mitbehandlung somatischer Erkrankungen (z.B. bei motorischen/sensomotorischen oder kognitiven Problemen: Entwicklungsförderung, Lernbegleitung ■ spezielle psychosoziale Interventionen (z.B. soziales Kompetenztraining, Skillstraining, Psychoedukation, Gruppenaktivitäten, Außenaktivitäten, Projektarbeit, erlebnispädagogische Maßnahmen)	
Krisenintervention	■ präventive Tätigkeiten und individuelle Deeskalation ■ Nachsorgehandeln nach Krisenintervention ■ Maßnahmen zur Herstellung von Sicherheit für den Patienten ■ Kommunikation der notwendigen Schritte und Maßnahmen mit dem Patienten	
Maßnahmen zur Förderung von Qualität (patientenbezogen)	■ Programme zur Stärkung der Eigenverantwortung ■ verstärkte Verlaufsuntersuchungen	■ Fallsupervisionen
interprofessionelle Tätigkeiten (im Zusammenhang mit der Patientenversorgung)	■ Visiten	■ multiprofessionelle Verlaufsbesprechungen ■ Kurzabstimmungen ■ Therapiekonferenzen im Team
Netzwerkarbeit/Zusammenarbeit in regionalen Versorgungsstrukturen (patientenbezogen)		■ Teilnahme an trägerübergreifenden Fallkonferenzen ■ Sicherung beruflicher und sozialer Teilhabe

Anhang

Tätigkeit	mittelbar patientenbezogene Aufgaben	unmittelbar patientenbezogene Aufgaben
Dokumentation (patientenbezogen)		■ Dokumentation der Diagnostik und therapeutischen Interventionen und Evaluation ■ Dokumentation der Behandlungsplanung und Durchführung ■ leistungsbezogene Dokumentation
Mitwirkung bei Aufnahme- und Entlassmanagement	■ Sicherung und Verbesserung der sozialen Teilhabe	■ Beteiligung an der Organisation von weiterer Betreuung und Behandlung ■ Vermittlung von externen Angeboten in Vereinen, VHS etc.
Nachsorgeplanung und Entlassmanagement (patientenbezogen)		■ Beteiligung an der Organisation von weiterer Betreuung und Behandlung ■ Vermittlung von externen Angeboten in soziokulturellen Projekten, Vereinen, VHS etc.

Strukturelle Settingtätigkeiten

Tätigkeit	Aufgaben
Herstellung einer haltgebenden therapeutischen Beziehung	■ Präsenz auf der Station (geordnete Ansprechbarkeit) ■ Mitwirkung an der Milieugestaltung ■ Mitgestaltung von einrichtungsspezifischen Veranstaltungen ■ Teilnahme an Stationsversammlungen u.a.
Maßnahmen zur Förderung von Qualität (strukturell)	■ Qualitätszirkel ■ Erhebung von Qualitätsindikatoren ■ CIRS ■ (präventive) Deeskalationsmaßnahmen ■ Stationskonzepte zur Gewaltprävention ■ Teamsupervisionen ■ Beschwerdemanagement

Tätigkeitsprofile

Tätigkeit	Aufgaben
interprofessionelle Tätigkeiten (Team, Arbeitsorganisation, Führung, Weiterbildung)	- Konzeptbesprechungen im Team - Betreuung von Schülern, Studierenden und Praktikanten
Management der Netzwerkarbeit/Zusammenarbeit in regionalen Versorgungsstrukturen	- Kenntnis über psychosoziale Netzwerke und Pflege derselben - Zusammenarbeit mit Kooperationspartnern
Leitungstätigkeiten (Führung und Organisation der Behandlungseinheit)	- Teilnahme an Klinikkonferenzen - Konzeptentwicklung, -weiterentwicklung, -erneuerung - Orientiert an (inter-)nationalen Standards und Evidenzen - Einsatzplanung - Qualitätsmanagement - Personalmanagement inklusive Konflikt- und Jahresgespräche - Personalmanagement/Personalentwicklung - Beschaffung, Organisation und Wartung der Arbeitsmittel
Fort- und Weiterbildungen	- Einarbeitung, Mentoring - berufsspezifische Arbeitssitzungen - Teilnahme, Organisation und Durchführung von (internen und externen) Fort- und Weiterbildungsveranstaltungen - regelhafte Unterweisung in Hygiene, Deeskalationsmanagement, Datenschutz, Arbeitsschutz, Erste Hilfe

Kinder- und Jugendpsychiatrie – Tätigkeitsprofil (allgemeine Tätigkeiten) Ergotherapie

Individuumbezogene Tätigkeiten

Tätigkeit	unmittelbar patientenbezogene Aufgaben	mittelbar patientenbezogene Aufgaben
Herstellung einer haltgebenden therapeutischen Beziehung	■ Einzelgespräche ■ Gruppengespräche ■ kurze Patientenkontakte ■ Netzwerkgespräche mit Patienten, Angehörigen	■ Netzwerkgespräche mit Sorgeberechtigten, Betreuern, Vormund ■ Mitgestaltung von Elternabenden
Diagnostik	■ Anamnese im Hinblick auf die eingesetzte Methodik berufseigene Diagnostik und Exploration ■ spezifische Testverfahren/Assessments, (wie z.B. COPM, MOHO Assessments etc.) ■ Erhebung von Ressourcen ■ Patienten- und Elterngespräche zu Ergebnissen der Diagnostik, Zielen und Beratung	■ Rezeption der bereits auf der Station erarbeiteten Befunde (Biographie, Diagnostik etc.) ■ Einholung von fallbezogenen Informationen von fachtherapeutischen Vorbehandlungen
Aufklärung, partizipative Entscheidungsfindung im Rahmen von …	■ Psychoedukation ■ Adhärenzförderung ■ fachspezifischer Beratung	■ Mitwirkung in der Behandlungsplanung
patientenbezogene störungsspezifische Interventionen (leitlinienorientiert, geplant, bezogen auf multiprofessionelle Behandlungsziele)	■ störungsspezifische erweiterte Diagnostik, spezielle Testverfahren/Assessments ■ ergotherapeutische Befunderhebung und Diagnostik der Betätigungsprobleme und -bedarfe auch mit standardisierten und evaluierten Assessments und Testverfahren (z.B. mit COSA „Child Occupational Self Assesment", OSA „Occupational Self Assesment") ■ modellgeleiteter Therapieprozess ■ Ergotherapie im Einzelsetting Stationär, StäB, ambulant (z.B. Aktivierung, Wahrnehmungsförderung, Selbstwahrnehmung/-reflexion, Förderung/Regulierung von Ausdrucksfähigkeit, Kontaktanbahnung und Beziehungsaufbau, Sozialtraining, Training von alltags-/schul- und berufsrelevanten Kompetenzen, Förderung der Selbständigkeit, Entwicklungsförderung, Erfahrung/Entwicklung von Ressourcen, Entwicklung von Handlungsoptionen/-strukturen/-kompetenzen, Skillstraining, spieltherapeutische Maßnahmen, psychomotorische Behandlung, Achtsamkeitstraining, sensorische Integrationstherapie, tiergestützte Therapie)	

Tätigkeitsprofile

Tätigkeit	unmittelbar patientenbezogene Aufgaben	mittelbar patientenbezogene Aufgaben
	- Ergotherapie im Gruppensetting Stationär, StäB, ambulant (z.B. Aktivierung, Wahrnehmungsförderung, Selbstwahrnehmung/-reflexion, Förderung/Regulierung von Ausdrucksfähigkeit, Kommunikation und Kontakt, Training von alltags-/schul- und berufsrelevanten Kompetenzen, Förderung der Selbstständigkeit, Entwicklungsförderung, Erfahrung/Entwicklung von Ressourcen, Entwicklung von Handlungsoptionen/-strukturen/-kompetenzen, Skillstraining, soziales Kompetenztraining, Koch-/Genusstraining, Außenaktivitäten, erlebnispädagogische Maßnahmen, tiergestützte Therapie) - Einbeziehung von Angehörigen/Eltern-Kind-Therapie; Befundung und Förderung von Co-Occupations, Einbezug des erweiterten Klienten ggf. auch von Kontaktpersonen aus Kindergarten, Schule etc. - Mitbehandlung somatischer Erkrankungen (z.B. bei motorischen/sensomotorischen oder kognitiven Problemen: Funktionstraining, Kompensationstraining, Selbstversorgung, Entwicklungsförderung, Lernbegleitung) - spezielle psychosoziale Interventionen (z.B. soziales Kompetenztraining, Skillstraining, Begleitung und Beratung in Lebenslagen, Gruppenaktivitäten, Außenaktivitäten, Projektarbeit)	
Krisenintervention	- präventive Tätigkeiten und individuelle Deeskalation - Nachsorgehandeln nach Kriseninterventionen - Maßnahmen zur Herstellung von Sicherheit für den Patienten - Kommunikation der notwendigen Schritte und Maßnahmen mit dem Patienten	
Maßnahmen zur Förderung von Qualität (patientenbezogen)	- Programme zur Stärkung der Eigenverantwortung - verstärkte Verlaufsuntersuchungen	- Fallsupervisionen
interprofessionelle Tätigkeiten (im Zusammenhang mit der Patientenversorgung)	- Visiten	- multiprofessionelle Verlaufsbesprechungen - Kurzabstimmungen - Einzelfallsupervisionen - Therapiekonferenzen im Team

Anhang

Tätigkeit	unmittelbar patientenbezogene Aufgaben	mittelbar patientenbezogene Aufgaben
Netzwerkarbeit/Zusammenarbeit in regionalen Versorgungsstrukturen (patientenbezogen)		■ Teilnahme an trägerübergreifenden Fallkonferenzen ■ Sicherung beruflicher und sozialer Teilhabe
Dokumentation (patientenbezogen)		■ Dokumentation der Diagnostik und therapeutischen Interventionen und Evaluation ■ Dokumentation der Behandlungsplanung und Durchführung ■ klientenorientierte Leistungsdokumentation
Nachsorgeplanung (mit anderen Berufsgruppen) auf der Basis des (fortlaufenden) Assessments	■ ggf. Hilfsmittelberatung und -versorgung	■ Beteiligung an der Organisation von weiterer Betreuung und Behandlung ■ Vermittlung von externen Angeboten in soziokulturellen Projekten, Vereinen, VHS etc. ■ Sicherung und Verbesserung der sozialen Teilhabe

Strukturelle Settingtätigkeiten

Tätigkeit	Aufgaben
Herstellung einer haltgebenden therapeutischen Beziehung	■ Präsenz auf der Station (geordnete Ansprechbarkeit) ■ Mitwirkung an der Milieugestaltung ■ Mitgestaltung von einrichtungsspezifischen Veranstaltungen ■ Teilnahme an Stationsversammlungen u.a.

Tätigkeitsprofile

Tätigkeit	Aufgaben
Maßnahmen zur Förderung von Qualität (strukturell)	■ Erhebung von Qualitätsindikatoren ■ CIRS ■ (präventive) Deeskalationsmaßnahmen ■ Qualitätszirkel ■ Stationskonzepte zur Gewaltprävention ■ Teamsupervisionen ■ Beschwerdemanagement
interprofessionelle Tätigkeiten (Team, Arbeitsorganisation, Führung, Weiterbildung)	■ Konzeptbesprechungen im Team ■ Teamsupervisionen ■ Betreuung von Schülern, Studierenden und Praktikanten
Management der Netzwerkarbeit/Zusammenarbeit in regionalen Versorgungsstrukturen	■ Kenntnis über psychosoziale Netzwerke und Pflege derselben ■ Zusammenarbeit mit Kooperationspartnern
Leitungstätigkeiten (Führung und Organisation der Behandlungseinheit)	■ Einsatzplanung ■ Personalorganisation und Personalentwicklung ■ Konzeptentwicklung, -weiterentwicklung, -erneuerung ■ Jahres- und Konfliktgespräche ■ Teilnahme an Klinikkonferenzen ■ Qualitätsmanagement ■ Vor- und nachbereitende Maßnahmen ■ Orientierung an (inter-)nationalen Standards und Evidenz ■ abteilungsbezogene Verwaltungsaufgaben wie: Urlaubs- und Vertretungsplanung; Beschaffung, Organisation und Wartung der Arbeitsmittel ■ Wegezeiten
Fort- und Weiterbildungen	■ Einarbeitung, Mentoring ■ Teilnahme, Organisation und Durchführung von (internen und externen) Fort- und Weiterbildungsveranstaltungen ■ regelhafte Unterweisung in Hygiene, Deeskalationsmanagement, Datenschutz, Arbeitsschutz, Erste Hilfe

Kinder- und Jugendpsychiatrie – Tätigkeitsprofil (allgemeine Tätigkeiten) Künstlerische Therapie

Individuumbezogene Tätigkeiten

Tätigkeit	unmittelbar patientenbezogene Aufgaben	mittelbar patientenbezogene Aufgaben
Herstellung einer haltgebenden therapeutischen Beziehung	■ Einzelgespräche ■ Gruppengespräche ■ kurze Patientenkontakte ■ Netzwerkgespräche mit Patienten, Angehörigen	■ Netzwerkgespräche mit Sorgeberechtigten, Betreuern ■ Mitgestaltung von Elternabenden u.Ä.
Diagnostik	■ Anamnese im Hinblick auf die eingesetzte Methodik ■ berufseigene Diagnostik und Exploration ■ spezifische Testverfahren/Assessments ■ Erhebung von Ressourcen ■ Patienten- und Elterngespräche zu Ergebnissen der Diagnostik, Zielen und Beratung	■ Rezeption der bereits auf der Station erarbeiteten Befunde (Biographie, Diagnostik etc.) ■ Einholung von fallbezogenen Informationen von fachtherapeutischen Vorbehandlungen
Aufklärung, partizipative Entscheidungsfindung im Rahmen von …	■ Psychoedukation ■ Adhärenzförderung	■ Mitwirkung in der Behandlungsplanung
patientenbezogene störungsspezifische Interventionen (leitlinienorientiert, geplant, bezogen auf multiprofessionelle Behandlungsziele)	■ Künstlerische Therapien (KT) im Einzelsetting, Stationär, StäB, ambulant (z.B. Steuerung der Aufmerksamkeit, Kontaktanbahnung und Beziehungsaufbau, Strukturierung und Stabilisierung mit künstlerischen Strukturen und Prozessen, Affekt-, Spannungs- und Antriebsregulierung, Wahrnehmungsförderung und -differenzierung, Förderung der aktiven und rezeptiven Gestaltungskompetenz, Entwicklungsförderung, Aktivierung realistischer Körper- und Selbstwahrnehmung, Selbstfürsorge und Selbstwirksamkeit, Entwicklung von Symbolisierungs-, Reflexions- und Verbalisierungsfähigkeit, Förderung der Selbständigkeit, Tagesstrukturierung, Training sozialer, realitätsbezogener und alltagsrelevanter Kompetenzen, Förderung spielerischen Probehandelns, Erfahrung/Entwicklung von Ressourcen, Förderung von Krankheitsverständnis und Recovery)	

Tätigkeitsprofile

Tätigkeit	unmittelbar patientenbezogene Aufgaben	mittelbar patientenbezogene Aufgaben
	■ Künstlerische Therapien (KT) im Gruppensetting Stationär, StäB, ambulant (z.B. Steuerung der Aufmerksamkeit, Kontaktanbahnung und Beziehungsaufbau, Strukturierung, Stabilisierung und Steuerung des Gruppenprozesses mit künstlerischen Strukturen und Prozessen, Affekt, Spannungs- und Antriebsregulierung, Wahrnehmungsförderung und -differenzierung, Aktivierung realistischer Körper, Selbst- und Fremdwahrnehmung, Selbstfürsorge und Selbstwirksamkeit, Entwicklung von Symbolisierungs-, Reflexions- und Verbalisierungsfähigkeit, Tagestrukturierung, Training realitätsbezogener und alltagsrelevanter Kompetenzer, Förderung spielerischen Probehandelns, Erfahrung/Entwicklung von Ressourcen, Förderung von Krankheitsverständnis und Recovery) ■ störungsspezifisch erweiterte Diagnostik im Verlauf ■ Einbeziehung von Angehörigen und weiteren Personen aus dem Umfeld ■ Mitbehandlung somatischer Erkrankungen (z.B. bei motorischen/sensomotorischen oder kognitiven Problemen: Entwicklungsförderung, Lernbegleitung) ■ Mitwirkung an oder Durchführung von weiteren Einzel- oder Gruppentherapien wie speziellen psychosozialen Interventionen (z.B. soziales Kompetenztraining, Skillstraining, Psychoedukation, Gruppenaktivitäten, Außenaktivitäten, Projektarbeit, erlebnispädagogische Maßnahmen zur Förderung eines gesundheitsförderlichen Lebensstils)	
Krisenintervention	■ präventive Tätigkeiten und individuelle Deeskalation ■ Nachsorgehandeln nach Kriseninterventionen ■ Maßnahmen zur Herstellung von Sicherheit für den Patienten ■ Kommunikation der notwendigen Schritte und Maßnahmen mit dem Patienten, den Angehörigen und externen Stellen	■ Kommunikation der notwendigen Schritte und Maßnahmen mit externen Stellen
Maßnahmen zur Förderung von Qualität (patientenbezogen)	■ Programme zur Stärkung der Eigenverantwortung (z.B. Empowerment, Recovery, Selbsthilfe)	■ Fallsupervisionen

Anhang

Tätigkeit	unmittelbar patientenbezogene Aufgaben	mittelbar patientenbezogene Aufgaben
interprofessionelle Tätigkeiten (im Zusammenhang mit der Patientenversorgung)	■ Visiten	■ multiprofessionelle Verlaufsbesprechungen ■ Kurzabstimmungen ■ Einzelfallsupervisionen ■ Therapiekonferenzen im Team
Netzwerkarbeit/Zusammenarbeit in regionalen Versorgungsstrukturen (patientenbezogen)		■ Teilnahme an trägerübergreifenden Fallkonferenzen
Dokumentation (patientenbezogen)		■ Dokumentation der Diagnostik und therapeutischen Interventionen und Evaluation ■ Dokumentation der Behandlungsplanung und Durchführung ■ leistungsbezogene Dokumentation
Nachsorgeplanung und Entlassmanagement (patientenbezogen)		■ Beteiligung an der Organisation von weiterer Betreuung und Behandlung ■ Vermittlung von externen Angeboten in (sozio-)kulturellen Projekten und Institutionen, Vereinen, VHS etc. ■ Sicherung und Verbesserung der sozialen Teilhabe
Leitungstätigkeiten (Fallbesprechungen, Supervisionen u.Ä.)		■ Fallbesprechungen im Team (Vorbereitung und Durchführung)

Tätigkeitsprofile

Strukturelle Settingtätigkeiten

Tätigkeit	Aufgaben
Herstellung einer haltgebenden therapeutischen Beziehung	■ Präsenz auf der Station (geordnete Ansprechbarkeit) ■ Mitwirkung an der Milieugestaltung ■ Teilnahme an Stationsversammlungen u.a. ■ Mitgestaltung von einrichtungsspezifischen Veranstaltungen
Maßnahmen zur Förderung von Qualität (strukturell)	■ Mitwirkung an der Entwicklung von Behandlungskonzepten ■ Qualitätszirkel ■ Erhebung von Qualitätsindikatoren ■ CIRS ■ (präventive) Deeskalationsmaßnahmen ■ Stationskonzepte zur Gewaltprävention ■ Teamsupervisionen ■ Beschwerdemanagement
interprofessionelle Tätigkeiten (Team, Arbeitsorganisation, Führung, Weiterbildung)	■ Konzeptbesprechungen im Team ■ Teamsupervisionen ■ Betreuung von Schülern, Studierenden und Praktikanten
Management der Netzwerkarbeit/Zusammenarbeit in regionalen Versorgungsstrukturen	■ Kenntnis über psychosoziale Netzwerke und Mitwirkung der Weiterentwicklung ■ Zusammenarbeit mit Kooperationspartnern ■ Gremienarbeit ■ Netzwerkmanagement ■ Mitwirkung an der Verbesserung regionaler Versorgungsstrukturen

Tätigkeit	Aufgaben
Leitungstätigkeiten (Führung und Organisation der Behandlungseinheit)	■ Einsatzplanung ■ Personalorganisation und Personalentwicklung ■ Jahres- und Konfliktgespräche ■ Konzeptbesprechungen im Team (Vorbereitung und Durchführung) ■ Konzeptentwicklung, -weiterentwicklung, -erneuerung ■ Teilnahme an Klinikkonferenzen ■ Orientierung an (inter-)nationalen Standards und Evidenz ■ Qualitätsmanagement ■ Vor- und nachbereitende Maßnahmen ■ Beteiligung an der Entwicklung von Klinikstrukturen ■ abteilungsbezogene Verwaltungsaufgaben wie: Urlaubs- und Vertretungsplanung; Beschaffung, Organisation und Wartung der Arbeitsmittel ■ Wegezeiten
Fort- und Weiterbildungen	■ Einarbeitung, Mentoring ■ Berufsspezifische Arbeitssitzungen ■ Teilnahme, Organisation und Durchführung von (internen und externen) Fort- und Weiterbildungsveranstaltungen ■ regelhafte Unterweisung in Hygiene, Deeskalationsmanagement, Datenschutz, Arbeitsschutz, Erste Hilfe

Tätigkeitsprofile

Kinder- und Jugendpsychiatrie – Tätigkeitsprofil (allgemeine Tätigkeiten) Pflege

Individuumbezogene Tätigkeiten

Tätigkeit	unmittelbar patientenbezogene Aufgaben	mittelbar patientenbezogene Aufgaben
Aufnahme des Patienten	<ul><li>Stationsrundgang</li><li>Einholen von stationsspezifischen Einverständniserklärungen und Erläuterung</li><li>Entgegennahme und Dokumentation der Wertgegenstände, Medikamente u.a.</li><li>Aufnahmeabläufe, Erläuterung Stationsordnung, Taschengeld- und Medienregelungen u.a.m.</li></ul>	<ul><li>PC-Routinen hinsichtlich der PDV (Versichertenkarte einlesen, Kostenträgerdaten, Sorgeberechtigte, gesonderte Abläufe bei Auslandsaufnahmen etc.)</li></ul>
Herstellung einer haltgebenden therapeutischen Beziehung	<ul><li>Regelmäßige Kontaktangebote/Gespräche (mindestens täglich)</li><li>Bezugsgespräche einzeln (geplant und situativ) und mit den Eltern</li><li>Fürsorge nach Bagatelltraumen, bei somatischer Erkrankung, bei sonstigen Anlässen</li><li>Bezugsaktivitäten einzeln/in Gruppe</li></ul>	
Durchführung Pflegeprozess (mit dem Patienten, wenn entwicklungsbedingt möglich)	<ul><li>Pflegeassessment inklusive Risikoscreenings und Pflegediagnostik</li><li>Mitwirkung an der multiprofessionellen Diagnostik</li><li>Pflegeplanung</li><li>Verlaufs-Monitoring und Pflegeevaluation</li></ul>	
Aufklärung, partizipative Entscheidungsfindung im Rahmen von ...	<ul><li>Einzelgesprächen</li><li>Patienten-, Angehörigen-, Netzwerkgesprächen</li><li>Beratung und Psychoedukation von Patienten und Bezugspersonen (Einzel/Gruppe)</li><li>Adhärenzförderung, Informieren und beraten (bzgl. Gesundheitsförderung, Problemlösung)</li></ul>	

Anhang

Tätigkeit	unmittelbar patientenbezogene Aufgaben	mittelbar patientenbezogene Aufgaben
Herstellung von Umweltbezug und Einbeziehung des Umfeldes, Inklusion	<ul><li>Gespräche mit Eltern und Bezugspersonen Einzel/Gruppe (z.B. Elternabend, Elterncafé)</li><li>Stationsführung für Eltern</li><li>Durchführung von Hausbesuchen, Begleitung von Elternhospitationen</li><li>Begleitung einer Belastungserprobung im häuslichen Umfeld, Verein u.a.m.</li><li>Begleitung einer Belastungserprobung in der Herkunftsschule</li><li>Vorbereitung und Auswertung von Wochenendbelastungserprobungen mit Patienten und Bezugspersonen</li></ul>	
patientenbezogene störungsspezifische Interventionen (leitlinienorientiert, geplant, bezogen auf multiprofessionelle Behandlungsziele)	<ul><li>gezielte Verhaltensbeobachtung, ggf. mit Patienten (z.B. Sonne-Wolken-Pläne, Rückmelde-/Evaluationsgespräche)</li><li>Durchführung von strukturierten/manualisierten (psycho-)therapeutischen Maßnahmen und Trainingsprogrammen Einzel/Gruppe (z.B. Konzentrationstrainings, Skillstraining, Genusstraining, Medikamententraining, Achtsamkeitsübungen, Entspannungstraining, Sozialtraining)</li><li>Reflexionsgespräche</li><li>Maßnahmen im Rahmen des Symptom- und Verhaltensmanagements (z.B. Realitätsorientierung, Emotionsregulierung, Verhaltensrückmeldung etc.; auch Schmerzmanagement oder Interventionen Schlafförderung)</li><li>Essbegleitung</li><li>Expositionsbehandlung</li><li>Durchführung von Elterntraining</li><li>Durchführung von Erlebnistherapie (Einzel/Gruppe)</li><li>Durchführung von tiergestützter Therapie (Einzel/Gruppe)</li><li>Umsetzung VT-Pläne und Verstärkerprogramme</li><li>Beteiligung an Gruppentherapien (z.B. Sozialkompetenztraining, genderspezifische Gruppentherapien)</li><li>Beteiligung an Familientherapie</li><li>spezielle Pflege bei interkurrenten Infekten und somatischen Begleiterkrankungen nach ärztlicher Indikation</li></ul>	

Tätigkeitsprofile

Tätigkeit	unmittelbar patientenbezogene Aufgaben	mittelbar patientenbezogene Aufgaben
medizinische Versorgung	<ul><li>Medikationsmanagement: Richten, Ausgeben, Einnahme nachhalten, Wirkungen beobachten, Nebenwirkungen managen, fortlaufende Infos zu Wirkungen, Risiken, Nebenwirkungen</li><li>Vitalzeichenkontrollen, körperbezogene Verlaufskontrollen (z.B. RR, Gewicht)</li><li>Mitwirkung bei Blutentnahmen und anderen medizinischen Verordnungen, Vor- und Nachbereitung von medizinischen Untersuchungen</li><li>Versorgung und Verbandswechsel bei Wunden, Wund-Verlaufs-Kontrolle, ggf. mit Wundexperten</li><li>Routinemaßnahmen bei Grunderkrankungen wie Diabetes (Überwachung BZ und Spritzen, Diät etc.)</li><li>Hautpflege bei Kindern und Jugendlichen (Sonnenschutz, Aknebehandlung u.a.m.)</li><li>Sicherstellung hygienischer Maßnahmen</li></ul>	
Krisenintervention	<ul><li>präventive Tätigkeiten und individuelle Deeskalation; auch Erstellen von individuellen Krisenplänen</li><li>Durchführung von freiheitsentziehenden Maßnahmen</li><li>intensive Betreuung (auch 1:1) in Krisen sowie bei Isolierung, Fixierung oder sonstigen Zwangsmaßnahmen</li><li>Nachsorgehandeln nach Kriseninterventionen</li><li>Beratung und Begleitung der Bezugspersonen (z.B. Eltern)</li><li>Begleitung/Aufsicht im Rahmen einer Intensivbehandlung (z.B. der Medikamenteneinnahme, der Nahrungsaufnahme, der Bad- und Toilettengänge, ggf. Körper- und Zimmerkontrollen)</li><li>Maßnahmen zur Herstellung von Sicherheit für den Patienten</li><li>Kommunikation der notwendigen Schritte und Maßnahmen mit dem/Patienten, mit Angehörigen</li></ul>	<ul><li>Kommunikation der notwendigen Schritte und Maßnahmen mit externen Stellen (z.B. Mitarbeitende der Jugendhilfe)</li></ul>

Anhang

Tätigkeit	unmittelbar patientenbezogene Aufgaben	mittelbar patientenbezogene Aufgaben
erzieherische Tätigkeiten	■ Beaufsichtigung entsprechend des Entwicklungsstandes des Kindes-/Jugendlichen (von ganztags „an die Hand nehmen" bis regelmäßiges Monitoring) ■ Unterstützung bei Aktivitäten des täglichen Lebens entsprechend des Entwicklungsstandes (Hilfestellung bei Nahrungsaufnahme und Körperpflege, Einhalten des Schlaf-/Wachrhythmus, Zimmerordnung, Pünktlichkeit), Zubettgehrituale ■ Entwicklungsalter spezifische Anleitung (zeigen, erklären, Modell sein, steuernd eingreifen und unterstützen, wertschätzend rückmelden) ■ Entwicklungsalter spezifische Förderung (z.B. gemeinsames Spielen und Basteln, Betreuung und Unterstützung bei Hausaufgaben, Erlernen von Tagesstrukturierung und geplantem Handeln, Unterstützung beim sozialen Lernen, Vermitteln von Medienkompetenz)	
Präsenz, Begleitung, Support	■ Präsent sein als Ansprechperson und reagieren auf situative Bedürfnisse und Belange (being there) ■ Präsent sein als Support und Begleitung in Phasen hoher Symptomlast oder anderweitigen akutem Stress/akuter Anspannung (being with) ■ Entlastung, supportive Gespräche und Anleitung zur Entspannung und Achtsamkeit bei anhaltendem Stress und Überforderung ■ Außenbegleitung (begleiteter Ausgang, Außenaktivitäten, Begleitung zu Diagnostik oder Therapiemaßnahmen, Begleitung in Klinikschulen, Üben des Benutzens des ÖPNV, Üben des Umgangs mit eigenem Geld) ■ Bewegungsangebote und Aktivierung ■ Freizeitangebote, Spiele, Kochgruppe, Sport ■ Begleitung in die Patientengruppe und Hilfe bei Konfliktklärung ■ Begleitung und Entängstigung bei Untersuchungen und Eingriffen ■ Förderung von Hoffnung, Sinnfindung, Selbstwirksamkeit, Kontrollerleben, Bewältigungsstrategien und Ressourcen ■ nächtliche Präsenz und Ansprechbarkeit für Alpträume, Ängste etc.	

Tätigkeitsprofile

Tätigkeit	unmittelbar patientenbezogene Aufgaben	mittelbar patientenbezogene Aufgaben
Entgegenwirken von Maßnahmen zur Herstellung von Sicherheit (Fremd-/Selbstgefährdung)	■ kontinuierliche Überprüfung der Risikoeinschätzung zu aggressivem und selbstverletzendem sowie eigengefährdendem Verhalten ■ patientenverhaltensabhängige Einschätzung und Gewährleistung der Betreuungsintensität des Patienten inklusive möglicher notwendiger Sicherungsmaßnahmen ■ Durchsuchen von Patienten bei Aufnahme auf nicht erlaubte/gefährliche Gegenstände	■ Vor- und Nachbesprechung von Sicherungsmaßnahmen bzw. Entscheidung über notwendige und nicht notwendige Maßnahmen mit allen Beteiligten
Maßnahmen zur Förderung von Qualität (patientenbezogen)		■ Programme zur Stärkung der Eigenverantwortung (z.B. Empowerment, Recovery, Selbsthilfe) ■ Fallsupervisionen
interprofessionelle Tätigkeiten (im Zusammenhang mit der Patientenversorgung)		■ multiprofessionelle Verlaufsbesprechungen/Kurvenvisiten ■ Kurzabstimmungen ■ Übergaben ■ Einzelfallsupervisionen ■ Begleitung und Ausarbeitung von Visiten ■ Therapiekonferenzen im Team
Netzwerkarbeit/Zusammenarbeit in der gemeindepsychiatrischen Versorgung (patientenbezogen)		■ Teilnahme an trägerübergreifenden Fallkonferenzen
Pflegedokumentation (patientenbezogen)		■ Mindestens 1 x/Schicht/Patient bis zu 10-minütig bei 1:1-Betreuung ■ Dokumentation spezifischer Assessments und Protokollbögen (z.B. DISYPS, SOAS-R, Nebenwirkungsbögen, Ticliste, Unfallprotokoll)

Anhang

Tätigkeit	unmittelbar patientenbezogene Aufgaben	mittelbar patientenbezogene Aufgaben
Entlassmanagement	<ul><li>Planung von Belastungserprobungen und Kontrolle derselben</li><li>Beteiligung an der Organisation von weiterer Betreuung und Behandlung, Vorstellung bei nachsorgender Jugendhilfeeinrichtung und pädagogisch-pflegerische Übergabe, Beteiligung an Hilfeplankonferenz des Jugendamts</li><li>konkrete Hilfestellung bei Auszug, Packen etc. entsprechend dem Entwicklungsstand, ggf. gemeinsamer Einkauf von Bekleidung</li><li>ggf. Mitgabe von Medikamenten im Rahmen des Entlassmanagements, Erläuterung und Anleitung</li><li>Rückabwicklung von Taschengeldkonten etc.</li></ul>	
Stationsorganisation	<ul><li>Verwaltungsaufgaben</li><li>Essensorganisation einschließlich Klärung der Patientenwünsche</li></ul>	

Strukturelle Settingtätigkeiten

Tätigkeit	Aufgaben
Aufnahmemanagement	<ul><li>Pflegen der Wartelisten, Auskunftserteilung</li><li>Belegungsmanagement, Einzel-/Doppelzimmer, ggf. Verlegungen innerhalb der Station</li></ul>
Herstellung einer haltgebenden therapeutischen Beziehung	<ul><li>Herstellung eines pädagogischen Milieus</li></ul>
milieubezogenes Handeln	<ul><li>Gestaltung der Stationsabläufe, Gewährleistung von Orientierung, Struktur, Privatheit, Reizgleichgewicht etc.</li><li>Gewährleistung Tagesstruktur einschließlich Beschäftigungsangeboten</li><li>Gestaltung von Interaktionsmöglichkeiten und Managen des Zusammenlebens innerhalb der Patientengruppe</li><li>Gestaltung von Räumen</li><li>Durchführung Stationsversammlungen und offene Stationsangebote</li><li>Wochen- inklusive Fernsehprogrammplanung in der Patientengruppe</li></ul>

Tätigkeitsprofile

Tätigkeit	Aufgaben
Maßnahmen zur Herstellung von Sicherheit (strukturell)	■ Einhalten von Routinen bei fakultativer Schließung der Stationen (Ausgangsbücher, Schließungsvorgänge etc., Übergabekultur über neue oder aufgehobene Ausgangs- und Zurückhaltungsregelungen) ■ Kontrolle von Fenster- und Türsicherungen (Überwachung der Fensterputzer etc., Anleitung von Handwerkern) ■ Brandschutzbegehungen, -dokumentation ■ Anleitung von Schülern, Praktikanten und Reinigungspersonal in Sicherheitsfragen
Maßnahmen zur Förderung von Qualität (strukturell)	■ Qualitätszirkel ■ Behandlungspfade ■ Erhebung von Qualitätsindikatoren ■ Deeskalationsmaßnahmen/-training ■ Stationskonzepte zur Gewaltprävention und zum Umfang mit spezifischen Problemen (z.B. Selbstverletzung) ■ Teamsupervisionen ■ Beschwerdemanagement ■ Datenerhebungen im Rahmen von Zertifizierungen
interprofessionelle Tätigkeiten (Team, Arbeitsorganisation, Führung, Weiterbildung)	■ Konzeptbesprechungen im Team ■ Teamsupervisionen ■ Betreuung von Schülern, Studierenden und Praktikanten
Management der Netzwerkarbeit/Zusammenarbeit in regionalen Versorgungsstrukturen	■ Zusammenarbeit mit psychosozialen Netzwerken und Kooperationspartnern ■ Teilnahme an Netzwerkkonferenzen
Aufnahme-/Entlassmanagement	■ Aufnahme- und Entlassmanagement ■ Belegungsmanagement, Einzel-/Doppelzimmer, ggf. Verlegungen innerhalb der Station

Anhang

Tätigkeit	Aufgaben
Stationsorganisation	■ Terminplanung und Koordination von Prozessen ■ Verwaltungsaufgaben ■ interne Disposition ■ Bevorratung von Medikamenten, Kontrolle BtM.Buch mit ärztlicher Leitung ■ Bevorratung von Pflegehilfsmitteln und sonstigen Materialien ■ Bevorratung, Pflege und Wartung von Sport- und Spielmaterialien, Beschäftigungsmaterial der Station, Erlebnistherapiematerialien ■ Statistiken ■ Durchführen von Vorgaben des Arbeitsschutzes, des Brandschutzes, der Hygiene, der Desinfektion, der Medizingeräteverordnung, der Wartung von Notfallausrüstung u.a.m.
Leitungstätigkeiten (Führung und Organisation der Behandlungseinheit)	■ monatliche Dienstplanung ■ Personalorganisation Pflege- und Erziehungsdienst ■ Prozessorganisation ■ Jahres- und Konfliktgespräche ■ Vor- und Nachbereitung von Teambesprechungen ■ Teilnahme an übergeordneten Gremien/Besprechungen ■ Stationskonzepte zum Umgang mit selbstverletzendem Verhalten erarbeiten ■ Anleitung von Mitarbeitenden
Fort- und Weiterbildungen	■ Einarbeitung, Mentoring ■ Teilnahme, Organisation und Durchführung von Fort- und Weiterbildungsveranstaltungen/Personalentwicklungsmaßnahmen ■ regelhafte Unterweisung in Hygiene, Deeskalationsmanagement, Datenschutz und Arbeitsschutz, Brandschutz, Erste Hilfe
Serviceleistungen außerhalb der Dienstzeit von Servicekräften	

Tätigkeitsprofile

Kinder- und Jugendpsychiatrie – Tätigkeitsprofil (allgemeine Tätigkeiten) Psychologinnen und Psychologen (Diplom/Master/Approbation)

Individuumbezogene Tätigkeiten

Tätigkeit	unmittelbar patientenbezogene Aufgaben	mittelbar patientenbezogene Aufgaben
Herstellung einer haltgebenden therapeutischen Beziehung	■ Einzelgespräche ■ kurze Patientenkontakte	
Diagnostik	■ Entwicklungsanamnese, Familienanamnese ■ entwicklungspsychopathologische Befunderhebung (durch Exploration des Patienten und der Bezugspersonen) ■ testpsychologische Diagnostik, Indikationsstellung, Wahl des Verfahrens, Durchführung, Auswertung und Befundung ■ psychosoziale Diagnostik: Patienten-, Bezugspersonengespräche ■ Erhebung von Ressourcen ■ Einschätzung zur Herstellung von Sicherheit für den Patienten und andere	■ Fremdanamnese ■ Einholen von Vorbefunden ■ Indizierung von zusätzlichen (fachtherapeutischen oder heilpädagogischen) Untersuchungen, (z.B. neuropsychologischen Verfahren) ■ psychosoziale Diagnostik: Netzwerkgespräch zur Problem- und Auftragsklärung (mit anderen Berufsgruppen)
Aufklärung, partizipative Entscheidungsfindung im Rahmen von ...	■ Einzelgesprächen ■ Visiten ■ Team-, Patienten, Bezugspersonen-, Netzwerkgesprächen ■ Planung von Belastungserprobungen und Kontrolle derselben mit Patient ■ Psychoedukation ■ Adhärenzförderung	■ Planung von Belastungserprobungen und Kontrolle derselben mit externen Stellen
patientenbezogene störungsspezifische Interventionen (leitlinienorientiert, geplant, bezogen auf multiprofessionelle Behandlungsziele)	■ patientenindividuelle Einzelpsychotherapie ■ Gruppenpsychotherapie/Therapie- und Trainingsprogramme ■ Familientherapie/Angehörigengespräche ■ Spezielle Therapie- und Trainingsprogramme	

Tätigkeit	unmittelbar patientenbezogene Aufgaben	mittelbar patientenbezogene Aufgaben
Krisenintervention	■ präventive Tätigkeiten und individuelle Deeskalation; auch Erstellen von individuellen Krisenplänen ■ Nachsorgehandeln nach Kriseninterventionen ■ Beratung und Begleitung der Bezugspersonen (z.B. Eltern) ■ Maßnahmen zur Herstellung von Sicherheit für den Patienten ■ Kommunikation der notwendigen Schritte und Maßnahmen mit dem Patienten, mit den Angehörigen	■ Kommunikation der notwendigen Schritte und Maßnahmen mit externen Stellen (z.B. Betreuern, Gerichten)
Entgegenwirken von Maßnahmen zur Herstellung von Sicherheit (Fremd-/Selbstgefährdung)	■ Risikoeinschätzung zu aggressivem und selbstverletzendem sowie eigengefährdendem Verhalten bei Aufnahme und kontinuierliche Überprüfung der Einschätzung ■ Einschätzung der Betreuungsintensität des Patienten inklusive möglicher notwendiger Sicherungsmaßnahmen ■ Vor- und Nachbesprechungen von Sicherungsmaßnahmen bzw. Entscheidung über notwendige und nicht notwendige Maßnahmen mit Patient, mit Angehörigen	■ Kommunikation der notwendigen Schritte und Maßnahmen im Team ■ Vor- und Nachbesprechungen von Sicherungsmaßnahmen bzw. Entscheidung über notwendige und nicht notwendige Maßnahmen mit externen Stellen ■ Durchführung von Vor- und Nachbesprechungen von Sicherungsmaßnahmen bzw. Entscheidung über notwendige und nicht notwendige Maßnahmen mit allen Beteiligten
Maßnahmen zur Förderung von Qualität (patientenbezogen)	■ verstärkte Verlaufsuntersuchungen ■ Programme zur Stärkung der Eigenverantwortung (z.B. Empowerment, Recovery, Selbsthilfe) ■ Bearbeitung von Beschwerden	■ Fallsupervisionen ■ Fallbesprechungen im Qualitätszirkel ■ Deeskalationsmaßnahmen
interprofessionelle Tätigkeiten (im Zusammenhang mit der Patientenversorgung)		■ multiprofessionelle Verlaufsbesprechungen ■ Kurzabstimmungen ■ Übergaben ■ Einzelfallsupervisionen ■ Therapiekonferenzen im Team

Tätigkeitsprofile

Tätigkeit	unmittelbar patientenbezogene Aufgaben	mittelbar patientenbezogene Aufgaben
Koordination/Kommunikation mit Behörden und Kostenträgern	■ Hilfeplanung mit Partizipation des Patienten	■ patientenbezogene Gespräche mit Richtern, Polizei, Jugendamt, Schulamt/Schule ■ Mitwirkung bei Unterbringungsverfahren ■ Hilfeplanung zu SGB VIII (insbes. § 35a) und SGB XII ■ Mitwirkung bei MDK-Stellungnahmen
Netzwerkarbeit/Zusammenarbeit in regionalen Versorgungsstrukturen (patientenbezogen)		■ Teilnahme an trägerübergreifenden Fallkonferenzen
Dokumentation (patientenbezogen)		■ Anträge, Stellungnahmen ■ untersuchungs- und behandlungsbezogene Dokumentation ■ Dokumentation für das Abrechnungssystem ■ Entlassbriefe
Nachsorgeplanung und Entlassmanagement (patientenbezogen)		■ Organisation von weiterer Betreuung und Behandlung ■ ggf. notwendige Änderung des Lebensmittelpunkts/Fremdunterbringung ■ Unterstützung in der Auseinandersetzung mit Behörden
Leitungstätigkeiten (Fallbesprechungen, Supervisionen u.Ä.)		■ Fallbesprechungen im Team (Vorbereitung und Durchführung)

Strukturelle Settingtätigkeiten

Tätigkeit	Aufgaben
Management von Aufnahme- und Entlassungsprozessen	
Herstellung einer haltgebenden therapeutischen Beziehung	■ Präsenz auf der Station (geordnete Ansprechbarkeit)
Maßnahmen zur Förderung von Qualität (strukturell)	■ Behandlungspfade ■ Stationskonzepte zur Gewaltprävention ■ Deeskalationstraining ■ Beschwerdemanagement ■ Implementierung und Organisation eines Qualitätszirkels ■ Erhebung von Qualitätsindikatoren ■ CIRS ■ Teamsupervisionen
interprofessionelle Tätigkeiten (Team, Arbeitsorganisation, Führung, Weiterbildung)	■ Konzeptbesprechungen im Team ■ Teilnahme an Klinikkonferenzen ■ Teamsupervisionen ■ stationsübergreifende Gremienbesprechungen ■ Betreuung von Studierenden und Praktikanten sowie Psychotherapeuten in Ausbildung
Koordination/Kommunikation mit Behörden und Kostenträgern	■ Netzwerkgespräche mit Richtern, Polizei, Jugendamt, Schulamt
Management der Netzwerkarbeit/Zusammenarbeit in regionalen Versorgungsstrukturen	■ Kenntnis über psychosoziale Netzwerke und Mitwirkung an der Weiterentwicklung ■ Zusammenarbeit mit Kooperationspartnern ■ Netzwerkkonferenzen
Dokumentation (organisationsbezogen)	■ Dokumentation für ein Personalbemessungssystem ■ Dokumentation für einrichtungsübergreifende Qualitätssicherung und statistische Erhebungen

Tätigkeitsprofile

Tätigkeit	Aufgaben
Leitungstätigkeiten (Führung und Organisation der Behandlungseinheit)	■ Dienstplanung ■ Personalorganisation ■ Personalentwicklungsmanagement ■ Klinikorganisation ■ interne Koordinierung ■ Jahres- und Konfliktgespräche ■ Vor- und Nachbereitung von Stationsgesprächen etc. ■ Konzeptbesprechungen im Team (Vorbereitung und Durchführung) ■ Teilnahme an Klinikkonferenzen (Vorbereitung, Durchführung und Nachbereitung) ■ Weiterentwicklung der Stations- und Behandlungskonzepte ■ Mitwirkung bei Weiterentwicklung der Klinikstrategie ■ Beteiligung an Kinderschutzkonzepten ■ Ausbildung und Praxisanleitung von Kinder- und Jugendlichenpsychotherapeuten in Ausbildung
Fort- und Weiterbildungen	■ Einarbeitung, Mentoring ■ Teilnahme, Organisation und Durchführung von Fort- und Weiterbildungsveranstaltungen ■ Teilnahme an Personalentwicklungsmaßnahmen ■ regelhafte Unterweisung in Hygiene, Deeskalationsmanagement, Datenschutz und Arbeitsschutz, Brandschutz, Erste Hilfe

Kinder- und Jugendpsychiatrie – Tätigkeitsprofil (allgemeine Tätigkeiten) Sozialarbeiterinnen und Sozialarbeiter

Individuumbezogene Tätigkeiten

Tätigkeit	unmittelbar patientenbezogene Aufgaben	mittelbar patientenbezogene Aufgaben
Herstellung einer haltgebenden therapeutischen Beziehung	▪ Einzelgespräche	▪ Gespräche mit Angehörigen, Sorgeberechtigten, Bezugspersonen ▪ Hilfe bei Problemen in der Familie/Beziehung ▪ Sicherung der Krankenhausbehandlung ▪ Klärung Aufenthaltsstatus, Rechtssituation
Diagnostik	▪ Erhebung der Sozialanamnese mit Patienten/Sorgeberechtigten/Bezugspersonen	▪ Rezeption der bereits auf der Station erarbeiteten Befunde (Biographie, Diagnostik etc.) ▪ Erhebung von Ressourcen ▪ Erhebung der bisherigen Versorgungsstrukturen und Unterstützungsleistungen ▪ Einholen von Informationen von Behörden (z.B. Agentur für Arbeit, Amt für Soziales, Jugendamt, Jugendgerichtshilfe, Ausländeramt, Krankenkassen etc.)
Aufklärung, partizipative Entscheidungsfindung im Rahmen von ...	▪ Psychoedukation ▪ Adhärenzförderung im psychosozialen Bereich (z.B. Ableistung von Sozialstunden während der Behandlung, etwa Begleitung zu Gerichtsverhandlungen, Wiedergutmachungsleistungen)	▪ Mitwirkung in der Behandlungsplanung
patientenbezogene störungsspezifische Interventionen (leitlinienorientiert, geplant, bezogen auf multiprofessionelle Behandlungsziele)	▪ Mitwirkung an oder Durchführung von Einzel- und Gruppentherapien ▪ Teilnahme an Patientenvisiten ▪ Mitwirkung an Familientherapien ▪ Durchführung soziales Kompetenztraining Einzel/Gruppe ▪ Organisation von Belastungserprobungen in Heimatschule/beim Ausbilder (vorbereitendes Gespräch in der Schule/beim Ausbilder gemeinsam mit dem Patienten ▪ therapeutische Begleitung externer Belastungserprobungen in Schule/Ausbildung	▪ Organisation von Belastungserprobungen in Heimatschule/Ausbildung (Terminierung, Wegplanung, vorbereitendes Gespräch in der Schule/beim Ausbilder mit Eltern, Einholen der Rückmeldungen zur Belastungserprobung im Verlauf, Ansprechpartner für die Schule/den Ausbilder bei Komplikationen/Fragen)

Tätigkeitsprofile

Tätigkeit	unmittelbar patientenbezogene Aufgaben	mittelbar patientenbezogene Aufgaben
Krisenintervention	<ul><li>präventive Tätigkeiten und individuelle Deeskalation</li><li>Nachsorgehandeln nach Kriseninterventionen</li><li>Kommunikation der notwendigen Schritte und Maßnahmen mit dem Patienten/den Angehörigen</li><li>Maßnahmen zur Herstellung von Sicherheit für den Patienten</li></ul>	<ul><li>Kommunikation der notwendigen Schritte und Maßnahmen mit externen Stellen (z.B. Betreuern, Gerichten)</li></ul>
Maßnahmen zur Förderung von Qualität (patientenbezogen)	<ul><li>verstärkte Verlaufsuntersuchungen</li><li>Programme zur Stärkung der Eigenverantwortung</li><li>Durchführung von Deeskalationsmaßnahmen</li></ul>	<ul><li>Fallbesprechung im Qualitätszirkel</li><li>Fallsupervisionen</li></ul>
interprofessionelle Tätigkeiten (im Zusammenhang mit der Patientenversorgung)	<ul><li>Visiten</li></ul>	<ul><li>multiprofessionelle Verlaufsbesprechungen</li><li>Kurzabstimmungen</li><li>Einzelfallsupervisionen</li><li>Therapiekonferenzen im Team</li></ul>
Koordination/Kommunikation mit Behörden und Kostenträgern		<ul><li>Klärung der Kostenübernahme</li><li>ggf. Klärung des Versicherungsstatus inklusive Finanzierung des Krankenhausaufenthaltes</li><li>Sicherung des Versichertenverhältnisses</li><li>ggf. Kontaktaufnahme zur Schuldnerberatung</li><li>Inobhutnahmeverfahren</li></ul>
Netzwerkarbeit/Zusammenarbeit in regionalen Versorgungsstrukturen (patientenbezogen)		<ul><li>Teilnahme an trägerübergreifenden Fallkonferenzen</li></ul>
Dokumentation (patientenbezogen)		<ul><li>Dokumentation der psychosozialen Diagnostik und Behandlung</li><li>leistungsbezogene Dokumentation</li><li>Anträge und Stellungnahmen</li><li>Sozialberichte</li></ul>

Anhang

Tätigkeit	unmittelbar patientenbezogene Aufgaben	mittelbar patientenbezogene Aufgaben
Mitwirkung bei Aufnahme- und Entlassmanagement	■ Haus-, Behörden- und Einrichtungsbesuche mit Patient ■ Hilfeplanung mit Partizipation des Patienten ■ Unterstützung hinsichtlich des Stellens von Anträgen, (z.B. OEG) ■ Unterstützung des Patienten/der Sorgeberechtigten in der Auseinandersetzung mit Behörden (z.B. Klärung von Sozialhilfe, Fahrtkosten, Hilfen zum Lebensunterhalt, Bekleidungsgeld, Taschengeld)	■ Hausbesuche ohne Patient ■ Verfahren/Hilfeplanung u.a. SGB VIII (insbs. § 35a) und SGB XII ■ Vermittlung in Nachsorgeeinrichtungen ■ Sichern von persönlichem Besitz des Patienten ■ Vermittlung an Beratungsstellen und Selbsthilfegruppen ■ Vermittlung und Antragstellung in betreute Wohnformen ■ Sicherung beruflicher und sozialer Teilhabe
Nachsorgeplanung und Entlassmanagement	■ Unterstützung des Patienten/der Sorgeberechtigten in der Auseinandersetzung mit Behörden (direkt: z.B. Gespräch mit Patient/Eltern zu psychosozialem Hilfeangebot, Vorbereitung des Patienten/der Familie auf Kontaktaufnahme mit der Jugendhilfe) ■ Durchführung von Runde-Tisch-Gesprächen mit Patient/Eltern und dem psychosozialen Helfersystem ■ Besichtigung von Jugendhilfeeinrichtungen gemeinsam mit Patienten/Sorgeberechtigten	■ Beteiligung an der Organisation von weiterer Betreuung und Behandlung ■ Unterstützung des Patienten/der Sorgeberechtigten in der Auseinandersetzung mit Behörden (formal: z.B. Klärung von Sozialhilfe, Fahrtkosten, Hilfen zum Lebensunterhalt, Bekleidungsgeld, Versicherungsstatus zur Finanzierung des Krankenhausaufenthaltes, Vorbereitung der Familie auf Kontaktaufnahme mit der Jugendhilfe) ■ Austausch mit Behörden und Helfersystem (z.B. Jugendamt, Agentur für Arbeit, Rentenversicherung) zu geeigneter psychosozialer Hilfemaßnahme ■ Organisation von Runde-Tisch-Gesprächen mit Patient/Eltern und dem psychosozialen Helfersystem ■ Klärung der Kostenübernahme für Anschlussmaßnahmen (z.B. Rehabilitationsmaßnahmen, neue Wohnform, spezielle Schulform, Berufsanbahnung, usw.) ■ Organisation bedarfsgerechter Wohn- und Betreuungsformen ■ Sicherstellung einer geeigneten Wohnsituation nach der Entlassung
Leitungstätigkeiten (Fallbesprechungen, Supervisionen u.Ä.)		■ Fallbesprechungen im Team (Vorbereitung und Durchführung)

Tätigkeitsprofile

Strukturelle Settingtätigkeiten

Tätigkeit	Aufgaben
Herstellung einer haltgebenden therapeutischen Beziehung	■ Präsenz auf der Station (geordnete Ansprechbarkeit) ■ Mitwirkung an der Milieugestaltung ■ Teilnahme an Stationsversammlungen u.a. ■ Mitgestaltung von Elternabenden ■ Mitgestaltung von einrichtungsspezifischen Veranstaltungen
Maßnahmen zur Förderung von Qualität (strukturell)	■ Implementierung und Organisation eines Qualitätszirkels ■ Erhebung von Qualitätsindikatoren ■ CIRS ■ Deeskalationstrainings ■ Stationskonzepte zur Gewaltprävention ■ Teamsupervisionen ■ Beschwerdemanagement ■ Schaffung und Unterhaltung von Strukturen, die der Deeskalation dienen ■ Evaluation von Durchführungsmaßnahmen
interprofessionelle Tätigkeiten (Team, Arbeitsorganisation, Führung, Weiterbildung)	■ Konzeptbesprechungen im Team ■ Teilnahme an Klinikkonferenzen ■ Teamsupervisionen ■ Betreuung von Studierenden und Praktikanten
Management der Netzwerkarbeit/Zusammenarbeit in regionalen Versorgungsstrukturen	■ Kenntnis über psychosoziale Netzwerke und Pflege derselben ■ Zusammenarbeit mit Kooperationspartnern ■ Netzwerkkonferenzen ■ Netzwerkmanagement

Tätigkeit	Aufgaben
Leitungstätigkeiten (Führung und Organisation der Behandlungseinheit)	■ Dienstplanung ■ Personalorganisation und Personalentwicklung ■ Jahres- und Konfliktgespräche ■ Konzeptbesprechungen im Team (Vorbereitung und Durchführung) ■ Teilnahme an Klinikkonferenzen ■ Entwicklung von Stations- und Behandlungskonzepten ■ Beteiligung an Kinderschutzkonzepten ■ Beteiligung an der Entwicklung von Klinikstrukturen
Fort- und Weiterbildungen	■ Einarbeitung, Mentoring ■ Teilnahme, Organisation und Durchführung von Fort- und Weiterbildungsveranstaltungen/Personalentwicklungsmaßnahmen ■ Regelhafte Unterweisung in Hygiene, Deeskalationsmanagement, Datenschutz, Arbeitsschutz, Erste Hilfe

Ergebnisse der Stichtagserhebung – Psych-PV-Mapping

Ergebnisse der Stichtagserhebung – Erwachsenenpsychiatrie

Gesamtwerte inklusive Tagesklinik

		Psych-PV-Kategorien													Summe
		A1	A2	A3	A4	A5	A6	S1	S2	S4	S6	G1	G2	G4	G6	
Cluster	1	262	14	0	0	3	198	52	6	0	29	46	3	1	6	620
	2	22	9	0	1	0	10	6	1	0	4	23	6	0	2	84
	3	67	5	0	0	0	23	21	3	3	18	7	1	0	0	148
	4	45	51	1	3	1	54	4	7	0	6	8	21	0	0	201
	5	10	1	0	2	0	4	2	0	0	1	5	3	1	0	29
	6	17	12	0	2	0	4	1	2	0	0	8	16	1	6	69
	7	34	47	0	5	0	18	3	3	1	7	2	10	1	2	133
	8	13	21	1	1	0	9	2	9	0	5	1	12	6	3	83
Ergebnis		470	160	2	14	4	320	91	31	4	70	100	72	10	19	1.367

		Psych-PV-Kategorien in Prozentzahlen														Summe
		A1	A2	A3	A4	A5	A6	S1	S2	S4	S6	G1	G2	G4	G6	
Cluster	1	19%	1%	0%	0%	0%	14%	4%	0%	0%	2%	3%	0%	0%	0%	45%
	2	2%	1%	0%	0%	0%	1%	0%	0%	0%	0%	2%	0%	0%	0%	6%
	3	5%	0%	0%	0%	0%	2%	2%	0%	0%	1%	1%	0%	0%	0%	11%
	4	3%	4%	0%	0%	0%	4%	0%	1%	0%	0%	1%	2%	0%	0%	15%
	5	1%	0%	0%	0%	0%	0%	0%	0%	0%	0%	0%	0%	0%	0%	2%
	6	1%	1%	0%	0%	0%	0%	0%	0%	0%	0%	1%	1%	0%	0%	5%
	7	2%	3%	0%	0%	0%	1%	0%	0%	0%	1%	0%	1%	0%	0%	10%
	8	1%	2%	0%	0%	0%	1%	0%	1%	0%	0%	0%	1%	0%	0%	6%
Ergebnis		34%	12%	0%	1%	0%	23%	7%	2%	0%	5%	7%	5%	1%	1%	100%

Anhang

Werte ohne Tagesklinik

		A1	A2	A3	A4	A5	S1	S2	S4	G1	G2	G4	Summe
							Psych-PV-Kategorien						
Cluster	1	262	14	0	0	3	52	6	0	46	3	1	387
	2	22	9	0	1	0	6	1	0	23	6	0	68
	3	67	5	0	0	0	21	3	3	7	1	0	107
	4	45	51	1	3	1	4	7	0	8	21	0	141
	5	10	1	0	2	0	2	0	0	5	3	1	24
	6	17	12	0	2	0	1	2	0	8	16	1	59
	7	34	47	0	5	0	3	3	1	2	10	1	106
	8	13	21	1	1	0	2	9	0	1	12	6	66
Ergebnis		470	160	2	14	4	91	31	4	100	72	10	958

		A1	A2	A3	A4	A5	S1	S2	S4	G1	G2	G4	Summe
						Psych-PV-Kategorien in Prozentzahlen							
Cluster	1	27%	1%	0%	0%	0%	5%	1%	0%	5%	0%	0%	40%
	2	2%	1%	0%	0%	0%	1%	0%	0%	2%	1%	0%	7%
	3	7%	1%	0%	0%	0%	2%	0%	0%	1%	0%	0%	11%
	4	5%	5%	0%	0%	0%	0%	1%	0%	1%	2%	0%	15%
	5	1%	0%	0%	0%	0%	0%	0%	0%	1%	0%	0%	3%
	6	2%	1%	0%	0%	0%	0%	0%	0%	1%	2%	0%	6%
	7	4%	5%	0%	1%	0%	0%	0%	0%	0%	1%	0%	11%
	8	1%	2%	0%	0%	0%	0%	1%	0%	0%	1%	1%	7%
Ergebnis		49%	17%	0%	1%	0%	9%	3%	0%	10%	8%	1%	100%

Ergebnisse der Stichtagserhebung – Psych-PV-Mapping

Werte nur Tagesklinik

Cluster	Psych-PV-Kategorien			Summe
	A1	A2	A3	
1	198	29	6	233
2	10	4	2	16
3	23	18	0	41
4	54	6	0	60
5	4	1	0	5
6	4	0	6	10
7	18	7	2	27
8	9	5	3	17
Ergebnis	320	70	19	409

Cluster	Psych-PV-Kategorien in Prozentzahlen			Summe
	A1	A2	A3	
1	48%	7%	1%	57%
2	2%	1%	0%	4%
3	6%	4%	0%	10%
4	13%	1%	0%	15%
5	1%	0%	0%	1%
6	1%	0%	1%	2%
7	4%	2%	0%	7%
8	2%	1%	1%	4%
Ergebnis	78%	17%	5%	100%

Anhang

Ergebnisse der Stichtagserhebung – Kinder- und Jugendpsychiatrie
Gesamtwerte inklusive Tagesklinik

		Psych-PV-Kategorien				Summe
		KJ1	KJ2	KJ3	KJ7	
Cluster	1	59	80	2	159	300
	2	5	7	0	2	14
	3	18	16	1	14	49
	4	37	30	1	18	86
	5	2	0	0	1	3
	6	2	0	2	0	4
	7	14	8	0	21	43
	8	8	1	3	15	27
Ergebnis		145	142	9	230	526

		Psych-PV-Kategorien in Prozentzahlen				Summe
		KJ1	KJ2	KJ3	KJ7	
Cluster	1	11%	15%	0%	30%	57%
	2	1%	1%	0%	0%	3%
	3	3%	3%	0%	3%	9%
	4	7%	6%	0%	3%	16%
	5	0%	0%	0%	0%	1%
	6	0%	0%	0%	0%	1%
	7	3%	2%	0%	4%	8%
	8	2%	0%	1%	3%	5%
Ergebnis		28%	27%	2%	44%	100%

Ergebnisse der Stichtagserhebung – Psych-PV-Mapping

Werte ohne Tagesklinik

Cluster	Psych-PV-Kategorien			Summe
	KJ1	KJ2	KJ3	
1	59	80	2	141
2	5	7	0	12
3	18	16	1	35
4	37	30	1	68
5	2	0	0	2
6	2	0	2	4
7	14	8	0	22
8	8	1	3	12
Ergebnis	145	142	9	296

Cluster	Psych-PV-Kategorien in Prozentzahlen			Summe
	KJ1	KJ2	KJ3	
1	20%	27%	1%	48%
2	2%	2%	0%	4%
3	6%	5%	0%	12%
4	13%	10%	0%	23%
5	1%	0%	0%	1%
6	1%	0%	1%	1%
7	5%	3%	0%	7%
8	3%	0%	1%	4%
Ergebnis	49%	48%	3%	100%

Werte nur Tagesklinik

Cluster	Psych-PV-Kategorien	Summe
	KJ7	
1	159	159
2	2	2
3	14	14
4	18	18
5	1	1
6	0	0
7	21	21
8	15	15
Ergebnis	230	230

Cluster	Psych-PV-Kategorien in Prozentzahlen	Summe
	KJ7	
1	69%	69%
2	1%	1%
3	6%	6%
4	8%	8%
5	0%	0%
6	0%	0%
7	9%	9%
8	7%	7%
Ergebnis	100%	100%

Ergebnisse der Expertenschätzung – Minutenwerte

Individuumbezogene Zeitwerte für individuumbezogene Behandlungstätigkeiten pro Woche – unmittelbar und mittelbar

Erwachsenenpsychiatrie

In Minuten pro *Woche und Patient* – Cluster 1

Behandlungstätigkeiten	Ärzte	Krankenpflegepersonal	Psychologen	Ergotherapeuten	Bewegungstherapeuten, Krankengymnasten, Physiotherapeuten	Sozialarbeiter, Sozialpädagogen	Summe
Aufklärung, partizipative Entscheidungsfindung und kontinuierliche Behandlungsplanung	25	35	25	15	15	15	130
Diagnostik	75	0	60	30	15	30	210
Durchführung Pflegeprozess (mit Patient)	0	56	0	0	0	0	56
Förderung von Gesundheit, Problemlösung, Inklusion und Ressourcen	0	210	0	0	0	0	210
Medizinische Versorgung	40	154	0	0	0	0	194
Nachsorgeplanung und Entlassmanagement (patientenbezogen)	10	21	10	5	0	15	61
Patienten- und störungsbezogene Behandlung – Psychotherapie	40	56	40	60	25	30	251
Präsenz, Begleitung, Support (Pflege)	0	147	0	0	0	0	147
Kriseninterventionen	0	217	0	0	0	0	217
Management psychosozialer und körperlicher Funktionseinschränkungen (Pflege)	0	70	0	0	0	0	70
Herstellung von Umweltbezug/Einbeziehung des Umfeldes (Pflege)	0	35	0	0	0	15	50
Dokumentation	35	105	35	25	15	15	230
Ergebnis	225	1.106	170	135	70	120	1.826
Vollkraft-Äquivalent:	0,1	0,5	0,1	0,1	0,0	0,1	0,8

Ergebnisse der Expertenschätzung – Minutenwerte

In Minuten pro *Woche und Patient* – Cluster 2

Behandlungstätigkeiten	Ärzte	Krankenpflegepersonal	Psychologen	Ergotherapeuten	Bewegungstherapeuten, Krankengymnasten, Physiotherapeuten	Sozialarbeiter, Sozialpädagogen	Summe
Aufklärung, partizipative Entscheidungsfindung und kontinuierliche Behandlungsplanung	25	35	20	15	20	15	130
Diagnostik	125	0	60	30	15	30	260
Durchführung Pflegeprozess (mit Patient)	0	84	0	0	0	0	84
Förderung von Gesundheit, Problemlösung, Inklusion und Ressourcen	0	245	0	0	5	0	250
Medizinische Versorgung	80	280	0	0	0	0	360
Nachsorgeplanung und Entlassmanagement (patientenbezogen)	30	21	10	5	0	15	81
Patienten- und störungsbezogene Behandlung – Psychotherapie	60	70	40	60	90	30	350
Präsenz, Begleitung, Support (Pflege)	0	175	0	0	0	0	175
Kriseninterventionen	0	217	0	0	0	0	217
Management psychosozialer und körperlicher Funktionseinschränkungen (Pflege)	0	105	0	0	0	0	105
Herstellung von Umweltbezug/Einbeziehung des Umfeldes (Pflege)	0	35	0	0	0	15	50
Dokumentation	45	175	35	25	15	15	310
Ergebnis	365	1.442	165	135	145	120	2.372
Vollkraft-Äquivalent:	0,2	0,6	0,1	0,1	0,1	0,1	1,1

Anhang

In Minuten pro *Woche und Patient* – Cluster 3

Behandlungstätigkeiten	Ärzte	Krankenpflegepersonal	Psychologen	Ergotherapeuten	Bewegungstherapeuten, Krankengymnasten, Physiotherapeuten	Sozialarbeiter, Sozialpädagogen	Summe
Aufklärung, partizipative Entscheidungsfindung und kontinuierliche Behandlungsplanung	25	35	25	15	5	15	120
Diagnostik	75	0	60	30	10	40	215
Durchführung Pflegeprozess (mit Patient)	0	56	0	0	0	0	56
Förderung von Gesundheit, Problemlösung, Inklusion und Ressourcen	0	210	0	0	0	0	210
Medizinische Versorgung	40	154	0	0	0	0	194
Nachsorgeplanung und Entlassmanagement (patientenbezogen)	10	21	10	35	5	90	171
Patienten- und störungsbezogene Behandlung – Psychotherapie	40	56	40	75	30	35	276
Präsenz, Begleitung, Support (Pflege)	0	147	0	0	0	0	147
Kriseninterventionen	0	217	0	0	0	0	217
Management psychosozialer und körperlicher Funktionseinschränkungen (Pflege)	0	70	0	0	0	0	70
Herstellung von Umweltbezug/Einbeziehung des Umfeldes (Pflege)	0	35	0	0	0	25	60
Dokumentation	35	105	35	25	15	30	245
Ergebnis	225	1.106	170	180	65	235	1.981
Vollkraft-Äquivalent:	0,1	0,5	0,1	0,1	0,0	0,1	0,9

Ergebnisse der Expertenschätzung – Minutenwerte

In Minuten pro *Woche und Patient* – Cluster 4

Behandlungstätigkeiten	Ärzte	Krankenpflegepersonal	Psychologen	Ergotherapeuten	Bewegungstherapeuten, Krankengymnasten, Physiotherapeuten	Sozialarbeiter, Sozialpädagogen	Summe
Aufklärung, partizipative Entscheidungsfindung und kontinuierliche Behandlungsplanung	30	49	30	15	15	15	154
Diagnostik	50	0	50	15	10	20	145
Durchführung Pflegeprozess (mit Patient)	0	98	0	0	0	0	98
Förderung von Gesundheit, Problemlösung, Inklusion und Ressourcen	0	140	0	0	0	0	140
Medizinische Versorgung	50	175	0	0	0	0	225
Nachsorgeplanung und Entlassmanagement (patientenbezogen)	30	21	30	5	0	15	101
Patienten- und störungsbezogene Behandlung – Psychotherapie	70	112	70	60	30	30	372
Präsenz, Begleitung, Support (Pflege)	0	210	0	0	0	0	210
Krisenintervention	15	420	5	5	5	0	450
Management psychosozialer und körperlicher Funktionseinschränkungen (Pflege)	0	105	0	0	0	0	105
Herstellung von Umweltbezug/Einbeziehung des Umfeldes (Pflege)	0	35	0	0	0	15	50
Dokumentation	50	175	50	25	15	15	330
Ergebnis	295	1.540	235	125	75	110	2.380
Vollkraft-Äquivalent:	0,1	0,7	0,1	0,1	0,0	0,0	1,1

In Minuten pro *Woche und Patient* – Cluster 5

Behandlungstätigkeiten	Ärzte	Krankenpflegepersonal	Psychologen	Ergotherapeuten	Bewegungstherapeuten, Krankengymnasten, Physiotherapeuten	Sozialarbeiter, Sozialpädagogen	Summe
Aufklärung, partizipative Entscheidungsfindung und kontinuierliche Behandlungsplanung	25	35	25	15	20	15	135
Diagnostik	125	0	60	30	15	40	270
Durchführung Pflegeprozess (mit Patient)	0	84	0	0	0	0	84
Förderung von Gesundheit, Problemlösung, Inklusion und Ressourcen	0	245	0	0	5	0	250
Medizinische Versorgung	80	280	0	0	0	0	360
Nachsorgeplanung und Entlassmanagement (patientenbezogen)	30	21	10	35	0	90	186
Patienten- und störungsbezogene Behandlung – Psychotherapie	60	70	40	75	90	35	370
Präsenz, Begleitung, Support (Pflege)	0	175	0	0	0	0	175
Krisenintervention	0	217	0	0	0	0	217
Management psychosozialer und körperlicher Funktionseinschränkungen (Pflege)	0	105	0	0	0	0	105
Herstellung von Umweltbezug/Einbeziehung des Umfeldes (Pflege)	0	35	0	0	0	25	60
Dokumentation	45	175	35	25	15	30	325
Ergebnis	365	1.442	170	180	145	235	2.537
Vollkraft-Äquivalent:	0,2	0,6	0,1	0,1	0,1	0,1	1,1

Ergebnisse der Expertenschätzung – Minutenwerte

In Minuten pro *Woche und Patient* – Cluster 6

Behandlungstätigkeiten	Ärzte	Krankenpflegepersonal	Psychologen	Ergotherapeuten	Bewegungstherapeuten, Krankengymnasten, Physiotherapeuten	Sozialarbeiter, Sozialpädagogen	Summe
Aufklärung, partizipative Entscheidungsfindung und kontinuierliche Behandlungsplanung	25	49	30	15	20	15	154
Diagnostik	125	0	50	15	15	30	235
Durchführung Pflegeprozess (mit Patient)	0	98	0	0	0	0	98
Förderung von Gesundheit, Problemlösung, Inklusion und Ressourcen	0	140	0	0	5	0	145
Medizinische Versorgung	80	175	0	0	0	0	255
Nachsorgeplanung und Entlassmanagement (patientenbezogen)	30	21	30	5	0	15	101
Patienten- und störungsbezogene Behandlung – Psychotherapie	60	112	70	60	90	30	422
Präsenz, Begleitung, Support (Pflege)	0	210	0	0	0	0	210
Kriseninterventionen	0	420	5	5	0	0	430
Management psychosozialer und körperlicher Funktionseinschränkungen (Pflege)	0	105	0	0	0	0	105
Herstellung von Umweltbezug/Einbeziehung des Umfeldes (Pflege)	0	35	0	0	0	15	50
Dokumentation	45	175	50	25	15	15	325
Ergebnis	365	1.540	235	125	145	120	2.530
Vollkraft-Äquivalent:	0,2	0,7	0,1	0,1	0,1	0,1	1,1

Anhang

In Minuten pro *Woche und Patient* – Cluster 7

Behandlungstätigkeiten	Ärzte	Krankenpflegepersonal	Psychologen	Ergotherapeuten	Bewegungstherapeuten, Krankengymnasten, Physiotherapeuten	Sozialarbeiter, Sozialpädagogen	Summe
Aufklärung, partizipative Entscheidungsfindung und kontinuierliche Behandlungsplanung	30	49	30	15	15	15	154
Diagnostik	50	0	50	30	10	40	180
Durchführung Pflegeprozess (mit Patient)	0	98	0	0	0	0	98
Förderung von Gesundheit, Problemlösung, Inklusion und Ressourcen	0	140	0	0	0	0	140
Medizinische Versorgung	50	175	0	0	0	0	225
Nachsorgeplanung und Entlassmanagement (patientenbezogen)	30	21	30	35	0	90	206
Patienten- und störungsbezogene Behandlung – Psychotherapie	70	112	70	75	30	35	392
Präsenz, Begleitung, Support (Pflege)	0	210	0	0	0	0	210
Kriseninterventionen	15	420	5	0	5	0	445
Management psychosozialer und körperlicher Funktionseinschränkungen (Pflege)	0	105	0	0	0	0	105
Herstellung von Umweltbezug/Einbeziehung des Umfeldes (Pflege)	0	35	0	0	0	25	60
Dokumentation	50	175	50	25	15	30	345
Ergebnis	295	1.540	235	180	75	235	2.560
Vollkraft-Äquivalent:	0,1	0,7	0,1	0,1	0,0	0,1	1,1

Ergebnisse der Expertenschätzung – Minutenwerte

In Minuten pro *Woche und Patient* – Cluster 8

Behandlungstätigkeiten	Ärzte	Krankenpflegepersonal	Psychologen	Ergotherapeuten	Bewegungstherapeuten, Krankengymnasten, Physiotherapeuten	Sozialarbeiter, Sozialpädagogen	Summe
Aufklärung, partizipative Entscheidungsfindung und kontinuierliche Behandlungsplanung	25	49	30	15	20	15	154
Diagnostik	125	0	50	30	15	40	260
Durchführung Pflegeprozess (mit Patient)	0	98	0	0	0	0	98
Förderung von Gesundheit, Problemlösung, Inklusion und Ressourcen	0	140	0	0	5	0	145
Medizinische Versorgung	80	175	0	0	0	0	255
Nachsorgeplanung und Entlassmanagement (patientenbezogen)	30	21	30	35	0	90	206
Patienten- und störungsbezogene Behandlung – Psychotherapie	60	112	70	75	90	35	442
Präsenz, Begleitung, Support (Pflege)	0	210	0	0	0	0	210
Kriseninterventionen	0	420	5	0	0	0	425
Management psychosozialer und körperlicher Funktionseinschränkungen (Pflege)	0	105	0	0	0	0	105
Herstellung von Umweltbezug/Einbeziehung des Umfeldes (Pflege)	0	35	0	0	0	25	60
Dokumentation	45	175	50	25	15	30	340
Ergebnis	365	1.540	235	180	145	235	2.700
Vollkraft-Äquivalent:	0,2	0,7	0,1	0,1	0,1	0,1	1,2

Anhang

Individuumbezogene Zeitwerte für individuumbezogene Behandlungstätigkeiten pro Station – unmittelbar und mittelbar

Erwachsenenpsychiatrie

In Minuten pro *Woche und Station – Stationsgröße: 18* – Cluster 1

Behandlungstätigkeiten	Ärzte	Krankenpflegepersonal	Psychologen	Ergotherapeuten	Bewegungstherapeuten, Krankengymnasten, Physiotherapeuten	Sozialarbeiter, Sozialpädagogen	Summe
Aufklärung, partizipative Entscheidungsfindung und kontinuierliche Behandlungsplanung	450	630	450	270	270	270	**2.340**
Diagnostik	1.350	0	1.080	540	270	540	**3.780**
Durchführung Pflegeprozess (mit Patient)	0	1.008	0	0	0	0	**1.008**
Förderung von Gesundheit, Problemlösung, Inklusion und Ressourcen	0	3.780	0	0	0	0	**3.780**
Medizinische Versorgung	720	2.772	0	0	0	0	**3.492**
Nachsorgeplanung und Entlassmanagement (patientenbezogen)	180	378	180	90	0	270	**1.098**
Patienten- und störungsbezogene Behandlung – Psychotherapie	720	1.008	720	1.080	450	540	**4.518**
Präsenz, Begleitung, Support (Pflege)	0	2.646	0	0	0	0	**2.646**
Kriseninterventionen	0	3.906	0	0	0	0	**3.906**
Management psychosozialer und körperlicher Funktionseinschränkungen (Pflege)	0	1.260	0	0	0	0	**1.260**
Herstellung von Umweltbezug/ Einbeziehung des Umfeldes (Pflege)	0	630	0	0	0	270	**900**
Dokumentation	630	1.890	630	450	270	270	**4.140**
Ergebnis	**4.050**	**19.908**	**3.060**	**2.430**	**1.260**	**2.160**	**32.868**
Vollkraft-Äquivalent:	1,8	9,0	1,4	1,1	0,6	1,0	14,7

Ergebnisse der Expertenschätzung – Minutenwerte

In Minuten pro *Woche und Station – Stationsgröße: 18* – Cluster 2

Behandlungstätigkeiten	Ärzte	Krankenpflegepersonal	Psychologen	Ergotherapeuten	Bewegungstherapeuten, Krankengymnasten, Physiotherapeuten	Sozialarbeiter, Sozialpädagogen	Summe
Aufklärung, partizipative Entscheidungsfindung und kontinuierliche Behandlungsplanung	450	630	360	270	360	270	2.340
Diagnostik	2.250	0	1.080	540	270	540	4.680
Durchführung Pflegeprozess (mit Patient)	0	1.512	0	0	0	0	1.512
Förderung von Gesundheit, Problemlösung, Inklusion und Ressourcen	0	4.410	0	0	90	0	4.500
Medizinische Versorgung	1.440	5.040	0	0	0	0	6.480
Nachsorgeplanung und Entlassmanagement (patientenbezogen)	540	378	180	90	0	270	1.458
Patienten- und störungsbezogene Behandlung – Psychotherapie	1.080	1.260	720	1.080	1.620	540	6.300
Präsenz, Begleitung, Support (Pflege)	0	3.150	0	0	0	0	3.150
Kriseninterventionen	0	3.906	0	0	0	0	3.906
Management psychosozialer und körperlicher Funktionseinschränkungen (Pflege)	0	1.890	0	0	0	0	1.890
Herstellung von Umweltbezug/ Einbeziehung des Umfeldes (Pflege)	0	630	0	0	0	270	900
Dokumentation	810	3.150	630	450	270	270	5.580
Ergebnis	6.570	25.956	2.970	2.430	2.610	2.160	42.696
Vollkraft-Äquivalent:	2,8	11,7	1,3	1,1	1,2	1,0	19,1

In Minuten pro *Woche und Station* – *Stationsgröße: 18* – Cluster 3

Behandlungstätigkeiten	Ärzte	Krankenpflegepersonal	Psychologen	Ergotherapeuten	Bewegungstherapeuten, Krankengymnasten, Physiotherapeuten	Sozialarbeiter, Sozialpädagogen	Summe
Aufklärung, partizipative Entscheidungsfindung und kontinuierliche Behandlungsplanung	450	630	450	270	90	270	**2.160**
Diagnostik	1.350	0	1.080	540	180	720	**3.870**
Durchführung Pflegeprozess (mit Patient)	0	1.008	0	0	0	0	**1.008**
Förderung von Gesundheit, Problemlösung, Inklusion und Ressourcen	0	3.780	0	0	0	0	**3.780**
Medizinische Versorgung	720	2.772	0	0	0	0	**3.492**
Nachsorgeplanung und Entlassmanagement (patientenbezogen)	180	378	180	630	90	1.620	**3.078**
Patienten- und störungsbezogene Behandlung – Psychotherapie	720	1.008	720	1.350	540	630	**4.968**
Präsenz, Begleitung, Support (Pflege)	0	2.646	0	0	0	0	**2.646**
Kriseninterventionen	0	3.906	0	0	0	0	**3.906**
Management psychosozialer und körperlicher Funktionseinschränkungen (Pflege)	0	1.260	0	0	0	0	**1.260**
Herstellung von Umweltbezug/ Einbeziehung des Umfeldes (Pflege)	0	630	0	0	0	450	**1.080**
Dokumentation	630	1.890	630	450	270	540	**4.410**
Ergebnis	**4.050**	**19.908**	**3.060**	**3.240**	**1.170**	**4.230**	**35.658**
Vollkraft-Äquivalent:	1,8	9,0	1,4	1,5	0,5	1,9	16,0

Ergebnisse der Expertenschätzung – Minutenwerte

In Minuten pro *Woche und Patient – Stationsgröße: 18* – Cluster 4

Behandlungstätigkeiten	Ärzte	Krankenpflegepersonal	Psychologen	Ergotherapeuten	Bewegungstherapeuten, Krankengymnasten, Physiotherapeuten	Sozialarbeiter, Sozialpädagogen	Summe
Aufklärung, partizipative Entscheidungsfindung und kontinuierliche Behandlungsplanung	540	882	540	270	270	270	2.772
Diagnostik	900	0	900	270	180	360	2.610
Durchführung Pflegeprozess (mit Patient)	0	1.764	0	0	0	0	1.764
Förderung von Gesundheit, Problemlösung, Inklusion und Ressourcen	0	2.520	0	0	0	0	2.520
Medizinische Versorgung	900	3.150	0	0	0	0	4.050
Nachsorgeplanung und Entlassmanagement (patientenbezogen)	540	378	540	90	0	270	1.818
Patienten- und störungsbezogene Behandlung – Psychotherapie	1.260	2.016	1.260	1.080	540	540	6.696
Präsenz, Begleitung, Support (Pflege)	0	3.780	0	0	0	0	3.780
Kriseninterventionen	270	7.560	90	90	90	0	8.100
Management psychosozialer und körperlicher Funktionseinschränkungen (Pflege)	0	1.890	0	0	0	0	1.890
Herstellung von Umweltbezug/ Einbeziehung des Umfeldes (Pflege)	0	630	0	0	0	270	900
Dokumentation	900	3.150	900	450	270	270	5.940
Ergebnis	5.310	27.720	4.230	2.250	1.350	1.980	42.840
Vollkraft-Äquivalent:	2,3	12,5	1,9	1,0	0,6	0,9	19,2

In Minuten pro *Woche und Station* – *Stationsgröße: 18* – Cluster 5

Behandlungstätigkeiten	Ärzte	Krankenpflegepersonal	Psychologen	Ergotherapeuten	Bewegungstherapeuten, Krankengymnasten, Physiotherapeuten	Sozialarbeiter, Sozialpädagogen	Summe
Aufklärung, partizipative Entscheidungsfindung und kontinuierliche Behandlungsplanung	450	630	450	270	360	270	**2.430**
Diagnostik	2.250	0	1.080	540	270	720	**4.860**
Durchführung Pflegeprozess (mit Patient)	0	1.512	0	0	0	0	**1.512**
Förderung von Gesundheit, Problemlösung, Inklusion und Ressourcen	0	4.410	0	0	90	0	**4.500**
Medizinische Versorgung	1.440	5.040	0	0	0	0	**6.480**
Nachsorgeplanung und Entlassmanagement (patientenbezogen)	540	378	180	630	0	1.620	**3.348**
Patienten- und störungsbezogene Behandlung – Psychotherapie	1.080	1.260	720	1.350	1.620	630	**6.660**
Präsenz, Begleitung, Support (Pflege)	0	3.150	0	0	0	0	**3.150**
Kriseninterventionen	0	3.906	0	0	0	0	**3.906**
Management psychosozialer und körperlicher Funktionseinschränkungen (Pflege)	0	1.890	0	0	0	0	**1.890**
Herstellung von Umweltbezug/ Einbeziehung des Umfeldes (Pflege)	0	630	0	0	0	450	**1.080**
Dokumentation	810	3.150	630	450	270	540	**5.850**
Ergebnis	**6.570**	**25.956**	**3.060**	**3.240**	**2.610**	**4.230**	**45.666**
Vollkraft-Äquivalent:	2,8	11,7	1,4	1,5	1,2	1,9	20,4

Ergebnisse der Expertenschätzung – Minutenwerte

In Minuten pro *Woche und Station – Stationsgröße: 18 –* Cluster 6

Behandlungstätigkeiten	Ärzte	Krankenpflegepersonal	Psychologen	Ergotherapeuten	Bewegungstherapeuten, Krankengymnasten, Physiotherapeuten	Sozialarbeiter, Sozialpädagogen	Summe
Aufklärung, partizipative Entscheidungsfindung und kontinuierliche Behandlungsplanung	450	882	540	270	360	270	**2.772**
Diagnostik	2.250	0	900	270	270	540	**4.230**
Durchführung Pflegeprozess (mit Patient)	0	1.764	0	0	0	0	**1.764**
Förderung von Gesundheit, Problemlösung, Inklusion und Ressourcen	0	2.520	0	0	90	0	**2.610**
Medizinische Versorgung	1.440	3.150	0	0	0	0	**4.590**
Nachsorgeplanung und Entlassmanagement (patientenbezogen)	540	378	540	90	0	270	**1.818**
Patienten- und störungsbezogene Behandlung – Psychotherapie	1.080	2.016	1.260	1.080	1.620	540	**7.596**
Präsenz, Begleitung, Support (Pflege)	0	3.780	0	0	0	0	**3.780**
Kriseninterventionen	0	7.560	90	90	0	0	**7.740**
Management psychosozialer und körperlicher Funktionseinschränkungen (Pflege)	0	1.890	0	0	0	0	**1.890**
Herstellung von Umweltbezug/ Einbeziehung des Umfeldes (Pflege)	0	630	0	0	0	270	**900**
Dokumentation	810	3.150	900	450	270	270	**5.850**
Ergebnis	**6.570**	**27.720**	**4.230**	**2.250**	**2.610**	**2.160**	**45.540**
Vollkraft-Äquivalent:	2,8	12,5	1,9	1,0	1,2	1,0	20,4

Anhang

In Minuten pro *Woche und Station* – *Stationsgröße: 18* – Cluster 7

Behandlungstätigkeiten	Ärzte	Krankenpflegepersonal	Psychologen	Ergotherapeuten	Bewegungstherapeuten, Krankengymnasten, Physiotherapeuten	Sozialarbeiter, Sozialpädagogen	Summe
Aufklärung, partizipative Entscheidungsfindung und kontinuierliche Behandlungsplanung	540	882	540	270	270	270	2.772
Diagnostik	900	0	900	540	180	720	3.240
Durchführung Pflegeprozess (mit Patient)	0	1.764	0	0	0	0	1.764
Förderung von Gesundheit, Problemlösung, Inklusion und Ressourcen	0	2.520	0	0	0	0	2.520
Medizinische Versorgung	900	3.150	0	0	0	0	4.050
Nachsorgeplanung und Entlassmanagement (patientenbezogen)	540	378	540	630	0	1.620	3.708
Patienten- und störungsbezogene Behandlung – Psychotherapie	1.260	2.016	1.260	1.350	540	630	7.056
Präsenz, Begleitung, Support (Pflege)	0	3.780	0	0	0	0	3.780
Kriseninterventionen	270	7.560	90	0	90	0	8.010
Management psychosozialer und körperlicher Funktionseinschränkungen (Pflege)	0	1.890	0	0	0	0	1.890
Herstellung von Umweltbezug/ Einbeziehung des Umfeldes (Pflege)	0	630	0	0	0	450	1.080
Dokumentation	900	3.150	900	450	270	540	6.210
Ergebnis	5.310	27.720	4.230	3.240	1.350	4.230	46.080
Vollkraft-Äquivalent:	2,3	12,5	1,9	1,5	0,6	1,9	20,6

Ergebnisse der Expertenschätzung – Minutenwerte

In Minuten pro *Woche und Station* – *Stationsgröße: 18* – Cluster 8

Behandlungstätigkeiten	Ärzte	Krankenpflegepersonal	Psychologen	Ergotherapeuten	Bewegungstherapeuten, Krankengymnasten, Physiotherapeuten	Sozialarbeiter, Sozialpädagogen	Summe
Aufklärung, partizipative Entscheidungsfindung und kontinuierliche Behandlungsplanung	450	882	540	270	360	270	2.772
Diagnostik	2.250	0	900	540	270	720	4.680
Durchführung Pflegeprozess (mit Patient)	0	1.764	0	0	0	0	1.764
Förderung von Gesundheit, Problemlösung, Inklusion und Ressourcen	0	2.520	0	0	90	0	2.610
Medizinische Versorgung	1.440	3.150	0	0	0	0	4.590
Nachsorgeplanung und Entlassmanagement (patientenbezogen)	540	378	540	630	0	1.620	3.708
Patienten- und störungsbezogene Behandlung – Psychotherapie	1.080	2.016	1.260	1.350	1.620	630	7.956
Präsenz, Begleitung, Support (Pflege)	0	3.780	0	0	0	0	3.780
Kriseninterventionen	0	7.560	90	0	0	0	7.650
Management psychosozialer und körperlicher Funktionseinschränkungen (Pflege)	0	1.890	0	0	0	0	1.890
Herstellung von Umweltbezug/ Einbeziehung des Umfeldes (Pflege)	0	630	0	0	0	450	1.080
Dokumentation	810	3.150	900	450	270	540	6.120
Ergebnis	6.570	27.720	4.230	3.240	2.610	4.230	48.600
Vollkraft-Äquivalent:	2,8	12,5	1,9	1,5	1,2	1,9	21,7

Anhang

Strukturelle Settingtätigkeiten pro Station
Erwachsenenpsychiatrie

In Minuten pro *Woche und Station – Stationsgröße: 18* – Cluster 1

Mittelbare patientenbezogene Aufgabenfelder (noch nicht explizit bewertet) sowie (strukturelle) Setting-Tatigkeiten	Ärzte VS	Pflege VS	Psychologen VS	Ergotherapeuten VS	Bewegungstherapeuten VS	Sozialarbeiter VS	Summe VS
Aufnahmemanagement (Pflege)	0	201	0	0	0	0	201
Milieubezogenes Handeln (Pflege)	0	167	0	90	90	108	455
Serviceleistungen außerhalb der Dienstzeit von Servicekräften (Pflege)	0	67	0	0	36	0	103
Strukturelle und organisatorische Maßnahmen zur Herstellung von Sicherheit (Fremd-/Selbstgefährdung)	72	67	63	36	36	0	274
Maßnahmen zur Förderung von Qualität	36	67	31	54	54	36	277
Interprofessionelle Tätigkeiten*	126	1672	63	54	36	90	2041
Management von Aufnahme- und Entlassungsprozessen*	5	67	5	0	0	0	78
Koordination/Kommunikation mit Behörden und Kostenträgern*	18	67	5	9	0	0	99
Leitungstätigkeiten*	162	0	5	126	54	90	437
Stationsorganisation (Pflege)*	0	802	0	54	0	0	856
Netzwerkarbeit/Zusammenarbeit in regionalen Versorgungsstrukturen*	9	100	9	126	36	72	352
Dokumentation – nicht patientenbezogen*	2	67	0	54	0	0	123
Fort- und Weiterbildungen	360	527	63	54	54	36	1094
Ergebnis	**790**	**3870**	**245**	**657**	**396**	**432**	**6390**
Vollkraft-Äqivalent je Patient:	0,3	1,7	0,1	0,3	0,2	0,2	2,9

* Tätigkeiten, die auschließlich oder zu einem hohen Anteil mit Leitungstätikeit zu tun haben.

Ergebnisse der Expertenschätzung – Minutenwerte

In Minuten pro *Woche und Station – Stationsgröße: 18* – Cluster 2

Mittelbare patientenbezogene Aufgabenfelder (noch nicht explizit bewertet) sowie (strukturelle) Setting-Tätigkeiten	Ärzte VS	Pflege VS	Psychologen VS	Ergotherapeuten VS	Bewegungstherapeuten VS	Sozialarbeiter VS	Summe VS
Aufnahmemanagement (Pflege)	0	225	0	0	0	0	225
Milieubezogenes Handeln (Pflege)	0	187	0	90	90	108	475
Serviceleistungen außerhalb der Dienstzeit von Servicekräften (Pflege)	0	75	0	0	36	0	111
Strukturelle und organisatorische Maßnahmen zur Herstellung von Sicherheit (Fremd-/Selbstgefährdung)	72	75	63	36	36	0	282
Maßnahmen zur Förderung von Qualität	36	75	31	54	54	36	285
Interprofessionelle Tätigkeiten*	126	1872	63	54	36	90	2241
Management von Aufnahme- und Entlassungsprozessen*	5	75	5	0	0	0	86
Koordination/Kommunikation mit Behörden und Kostenträgern*	18	75	5	9	0	0	107
Leitungstätigkeiten*	162	0	5	126	54	90	437
Stationsorganisation (Pflege)*	0	898	0	54	0	0	952
Netzwerkarbeit/Zusammenarbeit in regionalen Versorgungsstrukturen*	9	112	9	126	36	72	364
Dokumentation – nicht patientenbezogen*	2	75	0	54	0	0	131
Fort- und Weiterbildungen	360	638	63	54	54	36	1205
Ergebnis	790	4381	245	657	396	432	6901
Vollkraft-Äqivalent je Patient:	0,3	2,0	0,1	0,3	0,2	0,2	3,1

* Tätigkeiten, die ausschließlich oder zu einem hohen Anteil mit Leitungstätikeit zu tun haben.

Anhang

In Minuten pro *Woche und Station* – *Stationsgröße: 18* – Cluster 3

Mittelbare patientenbezogene Aufgabenfelder (noch nicht explizit bewertet) sowie (strukturelle) Setting-Tätigkeiten	Ärzte VS	Pflege VS	Psychologen VS	Ergotherapeuten VS	Bewegungstherapeuten VS	Sozialarbeiter VS	Summe VS
Aufnahmemanagement (Pflege)	0	201	0	0	0	0	201
Milieubezogenes Handeln (Pflege)	0	167	0	90	90	108	455
Serviceleistungen außerhalb der Dienstzeit von Servicekräften (Pflege)	0	67	0	0	36	0	103
Strukturelle und organisatorische Maßnahmen zur Herstellung von Sicherheit (Fremd-/Selbstgefährdung)	72	67	63	36	36	0	274
Maßnahmen zur Förderung von Qualität	36	67	31	54	54	36	277
Interprofessionelle Tätigkeiten*	126	1672	63	54	36	90	2041
Management von Aufnahme- und Entlassungsprozessen*	5	67	5	0	0	0	78
Koordination/Kommunikation mit Behörden und Kostenträgern*	18	67	5	9	0	0	99
Leitungstätigkeiten*	162	0	5	126	54	90	437
Stationsorganisation (Pflege)*	0	802	0	54	0	0	856
Netzwerkarbeit/Zusammenarbeit in regionalen Versorgungsstrukturen*	9	100	9	126	36	72	352
Dokumentation – nicht patientenbezogen*	2	67	0	54	0	0	123
Fort- und Weiterbildungen	360	523	63	54	54	36	1090
Ergebnis	**790**	**3866**	**245**	**657**	**396**	**432**	**6386**
Vollkraft-Äqivalent je Patient:	0,3	1,7	0,1	0,3	0,2	0,2	2,9

* Tätigkeiten, die ausschließlich oder zu einem hohen Anteil mit Leitungstätikeit zu tun haben.

Ergebnisse der Expertenschätzung – Minutenwerte

In Minuten pro *Woche und Station – Stationsgröße: 18* – Cluster 4

Mittelbare patientenbezogene Aufgabenfelder (noch nicht explizit bewertet) sowie (strukturelle) Setting-Tätigkeiten	Ärzte VS	Pflege VS	Psychologen VS	Ergotherapeuten VS	Bewegungstherapeuten VS	Sozialarbeiter VS	Summe VS
Aufnahmemanagement (Pflege)	0	237	0	0	0	0	237
Milieubezogenes Handeln (Pflege)	0	197	0	90	90	108	485
Serviceleistungen außerhalb der Dienstzeit von Servicekräften (Pflege)	0	79	0	0	36	0	115
Strukturelle und organisatorische Maßnahmen zur Herstellung von Sicherheit (Fremd-/Selbstgefährdung)	72	79	63	36	36	0	286
Maßnahmen zur Förderung von Qualität	36	79	31	54	54	36	289
Interprofessionelle Tätigkeiten*	126	1972	63	54	36	90	2341
Management von Aufnahme- und Entlassungsprozessen*	5	79	5	0	0	0	90
Koordination/Kommunikation mit Behörden und Kostenträgern*	18	79	5	9	0	0	111
Leitungstätigkeiten*	162	0	5	126	54	90	437
Stationsorganisation (Pflege)*	0	947	0	54	0	0	1001
Netzwerkarbeit/Zusammenarbeit in regionalen Versorgungsstrukturen*	9	118	9	126	36	72	370
Dokumentation – nicht patientenbezogen*	2	79	0	54	0	0	135
Fort- und Weiterbildungen	360	669	63	54	54	36	1236
Ergebnis	790	4613	245	657	396	432	7133
Vollkraft-Äqivalent je Patient:	0,3	2,1	0,1	0,3	0,2	0,2	3,2

* Tätigkeiten, die ausschließlich oder zu einem hohen Anteil mit Leitungstätikeit zu tun haben.

Anhang

In Minuten pro *Woche und Station* – *Stationsgröße: 18* – Cluster 5

Mittelbare patientenbezogene Aufgabenfelder (noch nicht explizit bewertet) sowie (strukturelle) Setting-Tatigkeiten	Ärzte VS	Pflege VS	Psychologen VS	Ergotherapeuten VS	Bewegungstherapeuten VS	Sozialarbeiter VS	Summe VS
Aufnahmemanagement (Pflege)	0	217	0	0	0	0	217
Milieubezogenes Handeln (Pflege)	0	181	0	90	90	108	469
Serviceleistungen außerhalb der Dienstzeit von Servicekräften (Pflege)	0	72	0	0	36	0	108
Strukturelle und organisatorische Maßnahmen zur Herstellung von Sicherheit (Fremd-/Selbstgefährdung)	72	72	63	36	36	0	279
Maßnahmen zur Förderung von Qualität	36	72	31	54	54	36	283
Interprofessionelle Tätigkeiten*	126	1805	63	54	36	90	2174
Management von Aufnahme- und Entlassungsprozessen*	5	72	5	0	0	0	83
Koordination/Kommunikation mit Behörden und Kostenträgern*	18	72	5	9	0	0	105
Leitungstätigkeiten*	162	0	5	126	54	90	437
Stationsorganisation (Pflege)*	0	866	0	54	0	0	920
Netzwerkarbeit/Zusammenarbeit in regionalen Versorgungsstrukturen*	9	108	9	126	36	72	360
Dokumentation – nicht patientenbezogen*	2	72	0	54	0	0	128
Fort- und Weiterbildungen	360	600	63	54	54	36	1167
Ergebnis	**790**	**4210**	**245**	**657**	**396**	**432**	**6730**
Vollkraft-Äqivalent je Patient:	0,3	1,9	0,1	0,3	0,2	0,2	3,0

* Tätigkeiten, die ausschließlich oder zu einem hohen Anteil mit Leitungstätikeit zu tun haben.

Ergebnisse der Expertenschätzung – Minutenwerte

In Minuten pro *Woche und Station – Stationsgröße: 18* – Cluster 6

Mittelbare patientenbezogene Aufgabenfelder (noch nicht explizit bewertet) sowie (strukturelle) Setting-Tätigkeiten	Ärzte VS	Pflege VS	Psychologen VS	Ergotherapeuten VS	Bewegungstherapeuten VS	Sozialarbeiter VS	Summe VS
Aufnahmemanagement (Pflege)	0	238	0	0	0	0	238
Milieubezogenes Handeln (Pflege)	0	199	0	90	90	108	487
Serviceleistungen außerhalb der Dienstzeit von Servicekräften (Pflege)	0	79	0	0	36	0	115
Strukturelle und organisatorische Maßnahmen zur Herstellung von Sicherheit (Fremd-/Selbstgefährdung)	72	79	63	36	36	0	286
Maßnahmen zur Förderung von Qualität	36	79	31	54	54	36	290
Interprofessionelle Tätigkeiten*	126	1986	63	54	36	90	2355
Management von Aufnahme- und Entlassungsprozessen*	5	79	5	0	0	0	90
Koordination/Kommunikation mit Behörden und Kostenträgern*	18	79	5	9	0	0	112
Leitungstätigkeiten*	162	0	5	126	54	90	437
Stationsorganisation (Pflege)*	0	953	0	54	0	0	1007
Netzwerkarbeit/Zusammenarbeit in regionalen Versorgungsstrukturen*	9	119	9	126	36	72	371
Dokumentation – nicht patientenbezogen*	2	79	0	54	0	0	135
Fort- und Weiterbildungen	360	686	63	54	54	36	1253
Ergebnis	790	4658	245	657	396	432	7178
Vollkraft-Äqivalent je Patient:	0,3	2,1	0,1	0,3	0,2	0,2	3,2

* Tätigkeiten, die ausschließlich oder zu einem hohen Anteil mit Leitungstätikeit zu tun haben.

Anhang

In Minuten pro *Woche und Station – Stationsgröße: 18* – Cluster 7

Mittelbare patientenbezogene Aufgabenfelder (noch nicht explizit bewertet) sowie (strukturelle) Setting-Tätigkeiten	Ärzte VS	Pflege VS	Psychologen VS	Ergotherapeuten VS	Bewegungstherapeuten VS	Sozialarbeiter VS	Summe VS
Aufnahmemanagement (Pflege)	0	237	0	0	0	0	237
Milieubezogenes Handeln (Pflege)	0	198	0	90	90	108	486
Serviceleistungen außerhalb der Dienstzeit von Servicekräften (Pflege)	0	79	0	0	36	0	115
Strukturelle und organisatorische Maßnahmen zur Herstellung von Sicherheit (Fremd-/Selbstgefährdung)	72	79	63	36	36	0	286
Maßnahmen zur Förderung von Qualität	36	79	31	54	54	36	290
Interprofessionelle Tätigkeiten*	126	1978	63	54	36	90	2347
Management von Aufnahme- und Entlassungsprozessen*	5	79	5	0	0	0	90
Koordination/Kommunikation mit Behörden und Kostenträgern*	18	79	5	9	0	0	112
Leitungstätigkeiten*	162	0	5	126	54	90	437
Stationsorganisation (Pflege)*	0	949	0	54	0	0	1003
Netzwerkarbeit/Zusammenarbeit in regionalen Versorgungsstrukturen*	9	119	9	126	36	72	371
Dokumentation – nicht patientenbezogen*	2	79	0	54	0	0	135
Fort- und Weiterbildungen	360	665	63	54	54	36	1232
Ergebnis	**790**	**4621**	**245**	**657**	**396**	**432**	**7141**
Vollkraft-Äqivalent je Patient:	0,3	2,1	0,1	0,3	0,2	0,2	3,2

* Tätigkeiten, die ausschließlich oder zu einem hohen Anteil mit Leitungstätigkeit zu tun haben.

Ergebnisse der Expertenschätzung – Minutenwerte

In Minuten pro *Woche und Station – Stationsgröße: 18 –* Cluster 8

Mittelbare patientenbezogene Aufgabenfelder (noch nicht explizit bewertet) sowie (strukturelle) Setting-Tätigkeiten	Ärzte VS	Pflege VS	Psychologen VS	Ergotherapeuten VS	Bewegungstherapeuten VS	Sozialarbeiter VS	Summe VS
Aufnahmemanagement (Pflege)	0	245	0	0	0	0	245
Milieubezogenes Handeln (Pflege)	0	204	0	90	90	108	492
Serviceleistungen außerhalb der Dienstzeit von Servicekräften (Pflege)	0	82	0	0	36	0	118
Strukturelle und organisatorische Maßnahmen zur Herstellung von Sicherheit (Fremd-/Selbstgefährdung)	72	82	63	36	36	0	289
Maßnahmen zur Förderung von Qualität	36	82	31	54	54	36	292
Interprofessionelle Tätigkeiten*	126	2041	63	54	36	90	2410
Management von Aufnahme- und Entlassungsprozessen*	5	82	5	0	0	0	92
Koordination/Kommunikation mit Behörden und Kostenträgern*	18	82	5	9	0	0	114
Leitungstätigkeiten*	162	0	5	126	54	90	437
Stationsorganisation (Pflege)*	0	979	0	54	0	0	1033
Netzwerkarbeit/Zusammenarbeit in regionalen Versorgungsstrukturen*	9	122	9	126	36	72	374
Dokumentation – nicht patientenbezogen*	2	82	0	54	0	0	137
Fort- und Weiterbildungen	360	701	63	54	54	36	1268
Ergebnis	790	4782	245	657	396	432	7302
Vollkraft-Äqivalent je Patient:	0,3	2,2	0,1	0,3	0,2	0,2	3,3

* Tätigkeiten, die ausschließlich oder zu einem hohen Anteil mit Leitungstätikeit zu tun haben.

Individuumbezogene Zeitwerte für individuumbezogene Behandlungstätigkeiten pro Woche – unmittelbar und mittelbar

Kinder- und Jugendpsychiatrie

In Minuten pro *Woche und Patient* – Cluster 1

Behandlungstätigkeiten	Ärzte	Krankenpflegepersonal	Psychologen	Ergotherapeuten	Bewegungstherapeuten, Krankengymnasten, Physiotherapeuten	Sozialarbeiter, Sozialpädagogen	Sprachheiltherapeuten, Logopäden	Summe
Aufklärung, partizipative Entscheidungsfindung und kontinuierliche Behandlungsplanung	40	56	40	5	5	15	5	166
Diagnostik	75	0	60	25	10	20	15	205
Durchführung Pflegeprozess (mit Patient)	0	119	0	0	0	0	0	119
Förderung von Gesundheit, Problemlösung, Inklusion und Ressourcen	0	70	0	0	0	0	0	70
Medizinische Versorgung	35	14	0	0	0	0	0	49
Nachsorgeplanung und Entlassmanagement (patientenbezogen)	25	14	25	5	5	20	5	99
Patienten- und störungsbezogene Behandlung – Psychotherapie	120	350	120	75	75	75	35	850
Präsenz, Begleitung, Support (Pflege)	0	420	0	0	0	0	0	420
Kriseninterventionen	15	67	15	0	0	5	0	102
Management psychosozialer und körperlicher Funktionseinschränkungen (Pflege)	0	67	0	0	0	0	0	67
Herstellung von Umweltbezug/ Einbeziehung des Umfeldes (Pflege)	0	70	0	0	0	5	0	75
Erzieherische Tätigkeiten	0	420	0	0	0	0	0	420
Dokumentation	55	105	55	25	25	40	15	320
Ergebnis	365	1.772	315	135	120	180	75	2.962
Vollkraft-Äquivalent:	0,2	0,8	0,1	0,1	0,1	0,1	0,0	1,3

Ergebnisse der Expertenschätzung – Minutenwerte

In Minuten pro *Woche und Patient* – Cluster 2

Behandlungstätigkeiten	Ärzte	Krankenpflegepersonal	Psychologen	Ergotherapeuten	Bewegungstherapeuten, Krankengymnasten, Physiotherapeuten	Sozialarbeiter, Sozialpädagogen	Sprachheiltherapeuten, Logopäden	Summe
Aufklärung, partizipative Entscheidungsfindung und kontinuierliche Behandlungsplanung	60	77	40	5	5	15	5	207
Diagnostik	85	0	60	25	10	20	15	215
Durchführung Pflegeprozess (mit Patient)	0	364	0	0	0	0	0	364
Förderung von Gesundheit, Problemlösung, Inklusion und Ressourcen	0	105	0	0	0	0	0	105
Medizinische Versorgung	135	245	0	0	0	0	0	380
Nachsorgeplanung und Entlassmanagement (patientenbezogen)	25	21	25	5	5	20	5	106
Patienten- und störungsbezogene Behandlung – Psychotherapie	135	350	135	75	75	75	35	880
Präsenz, Begleitung, Support (Pflege)	0	525	0	0	0	0	0	525
Kriseninterventionen	15	67	15	0	0	5	0	102
Management psychosozialer und körperlicher Funktionseinschränkungen (Pflege)	0	0	0	0	0	0	0	0
Herstellung von Umweltbezug/ Einbeziehung des Umfeldes (Pflege)	0	70	0	0	0	5	0	75
Erzieherische Tätigkeiten	0	420	0	0	0	0	0	420
Dokumentation	90	126	55	25	25	40	15	376
Ergebnis	545	2.370	330	135	120	180	75	3.755
Vollkraft-Äquivalent:	0,2	1,1	0,1	0,1	0,1	0,1	0,0	1,7

Anhang

In Minuten pro *Woche und Patient* – Cluster 3

Behandlungstätigkeiten	Ärzte	Krankenpflegepersonal	Psychologen	Ergotherapeuten	Bewegungstherapeuten, Krankengymnasten, Physiotherapeuten	Sozialarbeiter, Sozialpädagogen	Sprachheiltherapeuten, Logopäden	Summe
Aufklärung, partizipative Entscheidungsfindung und kontinuierliche Behandlungsplanung	55	56	55	5	5	20	5	201
Diagnostik	80	0	65	25	10	25	15	220
Durchführung Pflegeprozess (mit Patient)	0	140	0	0	0	0	0	140
Förderung von Gesundheit, Problemlösung, Inklusion und Ressourcen	0	105	0	0	0	0	0	105
Medizinische Versorgung	35	14	0	0	0	0	0	49
Nachsorgeplanung und Entlassmanagement (patientenbezogen)	35	21	35	5	5	45	5	151
Patienten- und störungsbezogene Behandlung – Psychotherapie	120	350	120	90	75	90	35	880
Präsenz, Begleitung, Support (Pflege)	0	420	0	0	0	0	0	420
Kriseninterventionen	25	88	25	0	0	20	0	158
Management psychosozialer und körperlicher Funktionseinschränkungen (Pflege)	0	0	0	0	0	0	0	0
Herstellung von Umweltbezug/ Einbeziehung des Umfeldes (Pflege)	0	105	0	0	0	10	0	115
Erzieherische Tätigkeiten	0	504	0	0	0	0	0	504
Dokumentation	60	112	60	30	25	50	15	352
Ergebnis	410	1.915	360	155	120	260	75	3.295
Vollkraft-Äquivalent:	0,2	0,9	0,2	0,1	0,1	0,1	0,0	1,5

Ergebnisse der Expertenschätzung – Minutenwerte

In Minuten pro *Woche und Patient* – Cluster 4

Behandlungstätigkeiten	Ärzte	Krankenpflegepersonal	Psychologen	Ergotherapeuten	Bewegungstherapeuten, Krankengymnasten, Physiotherapeuten	Sozialarbeiter, Sozialpädagogen	Sprachheiltherapeuten, Logopäden	Summe
Aufklärung, partizipative Entscheidungsfindung und kontinuierliche Behandlungsplanung	55	98	55	5	5	15	0	233
Diagnostik	100	0	85	25	10	20	5	245
Durchführung Pflegeprozess (mit Patient)	0	259	0	0	0	0	0	259
Förderung von Gesundheit, Problemlösung, Inklusion und Ressourcen	0	105	0	0	0	0	0	105
Medizinische Versorgung	70	105	0	0	0	0	0	175
Nachsorgeplanung und Entlassmanagement (patientenbezogen)	25	21	25	5	5	40	0	121
Patienten- und störungsbezogene Behandlung – Psychotherapie	165	350	165	120	120	80	30	1.030
Präsenz, Begleitung, Support (Pflege)	0	420	0	0	0	0	0	420
Kriseninterventionen	75	130	50	5	5	5	0	270
Management psychosozialer und körperlicher Funktionseinschränkungen (Pflege)	0	0	0	0	0	0	0	0
Herstellung von Umweltbezug/ Einbeziehung des Umfeldes (Pflege)	0	91	0	0	0	5	0	96
Erzieherische Tätigkeiten	0	420	0	0	0	0	0	420
Dokumentation	80	126	80	30	30	45	10	401
Ergebnis	570	2.125	460	190	175	210	45	3.775
Vollkraft-Äquivalent:	0,2	1,0	0,2	0,1	0,1	0,1	0,0	1,7

Anhang

In Minuten pro *Woche und Patient* – Cluster 5

Behandlungstätigkeiten	Ärzte	Krankenpflegepersonal	Psychologen	Ergotherapeuten	Bewegungstherapeuten, Krankengymnasten, Physiotherapeuten	Sozialarbeiter, Sozialpädagogen	Sprachheiltherapeuten, Logopäden	Summe
Aufklärung, partizipative Entscheidungsfindung und kontinuierliche Behandlungsplanung	60	77	55	5	5	30	10	242
Diagnostik	85	0	65	25	10	30	15	230
Durchführung Pflegeprozess (mit Patient)	0	364	0	0	0	0	0	364
Förderung von Gesundheit, Problemlösung, Inklusion und Ressourcen	0	105	0	0	0	0	0	105
Medizinische Versorgung	135	245	0	0	0	0	0	380
Nachsorgeplanung und Entlassmanagement (patientenbezogen)	35	28	35	5	5	50	5	163
Patienten- und störungsbezogene Behandlung – Psychotherapie	135	350	135	90	75	80	35	900
Präsenz, Begleitung, Support (Pflege)	0	525	0	0	0	0	0	525
Kriseninterventionen	25	88	25	0	0	20	0	158
Management psychosozialer und körperlicher Funktionseinschränkungen (Pflege)	0	0	0	0	0	0	0	0
Herstellung von Umweltbezug/Einbeziehung des Umfeldes (Pflege)	0	105	0	0	0	10	0	115
Erzieherische Tätigkeiten	0	420	0	0	0	0	0	420
Dokumentation	95	130	65	30	25	60	15	420
Ergebnis	570	2.437	380	155	120	280	80	4.022
Vollkraft-Äquivalent:	0,2	1,1	0,2	0,1	0,1	0,1	0,0	1,8

Ergebnisse der Expertenschätzung – Minutenwerte

In Minuten pro *Woche und Patient* – Cluster 6

Behandlungstätigkeiten	Ärzte	Krankenpflegepersonal	Psychologen	Ergotherapeuten	Bewegungstherapeuten, Krankengymnasten, Physiotherapeuten	Sozialarbeiter, Sozialpädagogen	Sprachheiltherapeuten, Logopäden	Summe
Aufklärung, partizipative Entscheidungsfindung und kontinuierliche Behandlungsplanung	60	98	55	5	5	15	10	248
Diagnostik	100	0	85	25	10	20	15	255
Durchführung Pflegeprozess (mit Patient)	0	364	0	0	0	0	0	364
Förderung von Gesundheit, Problemlösung, Inklusion und Ressourcen	0	105	0	0	0	0	0	105
Medizinische Versorgung	135	245	0	0	0	0	0	380
Nachsorgeplanung und Entlassmanagement (patientenbezogen)	25	21	25	5	5	35	5	121
Patienten- und störungsbezogene Behandlung – Psychotherapie	165	420	165	120	120	80	30	1.100
Präsenz, Begleitung, Support (Pflege)	0	525	0	0	0	0	0	525
Kriseninterventionen	75	130	50	5	5	5	0	270
Management psychosozialer und körperlicher Funktionseinschränkungen (Pflege)	0	0	0	0	0	0	0	0
Herstellung von Umweltbezug/Einbeziehung des Umfeldes (Pflege)	0	91	0	0	0	5	0	96
Erzieherische Tätigkeiten	0	420	0	0	0	0	0	420
Dokumentation	90	140	80	30	30	40	15	425
Ergebnis	**650**	**2.559**	**460**	**190**	**175**	**200**	**75**	**4.309**
Vollkraft-Äquivalent:	0,3	1,2	0,2	0,1	0,1	0,1	0,0	1,9

Anhang

In Minuten pro *Woche und Patient* – Cluster 7

Behandlungstätigkeiten	Ärzte	Krankenpflegepersonal	Psychologen	Ergotherapeuten	Bewegungstherapeuten, Krankengymnasten, Physiotherapeuten	Sozialarbeiter, Sozialpädagogen	Sprachheiltherapeuten, Logopäden	Summe
Aufklärung, partizipative Entscheidungsfindung und kontinuierliche Behandlungsplanung	70	105	70	5	5	20	0	275
Diagnostik	100	0	85	25	10	30	5	255
Durchführung Pflegeprozess (mit Patient)	0	315	0	0	0	0	0	315
Förderung von Gesundheit, Problemlösung, Inklusion und Ressourcen	0	105	0	0	0	0	0	105
Medizinische Versorgung	70	105	0	0	0	0	0	175
Nachsorgeplanung und Entlassmanagement (patientenbezogen)	35	28	35	5	5	90	0	198
Patienten- und störungsbezogene Behandlung – Psychotherapie	165	378	165	120	120	80	30	1.058
Präsenz, Begleitung, Support (Pflege)	0	420	0	0	0	0	0	420
Kriseninterventionen	75	130	50	5	5	20	0	285
Management psychosozialer und körperlicher Funktionseinschränkungen (Pflege)	0	0	0	0	0	0	0	0
Herstellung von Umweltbezug/ Einbeziehung des Umfeldes (Pflege)	0	91	0	0	0	5	0	96
Erzieherische Tätigkeiten	0	420	0	0	0	0	0	420
Dokumentation	80	126	80	30	30	50	10	406
Ergebnis	595	2.223	485	190	175	295	45	4.008
Vollkraft-Äquivalent:	0,3	1,0	0,2	0,1	0,1	0,1	0,0	1,8

Ergebnisse der Expertenschätzung – Minutenwerte

In Minuten pro *Woche und Patient* – Cluster 8

Behandlungstätigkeiten	Ärzte	Krankenpflegepersonal	Psychologen	Ergotherapeuten	Bewegungstherapeuten, Krankengymnasten, Physiotherapeuten	Sozialarbeiter, Sozialpädagogen	Sprachheiltherapeuten, Logopäden	Summe
Aufklärung, partizipative Entscheidungsfindung und kontinuierliche Behandlungsplanung	70	105	70	5	5	25	0	280
Diagnostik	100	0	85	25	10	35	5	260
Durchführung Pflegeprozess (mit Patient)	0	399	0	0	0	0	0	399
Förderung von Gesundheit, Problemlösung, Inklusion und Ressourcen	0	119	0	0	0	0	0	119
Medizinische Versorgung	135	245	0	0	0	0	0	380
Nachsorgeplanung und Entlassmanagement (patientenbezogen)	35	28	35	5	5	110	0	218
Patienten- und störungsbezogene Behandlung – Psychotherapie	165	399	165	120	120	80	30	1.079
Präsenz, Begleitung, Support (Pflege)	0	420	0	0	0	0	0	420
Kriseninterventionen	75	151	50	5	5	20	0	306
Management psychosozialer und körperlicher Funktionseinschränkungen (Pflege)	0	0	0	0	0	0	0	0
Herstellung von Umweltbezug/ Einbeziehung des Umfeldes (Pflege)	0	91	0	0	0	5	0	96
Erzieherische Tätigkeiten	0	420	0	0	0	0	0	420
Dokumentation	90	140	80	30	30	55	10	435
Ergebnis	670	2.517	485	190	175	330	45	4.412
Vollkraft-Äquivalent:	0,3	1,1	0,2	0,1	0,1	0,1	0,0	2,0

Anhang

Individuumbezogene Zeitwerte für individuumbezogene Behandlungstätigkeiten pro Station – unmittelbar und mittelbar

Kinder- und Jugendpsychiatrie

In Minuten pro *Woche und Station – Stationsgröße: 10* – Cluster 1

Behandlungstätigkeiten	Ärzte	Krankenpflegepersonal	Psychologen	Ergotherapeuten	Bewegungstherapeuten, Krankengymnasten, Physiotherapeuten	Sozialarbeiter, Sozialpädagogen	Sprachheiltherapeuten, Logopäden	Summe
Aufklärung, partizipative Entscheidungsfindung und kontinuierliche Behandlungsplanung	400	560	400	50	50	150	50	1.660
Diagnostik	750	0	600	250	100	200	150	2.050
Durchführung Pflegeprozess (mit Patient)	0	1.190	0	0	0	0	0	1.190
Förderung von Gesundheit, Problemlösung, Inklusion und Ressourcen	0	700	0	0	0	0	0	700
Medizinische Versorgung	350	140	0	0	0	0	0	490
Nachsorgeplanung und Entlassmanagement (patientenbezogen)	250	140	250	50	50	200	50	990
Patienten- und störungsbezogene Behandlung – Psychotherapie	1.200	3.500	1.200	750	750	750	350	8.500
Präsenz, Begleitung, Support (Pflege)	0	4.200	0	0	0	0	0	4.200
Kriseninterventionen	150	670	150	0	0	50	0	1.020
Management psychosozialer und körperlicher Funktionseinschränkungen (Pflege)	0	670	0	0	0	0	0	670
Herstellung von Umweltbezug/ Einbeziehung des Umfeldes (Pflege)	0	700	0	0	0	50	0	750
Erzieherische Tätigkeiten	0	4.200	0	0	0	0	0	4.200
Dokumentation	550	1.050	550	250	250	400	150	3.200
Ergebnis	**3.650**	**17.720**	**3.150**	**1.350**	**1.200**	**1.800**	**750**	**29.620**
Vollkraft-Äquivalent:	1,6	8,0	1,4	0,6	0,5	0,8	0,3	13,3

Ergebnisse der Expertenschätzung – Minutenwerte

In Minuten pro *Woche und Station – Stationsgröße: 10* – Cluster 2

Behandlungstätigkeiten	Ärzte	Krankenpflegepersonal	Psychologen	Ergotherapeuten	Bewegungstherapeuten, Krankengymnasten, Physiotherapeuten	Sozialarbeiter, Sozialpädagogen	Sprachheiltherapeuten, Logopäden	Summe
Aufklärung, partizipative Entscheidungsfindung und kontinuierliche Behandlungsplanung	600	770	400	50	50	150	50	2.070
Diagnostik	850	0	600	250	100	200	150	2.150
Durchführung Pflegeprozess (mit Patient)	0	3.640	0	0	0	0	0	3.640
Förderung von Gesundheit, Problemlösung, Inklusion und Ressourcen	0	1.050	0	0	0	0	0	1.050
Medizinische Versorgung	1.350	2.450	0	0	0	0	0	3.800
Nachsorgeplanung und Entlassmanagement (patientenbezogen)	250	210	250	50	50	200	50	1.060
Patienten- und störungsbezogene Behandlung – Psychotherapie	1.350	3.500	1.350	750	750	750	350	8.800
Präsenz, Begleitung, Support (Pflege)	0	5.250	0	0	0	0	0	5.250
Kriseninterventionen	150	670	150	0	0	50	0	1.020
Management psychosozialer und körperlicher Funktionseinschränkungen (Pflege)	0	0	0	0	0	0	0	0
Herstellung von Umweltbezug/ Einbeziehung des Umfeldes (Pflege)	0	700	0	0	0	50	0	750
Erzieherische Tätigkeiten	0	4.200	0	0	0	0	0	4.200
Dokumentation	900	1.260	550	250	250	400	150	3.760
Ergebnis	**5.450**	**23.700**	**3.300**	**1.350**	**1.200**	**1.800**	**750**	**37.550**
Vollkraft-Äquivalent:	2,4	10,7	1,5	0,6	0,5	0,8	0,3	16,8

Anhang

In Minuten pro *Woche und Station* – *Stationsgröße: 10* – Cluster 3

Behandlungstätigkeiten	Ärzte	Krankenpflegepersonal	Psychologen	Ergotherapeuten	Bewegungstherapeuten, Krankengymnasten, Physiotherapeuten	Sozialarbeiter, Sozialpädagogen	Sprachheiltherapeuten, Logopäden	Summe
Aufklärung, partizipative Entscheidungsfindung und kontinuierliche Behandlungsplanung	550	560	550	50	50	200	50	2.010
Diagnostik	800	0	650	250	100	250	150	2.200
Durchführung Pflegeprozess (mit Patient)	0	1.400	0	0	0	0	0	1.400
Förderung von Gesundheit, Problemlösung, Inklusion und Ressourcen	0	1.050	0	0	0	0	0	1.050
Medizinische Versorgung	350	140	0	0	0	0	0	490
Nachsorgeplanung und Entlassmanagement (patientenbezogen)	350	210	350	50	50	450	50	1.510
Patienten- und störungsbezogene Behandlung – Psychotherapie	1.200	3.500	1.200	900	750	900	350	8.800
Präsenz, Begleitung, Support (Pflege)	0	4.200	0	0	0	0	0	4.200
Kriseninterventionen	250	880	250	0	0	200	0	1.580
Management psychosozialer und körperlicher Funktionseinschränkungen (Pflege)	0	0	0	0	0	0	0	0
Herstellung von Umweltbezug/ Einbeziehung des Umfeldes (Pflege)	0	1.050	0	0	0	100	0	1.150
Erzieherische Tätigkeiten	0	5.040	0	0	0	0	0	5.040
Dokumentation	600	1.120	600	300	250	500	150	3.520
Ergebnis	4.100	19.150	3.600	1.550	1.200	2.600	750	32.950
Vollkraft-Äquivalent:	1,8	8,6	1,6	0,7	0,5	1,2	0,3	14,7

Ergebnisse der Expertenschätzung – Minutenwerte

In Minuten pro *Woche und Station* – *Stationsgröße: 10* – Cluster 4

Behandlungstätigkeiten	Ärzte	Krankenpflegepersonal	Psychologen	Ergotherapeuten	Bewegungstherapeuten, Krankengymnasten, Physiotherapeuten	Sozialarbeiter, Sozialpädagogen	Sprachheiltherapeuten, Logopäden	Summe
Aufklärung, partizipative Entscheidungsfindung und kontinuierliche Behandlungsplanung	550	980	550	50	50	150	0	2.330
Diagnostik	1.000	0	850	250	100	200	50	2.450
Durchführung Pflegeprozess (mit Patient)	0	2.590	0	0	0	0	0	2.590
Förderung von Gesundheit, Problemlösung, Inklusion und Ressourcen	0	1.050	0	0	0	0	0	1.050
Medizinische Versorgung	700	1.050	0	0	0	0	0	1.750
Nachsorgeplanung und Entlassmanagement (patientenbezogen)	250	210	250	50	50	400	0	1.210
Patienten- und störungsbezogene Behandlung – Psychotherapie	1.650	3.500	1.650	1.200	1.200	800	300	10.300
Präsenz, Begleitung, Support (Pflege)	0	4.200	0	0	0	0	0	4.200
Kriseninterventionen	750	1.300	500	50	50	50	0	2.700
Management psychosozialer und körperlicher Funktionseinschränkungen (Pflege)	0	0	0	0	0	0	0	0
Herstellung von Umweltbezug/ Einbeziehung des Umfeldes (Pflege)	0	910	0	0	0	50	0	960
Erzieherische Tätigkeiten	0	4.200	0	0	0	0	0	4.200
Dokumentation	800	1.260	800	300	300	450	100	4.010
Ergebnis	5.700	21.250	4.600	1.900	1.750	2.100	450	37.750
Vollkraft-Äquivalent:	2,5	9,6	2,1	0,9	0,8	0,9	0,2	16,9

Anhang

In Minuten pro *Woche und Station* – *Stationsgröße: 10* – Cluster 5

Behandlungstätigkeiten	Ärzte	Krankenpflegepersonal	Psychologen	Ergotherapeuten	Bewegungstherapeuten, Krankengymnasten, Physiotherapeuten	Sozialarbeiter, Sozialpädagogen	Sprachheiltherapeuten, Logopäden	Summe
Aufklärung, partizipative Entscheidungsfindung und kontinuierliche Behandlungsplanung	600	770	550	50	50	300	100	2.420
Diagnostik	850	0	650	250	100	300	150	2.300
Durchführung Pflegeprozess (mit Patient)	0	3.640	0	0	0	0	0	3.640
Förderung von Gesundheit, Problemlösung, Inklusion und Ressourcen	0	1.050	0	0	0	0	0	1.050
Medizinische Versorgung	1.350	2.450	0	0	0	0	0	3.800
Nachsorgeplanung und Entlassmanagement (patientenbezogen)	350	280	350	50	50	500	50	1.630
Patienten- und störungsbezogene Behandlung – Psychotherapie	1.350	3.500	1.350	900	750	800	350	9.000
Präsenz, Begleitung, Support (Pflege)	0	5.250	0	0	0	0	0	5.250
Kriseninterventionen	250	880	250	0	0	200	0	1.580
Management psychosozialer und körperlicher Funktionseinschränkungen (Pflege)	0	0	0	0	0	0	0	0
Herstellung von Umweltbezug/ Einbeziehung des Umfeldes (Pflege)	0	1.050	0	0	0	100	0	1.150
Erzieherische Tätigkeiten	0	4.200	0	0	0	0	0	4.200
Dokumentation	950	1.295	650	300	250	600	150	4.195
Ergebnis	5.700	24.365	3.800	1.550	1.200	2.800	800	40.215
Vollkraft-Äquivalent:	2,5	11,0	1,7	0,7	0,5	1,3	0,4	18,0

Ergebnisse der Expertenschätzung – Minutenwerte

In Minuten pro *Woche und Station – Stationsgröße: 10* – Cluster 6

Behandlungstätigkeiten	Ärzte	Krankenpflegepersonal	Psychologen	Ergotherapeuten	Bewegungstherapeuten, Krankengymnasten, Physiotherapeuten	Sozialarbeiter, Sozialpädagogen	Sprachheiltherapeuten, Logopäden	Summe
Aufklärung, partizipative Entscheidungsfindung und kontinuierliche Behandlungsplanung	600	980	550	50	50	150	100	2.480
Diagnostik	1.000	0	850	250	100	200	150	2.550
Durchführung Pflegeprozess (mit Patient)	0	3.640	0	0	0	0	0	3.640
Förderung von Gesundheit, Problemlösung, Inklusion und Ressourcen	0	1.050	0	0	0	0	0	1.050
Medizinische Versorgung	1.350	2.450	0	0	0	0	0	3.800
Nachsorgeplanung und Entlassmanagement (patientenbezogen)	250	210	250	50	50	350	50	1.210
Patienten- und störungsbezogene Behandlung – Psychotherapie	1.650	4.200	1.650	1.200	1.200	800	300	11.000
Präsenz, Begleitung, Support (Pflege)	0	5.250	0	0	0	0	0	5.250
Kriseninterventionen	750	1.300	500	50	50	50	0	2.700
Management psychosozialer und körperlicher Funktionseinschränkungen (Pflege)	0	0	0	0	0	0	0	0
Herstellung von Umweltbezug/ Einbeziehung des Umfeldes (Pflege)	0	910	0	0	0	50	0	960
Erzieherische Tätigkeiten	0	4.200	0	0	0	0	0	4.200
Dokumentation	900	1.400	800	300	300	400	150	4.250
Ergebnis	**6.500**	**25.590**	**4.600**	**1.900**	**1.750**	**2.000**	**750**	**43.090**
Vollkraft-Äquivalent:	2,8	11,5	2,1	0,9	0,8	0,9	0,3	19,3

Anhang

In Minuten pro *Woche und Station* – *Stationsgröße: 10* – Cluster 7

Behandlungstätigkeiten	Ärzte	Krankenpflegepersonal	Psychologen	Ergotherapeuten	Bewegungstherapeuten, Krankengymnasten, Physiotherapeuten	Sozialarbeiter, Sozialpädagogen	Sprachheiltherapeuten, Logopäden	Summe
Aufklärung, partizipative Entscheidungsfindung und kontinuierliche Behandlungsplanung	700	1.050	700	50	50	200	0	2.750
Diagnostik	1.000	0	850	250	100	300	50	2.550
Durchführung Pflegeprozess (mit Patient)	0	3.150	0	0	0	0	0	3.150
Förderung von Gesundheit, Problemlösung, Inklusion und Ressourcen	0	1.050	0	0	0	0	0	1.050
Medizinische Versorgung	700	1.050	0	0	0	0	0	1.750
Nachsorgeplanung und Entlassmanagement (patientenbezogen)	350	280	350	50	50	900	0	1.980
Patienten- und störungsbezogene Behandlung – Psychotherapie	1.650	3.780	1.650	1.200	1.200	800	300	10.580
Präsenz, Begleitung, Support (Pflege)	0	4.200	0	0	0	0	0	4.200
Kriseninterventionen	750	1.300	500	50	50	200	0	2.850
Management psychosozialer und körperlicher Funktionseinschränkungen (Pflege)	0	0	0	0	0	0	0	0
Herstellung von Umweltbezug/ Einbeziehung des Umfeldes (Pflege)	0	910	0	0	0	50	0	960
Erzieherische Tätigkeiten	0	4.200	0	0	0	0	0	4.200
Dokumentation	800	1.260	800	300	300	500	100	4.060
Ergebnis	5.950	22.230	4.850	1.900	1.750	2.950	450	40.080
Vollkraft-Äquivalent:	2,6	10,0	2,2	0,9	0,8	1,3	0,2	17,9

Ergebnisse der Expertenschätzung – Minutenwerte

In Minuten pro *Woche und Station – Stationsgröße: 10* – Cluster 8

Behandlungstätigkeiten	Ärzte	Krankenpflegepersonal	Psychologen	Ergotherapeuten	Bewegungstherapeuten, Krankengymnasten, Physiotherapeuten	Sozialarbeiter, Sozialpädagogen	Sprachheiltherapeuten, Logopäden	Summe
Aufklärung, partizipative Entscheidungsfindung und kontinuierliche Behandlungsplanung	700	1.050	700	50	50	250	0	2.800
Diagnostik	1.000	0	850	250	100	350	50	2.600
Durchführung Pflegeprozess (mit Patient)	0	3.990	0	0	0	0	0	3.990
Förderung von Gesundheit, Problemlösung, Inklusion und Ressourcen	0	1.190	0	0	0	0	0	1.190
Medizinische Versorgung	1.350	2.450	0	0	0	0	0	3.800
Nachsorgeplanung und Entlassmanagement (patientenbezogen)	350	280	350	50	50	1.100	0	2.180
Patienten- und störungsbezogene Behandlung – Psychotherapie	1.650	3.990	1.650	1.200	1.200	800	300	10.790
Präsenz, Begleitung, Support (Pflege)	0	4.200	0	0	0	0	0	4.200
Kriseninterventionen	750	1.510	500	50	50	200	0	3.060
Management psychosozialer und körperlicher Funktionseinschränkungen (Pflege)	0	0	0	0	0	0	0	0
Herstellung von Umweltbezug/ Einbeziehung des Umfeldes (Pflege)	0	910	0	0	0	50	0	960
Erzieherische Tätigkeiten	0	4.200	0	0	0	0	0	4.200
Dokumentation	900	1.400	800	300	300	550	100	4.350
Ergebnis	6.700	25.170	4.850	1.900	1.750	3.300	450	44.120
Vollkraft-Äquivalent:	2,9	11,3	2,2	0,9	0,8	1,5	0,2	19,7

Strukturelle Settingtätigkeiten pro Station
Kinder- und Jugendpsychiatrie

In Minuten pro *Woche und Station – Stationsgröße: 10* – Cluster 1

Mittelbare patientenbezogene Aufgabenfelder (noch nicht explizit bewertet) sowie (strukturelle) Setting-Tätigkeiten	Ärzte VS	Pflege VS	Psychologen VS	Ergotherapeuten VS	Bewegungstherapeuten VS	Sozialarbeiter VS	Sprachheiltherapeuten VS	Summe VS
Aufnahmemanagement (Pflege)	0	300	0	0	0	0	0	300
Milieubezogenes Handeln (Pflege)	0	224	0	50	50	0	50	374
Serviceleistungen außerhalb der Dienstzeit von Servicekräften (Pflege)	0	210	0	0	20	0	20	250
Strukturelle und organisatorische Maßnahmen zur Herstellung von Sicherheit (Fremd-/Selbstgefährdung)	0	210	0	20	20	10	20	280
Maßnahmen zur Förderung von Qualität	15	56	15	30	30	20	30	196
Interprofessionelle Tätigkeiten*	30	2270	30	30	20	8	20	2.408
Management von Aufnahme- und Entlassungsprozessen*	0	105	0	0	0	10	0	115
Koordination/Kommunikation mit Behörden und Kostenträgern*	100	60	1	5	0	5	0	171
Leitungstätigkeiten*	70	0	2	70	30	90	30	292
Stationsorganisation (Pflege)*	0	900	0	30	0	0	0	930
Netzwerkarbeit/Zusammenarbeit in regionalen Versorgungsstrukturen*	0	30	0	70	20	30	20	170
Dokumentation – nicht patientenbezogen*	0	60	5	30	0	5	0	100
Fort- und Weiterbildungen	0	900	0	30	30	60	30	1.050
Ergebnis	215	5325	53	365	220	238	220	6636
Vollkraft-Äquivalent je Patient:	0,1	2,4	0,0	0,2	0,1	0,1	0,1	3,0

* Tätigkeiten, die ausschließlich oder zu einem hohen Anteil mit Leitungstätigkeit zu tun haben.

Ergebnisse der Expertenschätzung – Minutenwerte

In Minuten pro *Woche und Station* – *Stationsgröße: 10* – Cluster 2

Mittelbare patientenbezogene Aufgabenfelder (noch nicht explizit bewertet) sowie (strukturelle) Setting-Tätigkeiten	Ärzte VS	Pflege VS	Psychologen VS	Ergotherapeuten VS	Bewegungstherapeuten VS	Sozialarbeiter VS	Sprachheiltherapeuten VS	Summe VS
Aufnahmemanagement (Pflege)	0	300	0	0	0	0	0	300
Milieubezogenes Handeln (Pflege)	0	224	0	50	50	0	50	374
Serviceleistungen außerhalb der Dienstzeit von Servicekräften (Pflege)	0	210	0	0	20	0	20	250
Strukturelle und organisatorische Maßnahmen zur Herstellung von Sicherheit (Fremd-/Selbstgefährdung)	6	210	0	20	20	10	20	286
Maßnahmen zur Förderung von Qualität	15	56	15	30	30	20	30	196
Interprofessionelle Tätigkeiten*	32	2270	32	30	20	8	20	2.412
Management von Aufnahme- und Entlassungsprozessen*	0	105	0	0	0	10	0	115
Koordination/Kommunikation mit Behörden und Kostenträgern*	100	60	1	5	0	5	0	171
Leitungstätigkeiten*	70	0	2	70	30	90	30	292
Stationsorganisation (Pflege)*	0	900	0	30	0	0	0	930
Netzwerkarbeit/Zusammenarbeit in regionalen Versorgungsstrukturen*	0	30	0	70	20	30	20	170
Dokumentation – nicht patientenbezogen*	0	60	5	30	0	5	0	100
Fort- und Weiterbildungen	0	900	0	30	30	60	30	1.050
Ergebnis	223	5325	55	365	220	238	220	6646
Vollkraft-Äquivalent je Patient:	0,1	2,4	0,0	0,2	0,1	0,1	0,1	3,0

* Tätigkeiten, die ausschließlich oder zu einem hohen Anteil mit Leitungstätikeit zu tun haben.

Anhang

In Minuten pro *Woche und Station* – *Stationsgröße: 10* – Cluster 3

Mittelbare patientenbezogene Aufgabenfelder (noch nicht explizit bewertet) sowie (strukturelle) Setting-Tätigkeiten	Ärzte VS	Pflege VS	Psychologen VS	Ergotherapeuten VS	Bewegungstherapeuten VS	Sozialarbeiter VS	Sprachheiltherapeuten VS	Summe VS
Aufnahmemanagement (Pflege)	0	300	0	0	0	0	0	300
Milieubezogenes Handeln (Pflege)	0	224	0	50	50	0	50	374
Serviceleistungen außerhalb der Dienstzeit von Servicekräften (Pflege)	0	210	0	0	20	0	20	250
Strukturelle und organisatorische Maßnahmen zur Herstellung von Sicherheit (Fremd-/Selbstgefährdung)	0	210	0	20	20	10	20	280
Maßnahmen zur Förderung von Qualität	15	56	15	30	30	20	30	196
Interprofessionelle Tätigkeiten*	17	2270	17	30	20	8	20	2.382
Management von Aufnahme- und Entlassungsprozessen*	0	105	0	0	0	10	0	115
Koordination/Kommunikation mit Behörden und Kostenträgern*	100	60	1	5	0	5	0	171
Leitungstätigkeiten*	70	0	2	70	30	90	30	292
Stationsorganisation (Pflege)*	0	900	0	30	0	0	0	930
Netzwerkarbeit/Zusammenarbeit in regionalen Versorgungsstrukturen*	0	30	0	70	20	30	20	170
Dokumentation – nicht patientenbezogen*	0	60	5	30	0	5	0	100
Fort- und Weiterbildungen	0	900	0	30	30	60	30	1.050
Ergebnis	202	5325	40	365	220	238	220	6610
Vollkraft-Äquivalent je Patient:	0,1	2,4	0,0	0,2	0,1	0,1	0,1	3,0

* Tätigkeiten, die ausschließlich oder zu einem hohen Anteil mit Leitungstätikeit zu tun haben.

Ergebnisse der Expertenschätzung – Minutenwerte

In Minuten pro *Woche und Station – Stationsgröße: 10 – Cluster 4*

Mittelbare patientenbezogene Aufgabenfelder (noch nicht explizit bewertet) sowie (strukturelle) Setting-Tätigkeiten	Ärzte VS	Pflege VS	Psychologen VS	Ergotherapeuten VS	Bewegungstherapeuten VS	Sozialarbeiter VS	Sprachheiltherapeuten VS	Summe VS
Aufnahmemanagement (Pflege)	0	300	0	0	0	0	0	300
Milieubezogenes Handeln (Pflege)	0	224	0	50	50	0	50	374
Serviceleistungen außerhalb der Dienstzeit von Servicekräften (Pflege)	0	210	0	0	20	0	20	250
Strukturelle und organisatorische Maßnahmen zur Herstellung von Sicherheit (Fremd-/Selbstgefährdung)	30	210	15	20	20	10	20	325
Maßnahmen zur Förderung von Qualität	15	56	15	30	30	20	30	196
Interprofessionelle Tätigkeiten*	17	2270	17	30	20	8	20	2.382
Management von Aufnahme- und Entlassungsprozessen*	0	105	0	0	0	10	0	115
Koordination/Kommunikation mit Behörden und Kostenträgern*	100	60	1	5	0	5	0	171
Leitungstätigkeiten*	70	0	2	70	30	90	30	292
Stationsorganisation (Pflege)*	0	900	0	30	0	0	0	930
Netzwerkarbeit/Zusammenarbeit in regionalen Versorgungsstrukturen*	5	30	0	70	20	30	20	175
Dokumentation – nicht patientenbezogen*	0	60	5	30	0	5	0	100
Fort- und Weiterbildungen	0	900	0	30	30	60	30	1.050
Ergebnis	237	5325	55	365	220	238	220	6660
Vollkraft-Äquivalent je Patient:	0,1	2,4	0,0	0,2	0,1	0,1	0,1	3,0

* Tätigkeiten, die ausschließlich oder zu einem hohen Anteil mit Leitungstätikeit zu tun haben.

Anhang

In Minuten pro *Woche und Station – Stationsgröße: 10* – Cluster 5

Mittelbare patientenbezogene Aufgabenfelder (noch nicht explizit bewertet) sowie (strukturelle) Setting-Tätigkeiten	Ärzte VS	Pflege VS	Psychologen VS	Ergotherapeuten VS	Bewegungstherapeuten VS	Sozialarbeiter VS	Sprachheiltherapeuten VS	Summe VS
Aufnahmemanagement (Pflege)	0	300	0	0	0	0	0	300
Milieubezogenes Handeln (Pflege)	0	224	0	50	50	0	50	374
Serviceleistungen außerhalb der Dienstzeit von Servicekräften (Pflege)	0	210	0	0	20	0	20	250
Strukturelle und organisatorische Maßnahmen zur Herstellung von Sicherheit (Fremd-/Selbstgefährdung)	6	210	0	20	20	10	20	286
Maßnahmen zur Förderung von Qualität	15	56	15	30	30	20	30	196
Interprofessionelle Tätigkeiten*	34	2270	34	30	20	8	20	2.416
Management von Aufnahme- und Entlassungsprozessen*	0	105	0	0	0	10	0	115
Koordination/Kommunikation mit Behörden und Kostenträgern*	100	60	1	5	0	5	0	171
Leitungstätigkeiten*	70	0	2	70	30	90	30	292
Stationsorganisation (Pflege)*	0	900	0	30	0	0	0	930
Netzwerkarbeit/Zusammenarbeit in regionalen Versorgungsstrukturen*	0	30	0	70	20	30	20	170
Dokumentation – nicht patientenbezogen*	0	60	5	30	0	5	0	100
Fort- und Weiterbildungen	0	900	0	30	30	60	30	1.050
Ergebnis	225	5325	57	365	220	238	220	6650
Vollkraft-Äquivalent je Patient:	0,1	2,4	0,0	0,2	0,1	0,1	0,1	3,0

* Tätigkeiten, die auschließlich oder zu einem hohen Anteil mit Leitungstätikeit zu tun haben.

Ergebnisse der Expertenschätzung – Minutenwerte

In Minuten pro *Woche und Station – Stationsgröße: 10* – Cluster 6

Mittelbare patientenbezogene Aufgabenfelder (noch nicht explizit bewertet) sowie (strukturelle) Setting-Tätigkeiten	Ärzte VS	Pflege VS	Psychologen VS	Ergotherapeuten VS	Bewegungstherapeuten VS	Sozialarbeiter VS	Sprachheiltherapeuten VS	Summe VS
Aufnahmemanagement (Pflege)	0	300	0	0	0	0	0	300
Milieubezogenes Handeln (Pflege)	0	224	0	50	50	0	50	374
Serviceleistungen außerhalb der Dienstzeit von Servicekräften (Pflege)	0	210	0	0	20	0	20	250
Strukturelle und organisatorische Maßnahmen zur Herstellung von Sicherheit (Fremd-/Selbstgefährdung)	36	210	15	20	20	10	20	331
Maßnahmen zur Förderung von Qualität	15	56	15	30	30	20	30	196
Interprofessionelle Tätigkeiten*	19	2270	19	30	20	8	20	2.386
Management von Aufnahme- und Entlassungsprozessen*	0	105	0	0	0	10	0	115
Koordination/Kommunikation mit Behörden und Kostenträgern*	100	60	1	5	0	5	0	171
Leitungstätigkeiten*	70	0	2	70	30	90	30	292
Stationsorganisation (Pflege)*	0	900	0	30	0	0	0	930
Netzwerkarbeit/Zusammenarbeit in regionalen Versorgungsstrukturen*	0	30	0	70	20	30	20	170
Dokumentation – nicht patientenbezogen*	0	60	5	30	0	5	0	100
Fort- und Weiterbildungen	0	900	0	30	30	60	30	1.050
Ergebnis	240	5325	57	365	220	238	220	6665
Vollkraft-Äquivalent je Patient:	0,1	2,4	0,0	0,2	0,1	0,1	0,1	3,0

* Tätigkeiten, die ausschließlich oder zu einem hohen Anteil mit Leitungstätikeit zu tun haben.

Anhang

In Minuten pro *Woche und Station* – *Stationsgröße: 10* – Cluster 7

Mittelbare patientenbezogene Aufgabenfelder (noch nicht explizit bewertet) sowie (strukturelle) Setting-Tatigkeiten	Ärzte VS	Pflege VS	Psychologen VS	Ergotherapeuten VS	Bewegungstherapeuten VS	Sozialarbeiter VS	Sprachheiltherapeuten VS	Summe VS
Aufnahmemanagement (Pflege)	0	300	0	0	0	0	0	300
Milieubezogenes Handeln (Pflege)	0	224	0	50	50	0	50	374
Serviceleistungen außerhalb der Dienstzeit von Servicekräften (Pflege)	0	210	0	0	20	0	20	250
Strukturelle und organisatorische Maßnahmen zur Herstellung von Sicherheit (Fremd-/Selbstgefährdung)	31	210	16	20	20	10	20	327
Maßnahmen zur Förderung von Qualität	15	56	15	30	30	20	30	196
Interprofessionelle Tätigkeiten*	19	2270	19	30	20	8	20	2.386
Management von Aufnahme- und Entlassungsprozessen*	0	105	0	0	0	10	0	115
Koordination/Kommunikation mit Behörden und Kostenträgern*	100	60	1	5	0	5	0	171
Leitungstätigkeiten*	70	0	2	70	30	90	30	292
Stationsorganisation (Pflege)*	0	900	0	30	0	0	0	930
Netzwerkarbeit/Zusammenarbeit in regionalen Versorgungsstrukturen*	5	30	0	70	20	30	20	175
Dokumentation – nicht patientenbezogen*	0	60	5	30	0	5	0	100
Fort- und Weiterbildungen	0	900	0	30	30	60	30	1.050
Ergebnis	240	5325	58	365	220	238	220	6666
Vollkraft-Äquivalent je Patient:	0,1	2,4	0,0	0,2	0,1	0,1	0,1	3,0

* Tätigkeiten, die ausschließlich oder zu einem hohen Anteil mit Leitungstätikeit zu tun haben.

Ergebnisse der Expertenschätzung – Minutenwerte

In Minuten pro *Woche und Station – Stationsgröße: 10 –* Cluster 8

Mittelbare patientenbezogene Aufgabenfelder (noch nicht explizit bewertet) sowie (strukturelle) Setting-Tätigkeiten	Ärzte VS	Pflege VS	Psychologen VS	Ergotherapeuten VS	Bewegungstherapeuten VS	Sozialarbeiter VS	Sprachheiltherapeuten VS	Summe VS
Aufnahmemanagement (Pflege)	0	300	0	0	0	0	0	300
Milieubezogenes Handeln (Pflege)	0	224	0	50	50	0	50	374
Serviceleistungen außerhalb der Dienstzeit von Servicekräften (Pflege)	0	210	0	0	20	0	20	250
Strukturelle und organisatorische Maßnahmen zur Herstellung von Sicherheit (Fremd-/Selbstgefährdung)	37	210	16	20	20	10	20	333
Maßnahmen zur Förderung von Qualität	15	56	15	30	30	20	30	196
Interprofessionelle Tätigkeiten*	36	2270	36	30	20	8	20	2.420
Management von Aufnahme- und Entlassungsprozessen*	0	105	0	0	0	10	0	115
Koordination/Kommunikation mit Behörden und Kostenträgern*	100	60	1	5	0	5	0	171
Leitungstätigkeiten*	70	0	2	70	30	90	30	292
Stationsorganisation (Pflege)*	0	900	0	30	0	0	0	930
Netzwerkarbeit/Zusammenarbeit in regionalen Versorgungsstrukturen*	5	30	0	70	20	30	20	175
Dokumentation – nicht patientenbezogen*	0	60	5	30	0	5	0	100
Fort- und Weiterbildungen	0	900	0	30	30	60	30	1.050
Ergebnis	263	5325	75	365	220	238	220	6706
Vollkraft-Äquivalent je Patient:	0,1	2,4	0,0	0,2	0,1	0,1	0,1	3,0

* Tätigkeiten, die ausschließlich oder zu einem hohen Anteil mit Leitungstätikeit zu tun haben.

Anhang

Gesamtwerte Individuumbezogene Behandlungstätigkeiten (mittelbar und unmittelbar) und strukturelle Settingtätigkeiten pro Woche – PSM-PT

In Minuten pro *Woche und Patient* – Behandlungscluster 1

Behandlungstätigkeiten	Ärzte	Psychologen	Pflege	Ergotherapeuten	Bewegungstherapeuten	Ökotrophologen	Sozialarbeiter	Summe
Aufklärung, partizipative Entscheidungsfindung und kontinuierliche Behandlungsplanung	30	20	40	15	5	3	7	**120**
Diagnostik	45	30	15	10	7	3	10	**120**
Durchführung Pflegeprozess (mit Patient)	0	0	50	0	0	0	0	**50**
Förderung von Gesundheit, Problemlösung, Inklusion und Ressourcen	0	0	10	5	0	0	0	**15**
Medizinische Versorgung	35	0	50	0	0	0	0	**85**
Nachsorgeplanung und Entlassmanagement (patientenbezogen)	4	4	5	2	0	2	10	**27**
Patienten- und störungsbezogene Behandlung – Psychotherapie	120	120	120	50	35	10	10	**465**
Präsenz, Begleitung, Support (Pflege)	0	0	100	0	0	0	0	**100**
Kriseninterventionen	12	10	35	6	0	2	5	**70**
Management psychosozialer und körperlicher Funktionseinschränkungen (Pflege)	0	0	15	0	0	0	0	**15**
Herstellung von Umweltbezug/ Einbeziehung des Umfeldes (Pflege)	0	0	10	0	0	1	0	**11**
Dokumentation	50	30	100	14	5	4	5	**208**
Ergebnis	**296**	**214**	**550**	**102**	**52**	**25**	**47**	**1.286**
Vollkraft-Äquivalent:	0,1	0,1	0,3	0,1	0,0	0,0	0,0	0,7
Vollkraft-Äquivalent nach Heuft:	0,3	0,3		0,1			0,1	1

Ergebnisse der Expertenschätzung – Minutenwerte

Strukturelle Setting-Aufgaben	Ärzte	Psychologen	Pflege	Ergotherapeuten	Bewegungstherapeuten	Ökotrophologen	Sozialarbeiter	Summe
Aufnahmemanagement (Pflege)	0	0	0	0	0	0	0	0
Milieubezogenes Handeln (Pflege)	0	0	0	0	0	0	0	0
Serviceleistungen außerhalb der Dienstzeit von Servicekräften (Pflege)	0	0	0	0	0	0	0	0
Strukturelle und organisatorische Maßnahmen zur Herstellung von Sicherheit (Fremd-/Selbstgefährdung)	0	0	0	0	0	0	0	0
Maßnahmen zur Förderung von Qualität	0	0	0	5	2	0	2	9
Interprofessionelle Tätigkeiten*	0	0	0	0	0	0	0	0
Management von Aufnahme- und Entlassungsprozessen*	0	0	0	0	0	0	0	0
Koordination/Kommunikation mit Behörden und Kostenträgern*								
Leitungstätigkeiten*	0	0	0	0	0	0	0	0
Stationsorganisation (Pflege)*	67	0	0	0	0	0	0	67
Netzwerkarbeit/Zusammenarbeit in regionalen Versorgungsstrukturen*	0	0	56	0	0	0	0	56
Dokumentation – nicht patientenbezogen*	0	0	0	0	0	0	0	0
Fort- und Weiterbildungen	0	0	0	0	0	0	0	0
Ergebnis	**27**	**15**	**10**	**5**	**2**	**0**	**2**	**61**
Vollkraft-Äquivalent:	0,0	0,0	0,0	0,0	0,0	0,0	0,0	0,1
Vollkraft-Äquivalent nach Heuft:	0,3		0,3	0,1			0,1	1

* Tätigkeiten, die ausschließlich oder zu einem hohen Anteil mit Leitungstätigkeit zu tun haben.

Anhang

In Minuten pro *Woche und Patient* – Behandlungscluster 2

Behandlungstätigkeiten	Ärzte	Psychologen	Pflege	Ergotherapeuten	Bewegungstherapeuten	Ökotrophologen	Sozialarbeiter	Summe
Aufklärung, partizipative Entscheidungsfindung und kontinuierliche Behandlungsplanung	35	25	55	20	5	10	5	155
Diagnostik	50	35	20	15	7	5	5	137
Durchführung Pflegeprozess (mit Patient)	0	0	65	0	0	0	0	65
Förderung von Gesundheit, Problemlösung, Inklusion und Ressourcen	0	0	15	5	0	0	0	20
Medizinische Versorgung	40	0	60	0	0	0	0	100
Nachsorgeplanung und Entlassmanagement (patientenbezogen)	8	7	8	2	0	5	15	45
Patienten- und störungsbezogene Behandlung – Psychotherapie	140	140	160	100	35	15	20	610
Präsenz, Begleitung, Support (Pflege)	0	0	110	0	0	0	0	110
Kriseninterventionen	20	20	50	6	0	2	2	100
Management psychosozialer und körperlicher Funktionseinschränkungen (Pflege)	0	0	15	0	0	0	0	15
Herstellung von Umweltbezug/ Einbeziehung des Umfeldes (Pflege)	0	0	10	0	0	2	5	17
Dokumentation	60	45	110	14	5	5	10	249
Ergebnis	353	272	678	162	52	44	62	1.623
Vollkraft-Äquivalent:	0,2	0,2	0,4	0,1	0,0	0,0	0,0	0,9
Vollkraft-Äquivalent nach Heuft:		0,3	0,3		0,1		0,1	1

Ergebnisse der Expertenschätzung – Minutenwerte

Strukturelle Setting-Aufgaben	Ärzte	Psychologen	Pflege	Ergotherapeuten	Bewegungstherapeuten	Ökotrophologen	Sozialarbeiter	Summe
Aufnahmemanagement (Pflege)	0	0	0	0	0	0	0	0
Milieubezogenes Handeln (Pflege)	0	0	0	0	0	0	0	0
Serviceleistungen außerhalb der Dienstzeit von Servicekräften (Pflege)	0	0	0	0	0	0	0	0
Strukturelle und organisatorische Maßnahmen zur Herstellung von Sicherheit (Fremd-/Selbstgefährdung)	0	0	0	0	0	0	0	0
Maßnahmen zur Förderung von Qualität	0	0	0	5	2	0	2	9
Interprofessionelle Tätigkeiten*	0	0	0	0	0	0	0	0
Management von Aufnahme- und Entlassungsprozessen*	0	0	0	0	0	0	0	0
Koordination/Kommunikation mit Behörden und Kostenträgern*	0	0	0	0	0	0	0	0
Leitungstätigkeiten*	67	0	0	0	0	0	0	67
Stationsorganisation (Pflege)*	0	0	56	0	0	0	0	56
Netzwerkarbeit/Zusammenarbeit in regionalen Versorgungsstrukturen*	0	0	0	0	0	0	0	0
Dokumentation – nicht patientenbezogen*	0	0	0	0	0	0	0	0
Fort- und Weiterbildungen	27	15	10	5	2	0	2	61
Ergebnis	**94**	**15**	**66**	**10**	**4**	**0**	**4**	**192**
Vollkraft-Äquivalent:	0,0	0,0	0,0	0,0	0,0	0,0	0,0	0,1
Vollkraft-Äquivalent nach Heuft:	0,3		0,3	0,1			0,1	1

* Tätigkeiten, die ausschließlich oder zu einem hohen Anteil mit Leitungstätikeit zu tun haben.

Anhang

In Minuten pro *Woche und Patient* – Behandlungscluster 3

Behandlungstätigkeiten	Ärzte	Psychologen	Pflege	Ergotherapeuten	Bewegungstherapeuten	Ökotrophologen	Sozialarbeiter	Summe
Aufklärung, partizipative Entscheidungsfindung und kontinuierliche Behandlungsplanung	40	20	45	10	10	3	7	**135**
Diagnostik	70	30	20	7	8	3	10	**148**
Durchführung Pflegeprozess (mit Patient)	0	0	150	0	0	0	0	**150**
Förderung von Gesundheit, Problemlösung, Inklusion und Ressourcen	0	0	50	0	0	0	0	**50**
Medizinische Versorgung	80	0	120	0	20	0	0	**220**
Nachsorgeplanung und Entlassmanagement (patientenbezogen)	7	4	5	2	0	2	15	**35**
Patienten- und störungsbezogene Behandlung – Psychotherapie	140	90	130	40	20	10	15	**445**
Präsenz, Begleitung, Support (Pflege)	0	0	150	0	0	0	0	**150**
Kriseninterventionen	20	10	100	6	0	2	5	**143**
Management psychosozialer und körperlicher Funktionseinschränkungen (Pflege)	0	0	60	0	0	0	0	**60**
Herstellung von Umweltbezug/ Einbeziehung des Umfeldes (Pflege)	0	0	30	0	0	1	5	**36**
Dokumentation	60	30	150	14	10	4	10	**278**
Ergebnis	**417**	**184**	**1.010**	**79**	**68**	**25**	**67**	**1.850**
Vollkraft-Äquivalent:	0,2	0,1	0,6	0,0	0,0	0,0	0,0	1,0
Vollkraft-Äquivalent nach Heuft:	0,3	0,3		0,1			0,1	1

Ergebnisse der Expertenschätzung – Minutenwerte

Strukturelle Setting-Aufgaben	Ärzte	Psychologen	Pflege	Ergotherapeuten	Bewegungstherapeuten	Ökotrophologen	Sozialarbeiter	Summe
Aufnahmemanagement (Pflege)	0	0	0	0	0	0	0	0
Milieubezogenes Handeln (Pflege)	0	0	0	0	0	0	0	0
Serviceleistungen außerhalb der Dienstzeit von Servicekräften (Pflege)	0	0	0	0	0	0	0	0
Strukturelle und organisatorische Maßnahmen zur Herstellung von Sicherheit (Fremd-/Selbstgefährdung)	0	0	0	0	0	0	0	0
Maßnahmen zur Förderung von Qualität	0	0	0	5	2	0	2	9
Interprofessionelle Tätigkeiten*	0	0	0	0	0	0	0	0
Management von Aufnahme- und Entlassungsprozessen*	0	0	0	0	0	0	0	0
Koordination/Kommunikation mit Behörden und Kostenträgern*	0	0	0	0	0	0	0	0
Leitungstätigkeiten*	67	0	0	0	0	0	0	67
Stationsorganisation (Pflege)*	0	0	56	0	0	0	0	56
Netzwerkarbeit/Zusammenarbeit in regionalen Versorgungsstrukturen*	0	0	0	0	0	0	0	0
Dokumentation – nicht patientenbezogen*	0	0	0	0	0	0	0	0
Fort- und Weiterbildungen	27	15	10	5	2	0	2	61
Ergebnis	94	15	66	10	4	0	4	192
Vollkraft-Äquivalent:	0,0	0,0	0,0	0,0	0,0	0,0	0,0	0,1
Vollkraft-Äquivalent nach Heuft:	0,3		0,3	0,1			0,1	1

* Tätigkeiten, die ausschließlich oder zu einem hohen Anteil mit Leitungstätikeit zu tun haben.

Anhang

Gesamtwerte Individuumbezogene Behandlungstätigkeiten (mittelbar und unmittelbar) und strukturelle Settingtätigkeiten pro Station – PSM-PT

In Minuten pro *Woche und Station – Stationsgröße: 18* – Behandlungscluster 1

Behandlungstätigkeiten	Ärzte	Psychologen	Pflege	Ergotherapeuten	Bewegungstherapeuten	Ökotrophologen	Sozialarbeiter	Summe
Aufklärung, partizipative Entscheidungsfindung und kontinuierliche Behandlungsplanung	540	360	720	270	90	54	126	**2.160**
Diagnostik	810	540	270	180	126	54	180	**2.160**
Durchführung Pflegeprozess (mit Patient)	0	0	900	0	0	0	0	**900**
Förderung von Gesundheit, Problemlösung, Inklusion und Ressourcen	0	0	180	90	0	0	0	**270**
Medizinische Versorgung	630	0	900	0	0	0	0	**1.530**
Nachsorgeplanung und Entlassmanagement (patientenbezogen)	72	72	90	36	0	36	180	**486**
Patienten- und störungsbezogene Behandlung – Psychotherapie	2.160	2.160	2.160	900	630	180	180	**8.370**
Präsenz, Begleitung, Support (Pflege)	0	0	1.800	0	0	0	0	**1.800**
Kriseninterventionen	216	180	630	108	0	36	90	**1.260**
Management psychosozialer und körperlicher Funktionseinschränkungen (Pflege)	0	0	270	0	0	0	0	**270**
Herstellung von Umweltbezug/ Einbeziehung des Umfeldes (Pflege)	0	0	180	0	0	18	0	**198**
Dokumentation	900	540	1.800	252	90	72	90	**3.744**
Ergebnis	**5.328**	**3.852**	**9.900**	**1.836**	**936**	**450**	**846**	**23.148**
Vollkraft-Äquivalent:	2,7	2,2	5,5	1,0	0,5	0,2	0,5	12,7
Vollkraft-Äquivalent nach Heuft:	4,8		5,4	1,6		1,0		13

Ergebnisse der Expertenschätzung – Minutenwerte

Strukturelle Setting-Aufgaben	Ärzte	Psychologen	Pflege	Ergotherapeuten	Bewegungstherapeuten	Ökotrophologen	Sozialarbeiter	Summe
Aufnahmemanagement (Pflege)	0	0	0	0	0	0	0	0
Milieubezogenes Handeln (Pflege)	0	0	0	0	0	0	0	0
Serviceleistungen außerhalb der Dienstzeit von Servicekräften (Pflege)	0	0	0	0	0	0	0	0
Strukturelle und organisatorische Maßnahmen zur Herstellung von Sicherheit (Fremd-/Selbstgefährdung)	0	0	0	0	0	0	0	0
Maßnahmen zur Förderung von Qualität	0	0	0	90	36	0	0	126
Interprofessionelle Tätigkeiten*	0	0	0	0	0	0	0	0
Management von Aufnahme- und Entlassungsprozessen*	0	0	0	0	0	0	0	0
Koordination/ Kommunikation mit Behörden und Kostenträgern*	0	0	0	0	0	0	0	0
Leitungstätigkeiten*	1.199	0	0	0	0	0	0	1.199
Stationsorganisation (Pflege)*	0	0	999	0	0	0	0	999
Netzwerkarbeit/ Zusammenarbeit in regionalen Versorgungsstrukturen*	0	0	0	0	0	0	0	0
Dokumentation – nicht patientenbezogen*	0	0	0	0	0	0	0	0
Fort- und Weiterbildungen	486	270	180	90	36	0	270	1.332
Ergebnis	1.685	270	1.179	180	72	0	270	3.656
Vollkraft-Äquivalent:	0,9	0,2	0,7	0,1	0,04	0,0	0,1	2,0

* Tätigkeiten, die ausschließlich oder zu einem hohen Anteil mit Leitungstätikeit zu tun haben.

Anhang

In Minuten pro *Woche und Station* – *Stationsgröße: 18* – Behandlungscluster 2

Behandlungstätigkeiten	Ärzte	Psychologen	Pflege	Ergotherapeuten	Bewegungstherapeuten	Ökotrophologen	Sozialarbeiter	Summe
Aufklärung, partizipative Entscheidungsfindung und kontinuierliche Behandlungsplanung	630	450	990	360	90	180	90	2.790
Diagnostik	900	630	360	270	126	90	90	2.466
Durchführung Pflegeprozess (mit Patient)	0	0	1.170	0	0	0	0	1.170
Förderung von Gesundheit, Problemlösung, Inklusion und Ressourcen	0	0	270	90	0	0	0	360
Medizinische Versorgung	720	0	1.080	0	0	0	0	1.800
Nachsorgeplanung und Entlassmanagement (patientenbezogen)	144	126	144	36	0	90	270	810
Patienten- und störungsbezogene Behandlung – Psychotherapie	2.520	2.520	2.880	1.800	630	270	360	10.980
Präsenz, Begleitung, Support (Pflege)	0	0	1.980	0	0	0	0	1.980
Kriseninterventionen	360	360	900	108	0	36	36	1.800
Management psychosozialer und körperlicher Funktionseinschränkungen (Pflege)	0	0	270	0	0	0	0	270
Herstellung von Umweltbezug/ Einbeziehung des Umfeldes (Pflege)	0	0	180	0	0	36	90	306
Dokumentation	1.080	810	1.980	252	90	90	180	4.482
Ergebnis	**6.354**	**4.896**	**12.204**	**2.916**	**936**	**792**	**1.116**	**29.214**
Vollkraft-Äquivalent:	3,2	2,7	6,8	1,6	0,5	0,4	0,6	16,0
Vollkraft-Äquivalent nach Heuft:	4,8		5,4		1,6		1,0	13

Ergebnisse der Expertenschätzung – Minutenwerte

Strukturelle Setting-Aufgaben	Ärzte	Psychologen	Pflege	Ergotherapeuten	Bewegungstherapeuten	Ökotrophologen	Sozialarbeiter	Summe
Aufnahmemanagement (Pflege)	0	0	0	0	0	0	0	0
Milieubezogenes Handeln (Pflege)	0	0	0	0	0	0	0	0
Serviceleistungen außerhalb der Dienstzeit von Servicekräften (Pflege)	0	0	0	0	0	0	0	0
Strukturelle und organisatorische Maßnahmen zur Herstellung von Sicherheit (Fremd-/Selbstgefährdung)	0	0	0	0	0	0	0	0
Maßnahmen zur Förderung von Qualität	0	0	0	90	36	0	0	126
Interprofessionelle Tätigkeiten*	0	0	0	0	0	0	0	0
Management von Aufnahme- und Entlassungsprozessen*	0	0	0	0	0	0	0	0
Koordination/ Kommunikation mit Behörden und Kostenträgern*	0	0	0	0	0	0	0	0
Leitungstätigkeiten*	1.199	0	0	0	0	0	0	1.199
Stationsorganisation (Pflege)*	0	0	999	0	0	0	0	999
Netzwerkarbeit/ Zusammenarbeit in regionalen Versorgungsstrukturen*	0	0	0	0	0	0	0	0
Dokumentation – nicht patientenbezogen*	0	0	0	0	0	0	0	0
Fort- und Weiterbildungen	486	270	180	90	36	0	270	1.332
Ergebnis	**1.685**	**270**	**1.179**	**180**	**72**	**0**	**270**	**3.656**
Vollkraft-Äquivalent:	0,9	0,2	0,7	0,1	0,04	0,0	0,1	2,0

* Tätigkeiten, die ausschließlich oder zu einem hohen Anteil mit Leitungstätigkeit zu tun haben.

Anhang

In Minuten pro *Woche und Station* – *Stationsgröße: 18* – Behandlungscluster 3

Behandlungstätigkeiten	Ärzte	Psychologen	Pflege	Ergotherapeuten	Bewegungstherapeuten	Ökotrophologen	Sozialarbeiter	Summe
Aufklärung, partizipative Entscheidungsfindung und kontinuierliche Behandlungsplanung	720	360	810	180	180	54	126	**2.430**
Diagnostik	1.260	540	360	126	144	54	180	**2.664**
Durchführung Pflegeprozess (mit Patient)	0	0	2.700	0	0	0	0	**2.700**
Förderung von Gesundheit, Problemlösung, Inklusion und Ressourcen	0	0	900	0	0	0	0	**900**
Medizinische Versorgung	1.440	0	2.160	0	360	0	0	**3.960**
Nachsorgeplanung und Entlassmanagement (patientenbezogen)	126	72	90	36	0	36	270	**630**
Patienten- und störungsbezogene Behandlung – Psychotherapie	2.520	1.620	2.340	720	360	180	270	**8.010**
Präsenz, Begleitung, Support (Pflege)	0	0	2.700	0	0	0	0	**2.700**
Kriseninterventionen	360	180	1.800	108	0	36	90	**2.574**
Management psychosozialer und körperlicher Funktionseinschränkungen (Pflege)	0	0	1.080	0	0	0	0	**1.080**
Herstellung von Umweltbezug/ Einbeziehung des Umfeldes (Pflege)	0	0	540	0	0	18	90	**648**
Dokumentation	1.080	540	2.700	252	180	72	180	**5.004**
Ergebnis	**7.506**	**3.312**	**18.180**	**1.422**	**1.224**	**450**	**1.206**	**33.300**
Vollkraft-Äquivalent:	3,8	1,9	10,2	0,8	0,7	0,2	0,7	18,2
Vollkraft-Äquivalent nach Heuft:	4,8		5,4		1,6		1,0	13

Ergebnisse der Expertenschätzung – Minutenwerte

Strukturelle Setting-Aufgaben	Ärzte	Psychologen	Pflege	Ergotherapeuten	Bewegungstherapeuten	Ökotrophologen	Sozialarbeiter	Summe
Aufnahmemanagement (Pflege)	0	0	0	0	0	0	0	0
Milieubezogenes Handeln (Pflege)	0	0	0	0	0	0	0	0
Serviceleistungen außerhalb der Dienstzeit von Servicekräften (Pflege)	0	0	0	0	0	0	0	0
Strukturelle und organisatorische Maßnahmen zur Herstellung von Sicherheit (Fremd-/Selbstgefährdung)	0	0	0	0	0	0	0	0
Maßnahmen zur Förderung von Qualität	0	0	0	90	36	0	0	126
Interprofessionelle Tätigkeiten*	0	0	0	0	0	0	0	0
Management von Aufnahme- und Entlassungsprozessen*	0	0	0	0	0	0	0	0
Koordination/ Kommunikation mit Behörden und Kostenträgern*	0	0	0	0	0	0	0	0
Leitungstätigkeiten*	1.199	0	0	0	0	0	0	1.199
Stationsorganisation (Pflege)*	0	0	999	0	0	0	0	999
Netzwerkarbeit/ Zusammenarbeit in regionalen Versorgungsstrukturen*	0	0	0	0	0	0	0	0
Dokumentation – nicht patientenbezogen*	0	0	0	0	0	0	0	0
Fort- und Weiterbildungen	486	270	180	90	36	0	270	1.332
Ergebnis	1.685	270	1.179	180	72	0	270	3.656
Vollkraft-Äquivalent:	0,9	0,2	0,7	0,1	0,04	0,0	0,1	2,0

* Tätigkeiten, die ausschließlich oder zu einem hohen Anteil mit Leitungstätikeit zu tun haben.

Die Autorinnen und Autoren

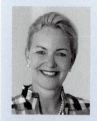

Dr. med. Margitta Borrmann-Hassenbach

Margitta Borrmann-Hassenbach absolvierte nach ihrem Medizinstudium in Göttingen ihre neurologische Assistenzarztzeit am Klinikum rechts der Isar in München. Während der psychiatrischen Facharztweiterbildung war sie in der psychiatrischen Grundlagenforschung tätig. Im kbo-Isar-Amper-Klinikum leitete sie seit 2003 die Stabsstellen Medizincontrolling, Qualitätsmanagement (QMB), Projektmanagement und Organisationsentwicklung sowie die Abteilung Medizinische Dokumentation und Statistik. Mit Gründung der Kliniken des Bezirks Oberbayern (kbo) Anfang 2007 verantwortete sie den Bereich Qualitätsmanagement und Unternehmensentwicklung und leitete anschließend den Vorstandsbereich Medizin und Qualitätssicherung. 2009 wurde sie als ständiger stellvertretender kbo-Vorstand berufen, bevor sie 2016 in den Vorstand aufrückte. Von 2009 bis 2016 hatte sie zusätzlich die Geschäftsführung des kbo-Kinderzentrums München inne. Von 2013 bis Juli 2021 war sie zudem Vorsitzende der Bundesarbeitsgemeinschaft der Träger Psychiatrischer Krankenhäuser (BAG Psychiatrie).

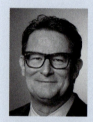

Dr. rer. pol. Peter Brückner-Bozetti

Peter Brückner-Bozetti ist Diplom-Handelslehrer, seit 1993 Berater von Gesundheitsunternehmen und seit 2008 Vorsitzender und Geschäftsführer des „Forums für Gesundheitswirtschaft" in Bremen. Er beschäftigt sich seit 2015 in verschiedenen Forschungsprojekten mit den Arbeitsbedingungen und der Situation von Personal in psychiatrischen Einrichtungen und ist wissenschaftlicher Leiter des Plattform-Modells. Derzeit wirkt er an der wissenschaftlichen Evaluation des Plattform-Modells im Projekt „EPPIK" mit, das vom Innovationsfonds des G-BA gefördert wird.

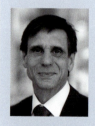

Prof. Dr. med. habil. Dipl. Psych. Ulrich Cuntz

Ulrich Cuntz arbeitet seit 1994 an der Schön Klinik Roseneck und ist dort seit 2002 Chefarzt. Er ist Facharzt für Psychosomatische Medizin und Psychotherapie und Facharzt für Innere Medizin. Als stellvertretender Vorsitzender des Verbandes „Psychosomatische Krankenhäuser und Abteilungen e.V." (VPKD) vertritt er seit vielen Jahren die Psychosomatischen Fachverbände unter anderem im Plattformprozess und als Kooperationspartner in der EPPIK-Studie.

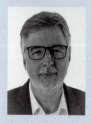

Prof. Dr. med. Arno Deister

Arno Deister besitzt Facharztanerkennungen für Psychiatrie, Psychotherapie, Psychosomatik und Neurologie. Er absolvierte das Studium der Medizin in Aachen und Köln. Es folgten wissenschaftliche Tätigkeiten an den Universitäten in Aachen, Köln und Bonn. Seit 1996 ist Arno Deister Chefarzt des Zentrums für Psychosoziale Medizin des Klinikums Itzehoe. In den Jahren 2017 und 2018 war er Präsident der DGPPN.

Die Autorinnen und Autoren

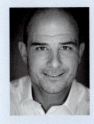

Prof. Dr. rer. cur. Andreas Fraunhofer, M.A.

Andreas Fraunhofer absolvierte seine Krankenpflegeausbildung am Kreisklinikum Traunstein, das Studium der Pflegepädagogik an der Katholischen Stiftungshochschule (KSH) in München (Bachelor) und das Studium Management für Sozial- und Gesundheitsbetriebe ebenso an der Katholischen Stiftungshochschule (KSH) in München (Master). Er war wissenschaftlicher Mitarbeiter und übernahm die (Teil-)Projektleitung von ESF und BMBF Projekten an der Hochschule München. Andreas Fraunhofer promovierte an der Philosophisch Theologischen Hochschule Vallendar. Er ist Mitarbeiter der Stabstelle für Pflegeentwicklung und Pflegewissenschaft am kbo-Isar-Amper-Klinikum München (Region München) und Professor für angewandte Pflegewissenschaft an der Hochschule München.

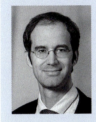

Prof. Dr. med. Hans-Christoph Friederich

Hans-Christoph Friederich studierte Humanmedizin an der Universität Heidelberg. Er ist Facharzt für Innere Medizin sowie Psychosomatische Medizin und Psychotherapie. Seine wissenschaftlichen Schwerpunkte liegen im Bereich psychischer Komorbidität bei körperlicher Krankheit, Essstörungen sowie Psychotherapie- und Versorgungsforschung. 2014 übernahm er die kommissarische Leitung der Klinik für Psychosomatische Medizin und Psychotherapie am LVR-Klinikum der Universität Duisburg-Essen. 2016 folgte er dem Ruf auf die Universitätsprofessur für Psychosomatische Medizin an die Heinrich-Heine-Universität Düsseldorf, verbunden mit der Tätigkeit als Chefarzt für Psychosomatische Medizin am LVR-Klinikum sowie dem UK Düsseldorf. Seit 2018 ist er Ärztlicher Direktor der Klinik für Allgemeine Innere Medizin und Psychosomatik am UK Heidelberg und Lehrstuhlinhaber für das Fach Psychosomatische Medizin und Psychotherapie in Heidelberg. Seit 2021 ist Hans-Christoph Friederich Vorsitzender der Deutschen Gesellschaft für Psychosomatische Medizin und Ärztliche Psychotherapie (DGPM) e.V.

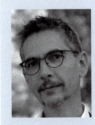

Christian Hampel, M.Sc.

Christian Hampel ist gelernter Krankenpfleger. Er absolvierte das Studium in Pflege/Pflegeleitung (B.Sc. Jena) und das Studium in Pflegewissenschaft/Pflegemanagement mit Schwerpunkt Case Management in Healthcare (M.Sc. Jena). Christian Hampel ist Mitarbeiter der Stabsstelle für Strategische Praxisentwicklung Pflege am kbo-Isar-Amper-Klinikum Taufkirchen (Vils).

Die Autorinnen und Autoren

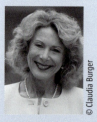

Dr. med. Iris Hauth

Iris Hauth war nach dem Studium der Humanmedizin und der Weiterbildung zur Fachärztin für Neurologie und Psychotherapie sowie für Psychotherapeutische Medizin in der Abteilung für Klinische Psychiatrie an der Universität Bochum tätig. Von 1994 bis 1996 war sie Abteilungsärztin am St. Alexius-Krankenhaus in Neuss, anschließend zwei Jahre Chefärztin im Landeskrankenhaus Teupitz/Brandenburg. Seit 1998 ist sie Chefärztin, seit 2007 Ärztliche Direktorin und seit 2008 auch Geschäftsführerin der Alexianer St. Joseph Berlin-Weißensee GmbH. Schwerpunkte der klinischen Tätigkeit sind Depressionen, schizophrene Psychosen, postpartale psychische Störungen und innovative Versorgungsformen. Von 2006 bis 2012 war Hauth Vorsitzende der Bundesdirektorenkonferenz (BDK). Iris Hauth ist seit 2004 Mitglied im Vorstand der Deutschen Gesellschaft für Psychiatrie und Psychotherapie, Psychosomatik und Nervenheilkunde e.V. (DGPPN). Von 2015 bis 2016 war sie Präsidentin der Fachgesellschaft.

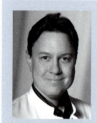

Dr. med. Achim Hochlehnert, M.Sc.

Achim Hochlehnert ist wissenschaftlicher Mitarbeiter in der Abteilung QMMC und in der Klinik für Allgemeine Innere Medizin und Psychosomatik am Universitätsklinikum Heidelberg. Er ist Facharzt für Innere Medizin mit Zusatzbezeichnungen in Notfallmedizin, Spezieller Schmerztherapie, Med. Informatik und Ärztl. Qualitätsmanagement. Er besitzt einen M.Sc.-Abschluss der Universität Heidelberg / Fachhochschule Heilbronn in „Informationsmanagement in der Medizin" und ist aktiver DGQ-Lead-Auditor Qualität. Im Zentrum für Psychosoziale Medizin ist er als Projektleiter der Arbeitsgruppe PEPP tätig. Seine Forschungsarbeit umfasst Publikationen zur Implementierung und Evaluation von innovativen IT-Projekten in der Krankenversorgung und der Medizindidaktik sowie gesundheitsökonomische Analysen.

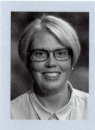

Dr. Marianne Klein

Marianne Klein studierte 1986–1993 Humanmedizin an der Universität des Saarlandes und in Mainz. Sie absolvierte von 1994–2001 die Facharztweiterbildung zur Fachärztin für Kinder- und Jugendpsychiatrie und Psychotherapie am Zentralinstitut für Seelische Gesundheit in Mannheim und am Krankenhaus zum Guten Hirten in Ludwigshafen a.Rh.. Von 2001 bis 2006 war sie als leitende Oberärztin an der Kinder- und Jugendpsychiatrischen Klinik des Sana Klinikum Remscheid tätig und von 2006 bis 2018 als Chefärztin der Kinder- und Jugendpsychiatrie am Klinikum am Weissenhof in Weinsberg. Seit 2018 ist sie Ärztliche Direktorin am Klinikum Schloss Winnenden, wo sie auch eine Tagesklinik und PIA Kinder- und Jugendpsychiatrie leitet. Frau Dr. Klein ist seit 2015 in den Vorstand der Bundesarbeitsgemeinschaft der Leitenden Klinikärzte KJPP gewählt, wo sie derzeit das Amt der 2. Vorsitzenden bekleidet. Ihre Schwerpunkte liegen in der suchtmedizinischen Behandlung von Kindern und Jugendlichen, in der systemischen Therapie, in der Kooperation und Vernetzung der KJPP mit den komplementären Systemen und in der Weiterentwicklung psychiatrischer Krankenhausorganisation und Versorgungssysteme.

Die Autorinnen und Autoren

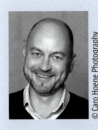

Univ.-Prof. Dr. med. Michael Kölch

Michael Kölch studierte Medizin in Rostock, an der FU Berlin und in Wien. Die Facharztweiterbildung Kinder- und Jugendpsychiatrie und -psychotherapie absolvierte er an der Charité und dem UK Ulm. Die Habilitation erfolgte in Ulm. Er war seit 2011 Leiter der Kinderpsychiatrie bei Vivantes, Berlin, an der Medizinischen Hochschule Brandenburg in Neuruppin und seit 2019 Direktor der Klinik für Psychiatrie, Neurologie, Psychosomatik und Psychotherapie im Kindes- und Jugendalter der Universitätsmedizin Rostock. Michael Kölch ist im Vorstand der BAG Kjpp und Präsident der DGKJP von 2020-2022. Wissenschaftliche Schwerpunkte sind „at-risk" Populationen für psychische Störungen im Kindes- und Jugendalter, sozialpsychiatrische Aspekte der KJP und Psychopharmakotherapie sowie Interventionsforschung.

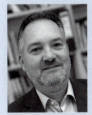

Prof. Dr. rer. medic. Michael Löhr

Michael Löhr ist Gesundheits- und Pflegewissenschaftler, Diplomkaufmann (FH) und Krankenpfleger und Honorarprofessor an der Fachhochschule der Diakonie. Seit 2020 ist er Pflegedirektor am LWL-Klinikum in Gütersloh.

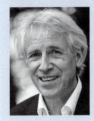

Prof. Dr. Meinolf Noeker

Meinolf Noeker arbeitet seit 2012 als Dezernent für Krankenhäuser und Gesundheitswesen (Landesrat) für den LWL-PsychiatrieVerbund des Landschaftsverbandes Westfalen-Lippe, einem öffentlich-rechtlichen Träger von 11 Kliniken für Erwachsenenpsychiatrie und 4 Kliniken für Kinder- und Jugendpsychiatrie. Von 1991 bis 2011 hat als Psychologischer Psychotherapeut (Kinder, Jugendliche sowie Erwachsene) den psychologischen Dienst der Universitätskinderklinik Bonn geleitet und dort therapeutisch mit Kindern mit chronisch-somatischen, funktionellen und psychischen Krankheitsbildern gearbeitet und dazu wissenschaftlich publiziert. 2008 habilitierte er im Fach Psychologie. Von 1995 bis 2011 war er als Dozent, Supervisor, Selbsterfahrungsleiter für Psychologische Psychotherapeuten sowie Kinder- und Jugendlichenpsychotherapeuten (Verhaltenstherapie) in der postgraduierten Weiterbildung tätig. Seit seiner Apl. Professur an der RUB Bochum wirkt er dort an der universitären Lehre der Psychologischen Fakultät mit.

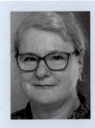

Annette Richert

Annette Richert studierte Medizin in Frankfurt am Main und Berlin, und war seit 1985 geriatrisch und seit 1988 gerontopsychiatrisch tätig. Seit 2013 leitet sie das Medizincontrolling Psychiatrie der Alexianer St.Hedwig-Kliniken Berlin. Seit 2017 ist sie Mitglied des Vorstands der Deutschen Gesellschaft für Gerontopsychiatrie und -psychotherapie und leitet das Referat „Entgeltsysteme in der stationären Psychiatrie und Psychotherapie" der DGGPP.

Die Autorinnen und Autoren

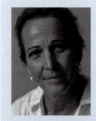

Dr. med. Nina Sauer

Nina Sauer studierte Humanmedizin an der Universität Heidelberg. Die Facharztausbildung zur Fachärztin für Psychosomatische Medizin und Psychotherapie absolvierte sie am Universitätsklinikum Heidelberg, Klinik für Psychosomatische und Allgemeine Klinische Medizin. Seit 2009 ist sie Chefärztin der Klinik für Psychosomatische Medizin Diakovere Henriettenstift Hannover. Frau Dr. Sauer ist im Vorstand des Verbandes der Psychosomatische Krankenhäuser- und Krankenhausabteilungen in Deutschland (VPKD) und bearbeitet die Themen: neue Entgeltsystem, Personalausstattung und zum Personalbedarf in der Psychosomatik, Psychosomatische Institutsambulanz. Wissenschaftlicher Schwerpunkt sind somatoforme Störungen.

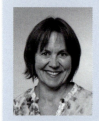

Dorothea Sauter, M.Sc.

Dorothea Sauter ist Krankenschwester (RN, BA psychiatrische Pflege), Pflegedienstleiterin (LWL-Klinik Münster) und Lehrbeauftragte für Psychiatrische Pflege (Fachhochschule der Diakonie Bielefeld). Aktuell arbeitet sie als Pflege- und Gesundheitswissenschaftlerin (MSc) im Bereich Forschung und Lehre der Klinik für Psychiatrie und Psychotherapie I der Universität Ulm (ZfP Südwürttemberg Weissenau) in einem Forschungsprojekt über Leitlinienimplementierung. Frau Sauter ist Gründungsmitglied, seit 2015 Vizepräsidentin und seit 2018 Präsidentin der Deutschen Fachgesellschaft Psychiatrische Pflege und wirkt für die Psychiatrische Pflege in vielfältigen Gremien, Projekten und Expertengruppen mit. Sie ist Hauptherausgeberin des Lehrbuchs Psychiatrische Pflege sowie Mitherausgeberin der Zeitschrift Psychiatrische Pflege (Hogrefe-Verlag).

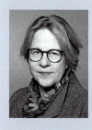

Dr. med. Bettina Wilms

Bettina Wilms ist Fachärztin für Psychiatrie und Psychotherapie (Systemische Familientherapie/Verhaltenstherapie), außerdem Institutions- und Organisationsberaterin. Seit 2004 Chefärztin von Kliniken für Psychiatrie, Psychotherapie und Psychosomatik; zunächst in Nordhausen, seit 2016 im Saalekreis am Standort Querfurt. Seit 2006 Mitherausgeberin der Zeitschrift Psychotherapie im Dialog (PiD; Thieme-Verlag). Mitorganisatorin des Netzwerks „Steuerungs- und Anreizsysteme für eine moderne psychiatrische Versorgung". Seit 2016 Mitglied im Geschäftsführenden Ausschuss des Arbeitskreises der Chefärztinnen und Chefärzte der Kliniken für Psychiatrie und Psychotherapie an Allgemeinkrankenhäusern in Deutschland (ackpa). Seit 2021 Mitglied im Vorstand der DGPPN.